原书第 2 版

情绪聚焦疗法

EMOTION-FOCUSED
THERAPY: COACHING CLIENTS TO WORK
THROUGH THEIR FEELINGS

[加] 莱斯利·S.格林伯格 ——— 著
Leslie S. Greenberg

周洪超　陈慧 ——— 译

中国纺织出版社有限公司

原书书名 Emotion-Focused Therapy: Coaching Clients to Work Through Their Feelings, Second Edition

原作者名 Leslie S. Greenberg

Copyright 2023 by the China Textile & Apparel Press

This Work was originally published in English under the title of: *Emotion-Focused Therapy: Coaching Clients to Work Through Their Feelings, Second Edition* as a publication of the American Psychological Association in the United States of America. Copyright © (2015) by the American Psychological Association (APA). The Work has been translated and republished in the Chinese Simplified language by permission of the APA. This translation cannot be republished or reproduced by any third party in any form without express written permission of the APA. No part of this publication may be reproduced or distributed in any form or by any means or stored in any database or retrieval system without prior permission of the APA.

本书中文简体版权经美国心理协会授权，由中国纺织出版社有限公司独家出版发行。本书内容未经出版者书面许可，不得以任何方式或任何手段复制、转载或刊登。

著作权合同登记号：图字：01-2018-7209

图书在版编目（CIP）数据

情绪聚焦疗法：原书第2版/（加）莱斯利·S.格林伯格著；周洪超，陈慧译. -- 北京：中国纺织出版社有限公司，2023.4（2025.5重印）

书名原文：Emotion-Focused Therapy：Coaching Clients to Work Through Their Feelings，Second Edition

ISBN 978-7-5229-0361-3

Ⅰ.①情… Ⅱ.①莱… ②周… ③陈… Ⅲ.①精神疗法 Ⅳ.①R749.055

中国国家版本馆CIP数据核字（2023）第031804号

责任编辑：林 启　责任校对：高 涵　责任印制：储志伟

中国纺织出版社有限公司出版发行
地址：北京市朝阳区百子湾东里A407号楼　邮政编码：100124
销售电话：010—67004422　传真：010—87155801
http://www.c-textilep.com
中国纺织出版社天猫旗舰店
官方微博 http://weibo.com/2119887771
鸿博睿特（天津）印刷科技有限公司印刷　各地新华书店经销
2023年4月第1版　2025年5月第2次印刷
开本：710×1000　1/16　印张：23.5
字数：386千字　定价：98.00元

凡购本书，如有缺页、倒页、脱页，由本社图书营销中心调换

作者介绍

莱斯利·S. 格林伯格（Leslie S. Greenberg），博士，加拿大安大略省多伦多市约克大学杰出的心理学荣誉退休教授。撰写了以情绪为中心的个体和夫妻治疗方法的主要著作，其中包括《心理疗法中的情绪》（1986）、《夫妻情绪聚焦疗法》（1988）、《促进情绪改变》（1993）、《情绪聚焦夫妻疗法：情绪、爱和权力的动力学》（2008）、《情绪聚焦疗法：理论与实践》（2010）、《情绪治疗中的叙事：改变的故事，治愈的生活》（2011）和《治愈的出现》（2012）。发表了大量关于改变过程的文章。获得了国际心理治疗研究学会杰出研究成就奖、卡尔·罗杰斯奖和美国心理学会应用研究杰出贡献奖，还获得了加拿大心理学会专业奖，以表彰其对心理学专业的杰出贡献。开设了针对个人和夫妻的私人咨询，并在国际上为人们提供情绪聚焦疗法的培训。

导　论

　　罗伯特坐在桌子前安静地看着书，舒爽的清风从窗户迎面而来。突然，窗外一声巨响让他吃了一惊。他猛地抬起头，同时蹲下闪躲到了椅子后面，他的呼吸和心跳都变快了。他心想，是枪声吗？在如今这个时代，你无法确定！他迅速打起精神但是小心翼翼地向窗户外瞥了出去。他听到了一辆超速的汽车渐渐远去的声音。他心想，这是排气管回火的声音。警醒之后，他放松下来继续看书。

　　罗伯特的情绪系统感受到了危险，他的恐惧迅速地让他逃离并向他通告了可能存在的危险。在他有意识地评估处境之前，这些过程就已经发生了。他听见了巨大的声响，被吓了一跳，他的头自动地转向了声音的来源，同时，他的身体在恐惧中后撤，准备逃离。他的情绪系统自动化地告诉他，他的安全和宁静受到了威胁。然后，理性更加彻底地评估了处境中的危险，并且弄清发生了什么。起身调查处境中可能存在的危险，这一决定看起来是很明智的。单纯地从发生巨响的地方跑开会让他看起来很愚蠢。而一些应对处理情绪唤起的表达或行动是合适的，例如仔细检查窗外的情况是一个好主意。罗伯特分析了那些恐惧所暗示的可能危险，理性地判断了声音的来源并且确定这些声音是没有威胁的。

　　这个简短的故事说明了情绪、有意识思考和行动之间的相互作用。它展示了情绪是如何告诉我们一个情境的信息并且促使我们参与到这个情境中。如果人们想要在社会中明智地生活，他们需要注意到自己的情绪、想法和行动。这是自动化情绪和有意识思考的整合，它们所构成的整体远大于各部分的总和。情绪体验本身不会让人做出英明的举动，但是人们必须意义化他们的情绪体验并且明智地使用它。觉察情绪并且使情绪能够为理性行动提供信息的能力是情绪智力所必需的[1]。

情绪聚焦治疗

　　这本书解释了如何提供情绪聚焦治疗（Emotion-Focused Therapy,

EFT）——基于新人本主义的方法设计，帮助来访者在心理治疗中意识化和有效使用他们的情绪。情绪被看作是在活动中设定了的基本的加工模式[2,3]。例如，恐惧在活动中设定了恐惧加工模式，组织我们搜寻危险；愤怒在活动中设定了愤怒的加工模式，让我们专注于违抗我们的事情上。情绪聚焦治疗帮助来访者更好地辨别、体验、接纳、探索、理解、转化和灵活管理他们的情绪。情绪聚焦治疗的目标是让来访者能够更熟练地使用情绪所包含的关于他们自身和世界的重要信息和意义，同时更熟练地使用这些信息实现更有活力和更具适应性的生活。情绪聚焦治疗鼓励来访者面对令人畏惧的情绪，并且加工和转化这些情绪。EFT中干预指导的一个重要前提是，如果你不接纳自己本身，那么你不可能让自己发生转变。另外，情绪的改变被看作是持续的认知与行为改变的关键。

EFT基于两个主要的治疗原则：提供共情性的治疗关系和促进情绪治疗工作[4]。共情性的治疗关系本身被视为一个疗效性因子，并为治疗工作提供促进性的环境，特别是在情绪聚焦治疗任务中。这些任务反复地发生在人际交互和治疗中。这形成一种取向，共情性的跟随、治疗师高度的在场、有方向性的指导加工（治疗师促进来访者在不同的时间体验不同形式的情绪加工），这些结合成为一致性心流体验。治疗被视为来访者和治疗师共同建构的过程，两者以一种非强制的方式相互影响，以加深来访者的情绪体验、探索，并促进情绪加工。EFT治疗师并不是理解来访者的情绪体验或行为意义的专家，而是有方法帮助来访者获取和意识到情绪和需求的专家。

EFT的一个核心特征是它区分了概念性和体验性知识，并将人视为比单独使用理智更具有智慧。与其说"我思故我在"，EFT更赞同"我感受故我在"，而在所有重要的个人事件中，我们思考的范围都无法超脱出我们感受的范围。指导性觉察试验有助于将注意力集中于还没有形成的情绪体验，用来强化它的生动性并将其符号化到意识层面。在EFT中，情绪被视为本能的体验，被接纳，并被直接加工，以促进情绪的改变。最终，情绪成为自我和他人的纽带，以叙事的方式为我们提供人生故事。

这种治疗方法的核心是帮助人们辨明，什么时候他们需要运用情绪作为指导并在情绪的敦促下发生改变，什么时候他们需要改变情绪，以及什么时候情绪需要被管理。EFT的核心原则是，一个人需要体验情绪，以获得情绪提供的信息或动力，或使情绪更容易被改变。如果人们只是讨论情绪、理解情绪的来源或者改变信念，这并不能改变他们的情绪。相反地，人们是通过接纳和体验情绪来改变情绪的。不同情绪的整合使情绪发生转化，而反思情绪能创造新的叙事性意义。

情绪改变被视为治疗人类心理问题的关键，但这并不意味着处理情绪是EFT唯一的焦点。很多心理问题具有生物、情绪、认知、动机、行为、生理、社会和文化等方面的原因，它们都需要得到关注。虽然EFT采用了一种整合性的方式，同时关注动机、认知、行为和互动，但情绪被视为改变的主要路径。

EFT具有多种形式，因此适用于广泛类型的来访者。基于它的共情性基础、对确证和接纳的聚焦，以及同时包含情绪激活和情绪管理，EFT对于具有各类问题的来访者都有帮助，比如情感障碍、心理创伤、进食障碍和不同类型的人格障碍。这些问题侧重于不同的关系加工、情绪激活和管理（有关EFT的临床研究综述，请参阅第二章）。对于正在应对严重的功能性损伤的来访者，EFT不适合作为第一阶段的干预形式，因为在关注潜在的情绪之前，需要先进行行为或神经化学角度的治疗。

EFT和其他治疗方法有什么不同？

与十年前的第一版相比，这本书已经有了显著的变化。如今，所有的心理治疗方法都认识到了情绪的重要性，而且许多治疗方法的确在关注情绪。我遇到的很多治疗师都说："我们的确在与情绪打交道。"对于人们都知道了情绪的重要性这件事，我感到非常兴奋。然而，我们需要有辨识力，需要理解治疗师处理情绪的方式仍然存在很大差异。每种方法都提供了一些有用的东西，但我们需要确定情绪处理中的复杂性和差异性。有一些治疗师的工作重点在于控制情绪，有的在于理解情绪，有的在于容许情绪，还有的在于改变情绪。

法如其名，一种情绪聚焦治疗方法的关键就是，治疗师首要也是最重要的关注点是情绪。当眼泪在来访者的眼眶中打转，治疗师询问"你的眼泪在说什么？"——隐含的意思是情绪在传递信息。然后治疗师聚焦于已满足和未被满足的需求以及行动倾向，和来访者一起探索，情绪"告诉你你的需要是什么以及情绪在推动你去做什么"。最终，治疗师帮助来访者跟随那些适应性的情绪，并且通过激活更多的适应性情绪来改变那些非适应性的情绪。

相比之下，当眼泪在来访者的眼眶中打转时，一些治疗师会问以下的问题：这种情绪意味着什么？它来自何处？它反映了什么样的模式？还有一些治疗师可能会更多地关注导致情绪的想法，并用心理教育的方式指导来访者如何管理它，或者专注于让来访者暴露在情景或情绪中，以促进脱敏或习惯化。这些干预方法并没有直接关注情绪的内在体验。然而，探索这种内在体验（情绪），本身就可以发现信息、需求和行动倾向。EFT主张询问："你身体上的感受是什么？"EFT治疗师用语言共情性地帮助来访者符号化内心正在发生的可能事件，并且持续温和地指导来访者将注意力集中在内在体验上，而不是寻找模式、挑战与情绪相关的想法或者减轻症状性的情绪。当抵达情绪所在时，EFT治疗师会和来访者的情绪待在一起，看看它说了什么。治疗师会问这样的问题："你需要什么？"并且确证浮现出来的需求和感受。

一位刚从临床心理学项目毕业的博士生，在完成EFT的一系列训练之后，和我分享了他的经验和想法：

现在，我懂得了情绪对所有人类的重要性。令人惊讶的是，在我的整个临床培训和实习期间，我都未曾鼓励自己去将人们的情绪当作核心，也没有在治疗中或自身身上去关注它们。但是，作为人类体验的发动机，情绪的重要性是那么显而易见。

在培训中，我们看了很多治疗期间的录像，一分一秒地跟踪情绪的变化，并在小组中开展个人的情绪自我体验活动。他继续说，"从来没有人像你那样谈论说要观察治疗期间的真实进程，而当你真的这样一分一秒地去观察之后，情绪的重要性变得那么明显。"我只能回答说："是的，对我来说这也是令人惊讶的，因为在我看来显而易见的是，你需要观察咨询进程并理解它，当你使用正确的方法这样做时，你不可能不发现情绪对人们言语、行为和改变的关键作用。"

让我感到很困惑的是，为什么如此显而易见的"事实"被心理学或心理治疗理论忽略了如此之久。最近，一个非学院派的治疗师说："但是，情绪聚焦治疗所谈论的有什么新鲜的呢？难道不是所有的治疗都是关于情绪的吗？"我有些羞怯地回答说："嗯，是的，但是它并未被作为一种主导的范式，它甚至没有被当作一种可行的方案。"我接受的是人本主义传统的训练，它的确处理情绪议题，但是这种工作方式在学院派那里已经失宠了，因为它不够科学。我的基础是来访者中心疗法和格式塔疗法，尽管这些治疗方法确实关注情绪，但是它们并没有一个情绪的理论或者干预情绪的系统路径。人们总是凭直觉处理情绪，而不能真正说出他们做了什么。在一次研讨会结束后，许多过程导向的治疗师走过来跟我说："你描述的是我在做的事情，只不过我过去无法说明它，而你给了我能够描述它的语言。"这是EFT尝试做到的事情，用一些词汇描述情绪工作进程中的一分一秒。通过研究自下而上地改变发生的进程，通过观看人们如何在治疗中改变的录像，我们尝试着描述和发展情绪改变发生的模型。

术语和受众

当这本书的第一版出版时，我提出的治疗方法是相对较新的，我将之称为情绪训练（emotional coaching）。此后，经常有人询问"训练（coaching）"是否与"治疗（therapy）"不一样。我使用"训练"这个术语是为了扩展其应用范围（不仅限于治疗），并不是为了和治疗相区别。我认为治疗包括情绪辅导，因为治疗师不仅在跟进，也在指导（训练），但是，我也将其他促进人们发展的工作视为有益的，因为它们所做的事情中包含了情绪训练的成分。我认为情绪训练能够帮助父母、教师、夫妻、合作者、管理者、医疗卫生专业人员以及很多其他人，使他们的工作更有效率。所以，情绪训练指的是一种处理情绪的方法，并且适用于治疗或者其他与人有关的工作。因此，这本书适用于治疗师、教练、关系和发展相关人员、教育者以及助人相关专业的学生。

在《情绪聚焦治疗：训练来访者修通感受》（*Emotional-Focused Therapy: Coaching Clients to Work Through Their Feelings*）的第二版中，EFT、情绪训练、训练和治疗这些术语是可以相互替代的。我将提供者称为教练或者治疗师，将接受者称为来访者。

这个版本有什么新内容?

从这本书第一版发行至今已有10年,这10年间EFT有了新的发展。这种方法已经被应用在更多的临床案例中(包括焦虑障碍、创伤和进食障碍),并且被评估为是有效的[5-9]。研究发现EFT能够帮助经历情感创伤的人,无论是个体、夫妻[10,11],还是组织领导者[12],并且适用于跨文化情境。无论是在理论还是临床上,EFT在个体治疗和夫妻治疗上的应用一直在发展和精练。在理解"改变是如何发生"这一议题上,EFT在理论和实践上都取得了显著的重要进展。已经通过实践证明的进展有:情绪改变的重要性[13]、激活情绪图式需要激活新的适应性情绪以改变旧的非适应情绪[14]以及有效的情绪加工范式[15]。关于叙事和EFT[16]、治疗呈现[17]以及EFT中的个案概念化[18]的书籍都已出版。美国心理学会发行了大量有关个体治疗和夫妻治疗的EFT的DVD,它们是非常优秀的教学素材[19-23]。所有这些发展都影响了这一新版本。

除了更新理论和研究,本版还扩展了训练步骤,以强调了解痛苦情绪背后的内心需求的重要性。本版还包括一个关于特定标记——引导干预和个案概念化的新章节,以及关于领导中的宽恕和情感的章节。一些材料进行了重组,以达到最大的可用性。

本书的组织架构

本书从EFT的基础开始。因为EFT的目标是帮助来访者提升情绪智力,所以第一章解释了情绪智力是什么。第二章探究了情绪的本质——它们是如何形成的,它们如何与一个人想法和身体发生联系,以及已有的研究表明它们是如何改变的。第三章描述了几种不同类型的情绪,包括原发情绪、继发情绪、工具性的情绪、适应性的情绪、非适应性的情绪等。情绪聚焦治疗师在和来访者合作的时候必须能够辨别出这些不同的情绪。

第四章说明了治疗师和来访者之间有效的治疗关系是什么样的,并且呈现了一个情绪聚焦治疗过程的概况。这个过程包含了两个基本阶段——抵达情绪所在和离开它。每个阶段包含了不同的步骤。这一章节也强调了治疗师觉察自身情绪的重要性。第五章说明了如何进行个案概念化（比如，一个关于来访者核心非适应性情绪的工作假设），同时也描述了特定的情绪标记干预方法，这种干预根据情绪标记的出现贯穿于整个治疗进程。

第六章到第九章详尽地描述了情绪聚焦治疗的两个阶段（在第四章已经介绍过的）。第十、第十一章的内容是将整个治疗应用到四种常见的问题情绪上：愤怒和悲伤（第十章）以及恐惧和羞耻（第十一章）。第十二章将该过程应用于来访者经受了情感伤害的情境，强调放下和宽恕。

如前所述，情绪智力在各种环境中都是非常重要的。因此，从第十三章到第十五章呈现了情绪智力对于伴侣（第十三章）、父母（第十四章）和领导（第十五章）是什么样的。本书以附录的形式总结了提高情绪智力的练习。

我希望这本书可以帮助你了解情绪是如何发生治疗性改变的，帮你用语言描述正在发生的事情，并且从治疗师的角度帮助你促进这个过程。我希望展现的是，对于处理情绪来说，首要的并不是摆脱情绪或抑制情绪，而是使用情绪，理解它，并且在需要的时候对其进行改造。

目 录

第一部分 情绪的基础理论

第一章 情绪智力和情绪的意义 …………………………………002
- 情绪的意义 …………………………………………………002
- 非适应性情绪 ………………………………………………005
- 情绪智力的技能 ……………………………………………006
- 小插曲：情绪智力的应用 …………………………………020
- 本章小结 ……………………………………………………023

第二章 情绪的本质 ………………………………………………025
- 情绪是什么？ ………………………………………………025
- 情绪的一般性研究 …………………………………………026
- 情绪与身体的关系 …………………………………………028
- 情绪与有意识认知的联系 …………………………………030
- 需要（动机） ………………………………………………037
- 情绪的二元性 ………………………………………………041
- 与情绪训练相关的关键性情绪研究发现 …………………043
- 情绪聚焦疗法的相关研究 …………………………………048
- 改变过程的相关研究 ………………………………………049
- 研究总结 ……………………………………………………051
- 一种整合生物和文化的辩证建构视角 ……………………052
- 本章小结 ……………………………………………………053

第三章 辨别各种不同的情绪表达 ………………………………054
- 促进还是抑制情绪？ ………………………………………055
- 原发、继发或工具性？适应性或非适应性？ ……………057

原发情绪 ·· 058

继发情绪 ·· 060

在治疗中区分原发和继发情绪 ··· 062

工具性情绪 ··· 064

基本情绪和复合情绪 ·· 065

"我"情绪和"它"情绪 ··· 066

有效和无效的情绪加工 ·· 067

如何评估情绪？ ·· 073

本章小结 ·· 075

第四章　治疗关系、情绪训练的步骤以及教练自身的情绪觉察 ········ 076

教练与来访者的关系 ·· 077

治疗工作 ·· 079

处理情绪的标记—指导性说明 ··· 080

情绪训练的步骤 ·· 081

第一阶段：抵达 ·· 081

第二阶段：离开 ·· 087

情绪教练自身的情绪觉察 ··· 094

治疗中的小片段：将所学用于实践 ······································· 098

第五章　个案概念化和标记—指导干预 ·· 101

个案概念化 ··· 102

标记—指导干预 ·· 104

本章小结 ·· 121

第二部分　抵达和离开原发情绪阶段

第六章　抵达原发情绪 ··· 124

克服情绪的中断 ·· 124

描述和表达情绪 ·· 127

评估情绪是否是原发的 ································· 134
　　　评估情绪是否是继发的 ································· 138
　　　评估情绪是否是工具性的 ······························· 139
　　　寻找继发情绪背后的原发情绪 ··························· 140
　　　寻找工具性情绪背后的原发情绪 ························· 148

第七章　评估痛苦的原发情绪是否健康 ························· **151**
　　　评估悲伤是否是健康的原发悲伤 ························· 152
　　　评估愤怒是否是健康的原发愤怒 ························· 154
　　　评估恐惧和焦虑是否是健康的原发情绪 ··················· 157
　　　评估羞耻是否是健康的原发羞耻 ························· 158
　　　健康的原发情绪性痛苦 ································· 159
　　　评估某种情绪是否是原发非适应性情绪 ··················· 162
　　　评估悲伤是否是不健康的原发悲伤 ······················· 165
　　　评估愤怒是否是不健康的原发愤怒 ······················· 168
　　　评估恐惧和焦虑是否是不健康的原发情绪 ················· 170
　　　评估羞耻是否是不健康的原发羞耻 ······················· 171
　　　本章小结 ··· 172

第八章　针对原发情绪进行干预 ······························· **173**
　　　适应性情绪中的信息 ··································· 174
　　　帮助来访者应对非适应性情绪 ··························· 178
　　　识别破坏性信念和构念 ································· 181
　　　在原发痛苦情绪中找到内心的需求 ······················· 184

第九章　获得新的治愈性情绪，创造新的叙事 ··················· **187**
　　　转移注意力 ··· 188
　　　获得需求 ··· 188
　　　积极意象 ··· 189
　　　有意识地利用一种新的健康情绪 ························· 190

回忆健康的情绪 ……………………………………………… 191
谈论健康的情绪 ……………………………………………… 192
替来访者表达健康的情绪 …………………………………… 193
表达健康情绪的其他方法 …………………………………… 193
摆脱某些情绪状态 …………………………………………… 194
聚焦模糊感受的转化 ………………………………………… 195
情绪调节 ……………………………………………………… 197
促进非适应性情绪和破坏性想法的转化 …………………… 199
形成新的叙事 ………………………………………………… 206
本章小结 ……………………………………………………… 207

第三部分　具体情绪的处理

第十章　情绪训练中有关愤怒和悲伤的知识 …………………… 210
　　愤怒 …………………………………………………………… 210
　　心理治疗中未解决的愤怒 …………………………………… 212
　　悲伤 …………………………………………………………… 217
　　心理治疗中未表达的悲伤 …………………………………… 217
　　处理两种原发情绪：愤怒和悲伤 …………………………… 220
　　本章小结 ……………………………………………………… 221

第十一章　在情绪训练中转化恐惧和羞耻 ……………………… 223
　　处理来访者对父母的恐惧 …………………………………… 224
　　处理羞耻 ……………………………………………………… 226
　　触及健康的愤怒、悲伤和痛苦 ……………………………… 229
　　克服中断 ……………………………………………………… 233
　　本章小结 ……………………………………………………… 234

第十二章　针对情感创伤的干预：放下和宽恕 ………………… 236
　　宽恕和放手是什么？ ………………………………………… 236

宽恕与放手 237
　　用于情感创伤的空椅子对话 238
　　治疗 241
　　开启对话 242
　　唤起和探索 244
　　区分不同形式的愤怒和悲伤 248
　　自我中断的处理 250
　　赋权和放手 252
　　宽恕 254
　　本章小结 256

第四部分　特定领域的情绪智力

第十三章　伴侣的情绪智力训练 258
　　依恋和认同相关的情绪是亲密关系的基础 259
　　伴侣关系中的情绪 261
　　情绪提示了问题的出现 262
　　情绪交流 263
　　情绪表达与亲密关系的建立 264
　　恐惧亲密 266
　　伴侣之间问题的开始 267
　　处理受伤和愤怒：隔离之墙的两大主要构件 273
　　自我安抚 275
　　教练需要为陷入困境的伴侣做些什么？ 277

第十四章　父母的情绪智力训练 281
　　育儿过程中的情绪训练 282
　　父母和婴儿 285
　　孩子悲伤情绪的处理 290

孩子愤怒情绪的处理 …………………………………………… 292
　　孩子恐惧情绪的处理 …………………………………………… 295
　　孩子羞耻情绪的处理 …………………………………………… 297
　　父母自身情绪的处理 …………………………………………… 298

第十五章　领导的情绪智力训练 …………………………………… 301
　　情绪聚焦型领导 ………………………………………………… 304
　　符合组织价值观 ………………………………………………… 315
　　适应情境 ………………………………………………………… 317
　　本章小结 ………………………………………………………… 317

参考文献 ……………………………………………………………… 319

附录：实践练习 ……………………………………………………… 330
　　抵达情绪的练习 ………………………………………………… 330
　　离开情绪的练习 ………………………………………………… 341
　　抵达和离开情绪均适用的练习 ………………………………… 348
　　亲密伴侣的练习 ………………………………………………… 352

后记 …………………………………………………………………… 355

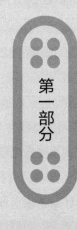

第一部分

情绪的基础理论

◎ 第一章

情绪智力和情绪的意义

> 情绪往往是我们一直所仰仗的,让我们跨越智力无法触及的深渊。
>
> ——布莱恩特·H.麦吉尔(Bryant H. McGill)

没有任何一个人是没有感受的,从婴儿的第一声啼哭到离世之人的最后一丝喘息,人类的体验中充斥着感受的存在。如果人们想在社会生活中表现得当,就要将情绪视作和想法、行动一样重要。情绪智力是指既能够意识到情绪,也能够让情绪为理性行为提供信息的能力[1]。它定义了四个组成部分:感知自身和他人情绪的能力(情绪觉察力)、激活或产生情绪来促进认知的能力(情绪使用的能力)、理解情绪的能力(情绪知识)和调节情绪促进成长的能力(情绪管理的能力)。情绪聚焦治疗(EFT)的目的是提高来访者的情绪智力,即提升情绪的觉察、激活、理解、管理以及必要时转化的能力。本章深入探索了情绪智力是什么以及以上提到的技能。在深入探索这些技能和展现它们如何传达信息之前,我们必须先看看情绪是如何帮助我们(如情绪的意义)以及它们是如何伤害我们的。

情绪的意义

情绪的功能

1. 情绪向个体表明了一个人和他人的关系或者和环境的关系。
2. 情绪向他人表明了一个人和他人的关系或者和环境的关系。
3. 情绪组织管理行为。
4. 情绪监控着关系的状态。
5. 情绪评估事情是否如愿进行着。
6. 情绪可以强化学习。

人类为什么会有情绪?人类该如何和情绪相处?人类有情绪是因为它对于人类的生存、交流和解决问题具有重要的作用[24-27]。情绪并非一个需要被忽略或厌弃的讨厌鬼,它对于人类的存在来说是一个很重要的基础。情绪是人们值得倾听的一个信号，它向我们传递着信息，比如你正处在危险中，或者你的边界正被侵犯，或者你靠近某人时感觉非常安全和亲近，又或者你感觉没有这样一个安全和可亲近的人。情绪告诉人们事情是否如其所愿地进行，使人可以根据情况迅速做出调整来保证事情顺利推进。情绪在随机应变方面有显著的作用，它们通过改变人来应对变化的环境。恐惧的时候，人们会退缩；生气的时候，人们会喘粗气；悲伤的时候，人们会颓废；而在有兴趣的时候，人们会打起精神来。人们通过持续地改变自身来应对不断变化的环境。

就像风中芦苇一样，人们也借"风向"来改变他们的朝向和弯曲的角度。情绪向人们提供了有关他们的人际关系特质的信息。它向人们表明他们的人际关系是否正在被加强、被破坏或者需要被修复。通过迅速地向他人传递个体的当前状态、需求、目标和倾向，情绪也约束着他人的行为。我们没有直观的外部信息知道他人是如何想的。相比之下，情绪在一个人的面孔和声音中是可见的，因此它能影响自我和他人。情绪也设定了人际交往的主题，这些主题是人际关系的组织者。比如，悲伤是关于丧失的；愤怒是关于受挫或不公平的；恐惧是跟威胁有关的；嫉妒是关于感觉到被取代或背叛的。每一种情绪都诠释了人和人之间的关系，或者诠释了人和环境的关系[28]。

情绪明显地提高了智力[1]。恐惧告诉人们他们处在危险当中，悲伤告诉人们他们失去了重要的人或事，快乐告诉人们达到了想要的目标。情绪传递了和人们的幸福息息相关的信息，比如，情绪可以告诉人们什么时候他们的需求被满足了或者目标达成了，以及什么时候他们受挫了。直觉可以迅速地帮助人做出决定。比如，在决定去哪儿度假的时候，一个人的情绪可能会告诉他自己，他更倾向于去海滩而不是高山。情绪的倾向性缩减了人们需要考虑的选项，从而保护人们不至于被太多的信息压垮。

大量的发现再次让人们对情绪重视起来，比如，有发现表明那些失去情绪反应的脑损伤人群无法做出决定和解决问题。他们失去了用来指导进程的"内在感觉"。达马西奥（Damasio）讲述了一个有脑损伤的高度理智化病人的故事[29]：他失去了感受的能力，因此对于在暴风雪天气里驾驶汽车没有任何恐惧。在一个严寒的日子里，其他人都取消了和医生的预约，但他依然去见了医生。当询问这个完全没有智商损伤的病人，对于接下来的就诊，他想要安排在周三还是周四的时候，他无法决定哪个时间合适。他没有基于情感的偏好系统来指导他的决策。情绪大脑可以通过迅速减少可考虑的选项，来帮助做出决定。情绪大脑用一种正确的感觉来确定一些选项，同时用一种"不要去那里"的感觉来取消一些选项。

另外一种同等重要却略有不同的情绪功能是有助于学习。情绪提升了学习的速度，因为它在某些事情上印上了"不可遗忘"的印记。这促进了单轮学习（one-trial learning）。只要碰过一次烫手的炉子，就再也不会这么做了。人们在学习此类事情的时候会有强烈的情绪反应，并将这种反应储存在情绪记忆中，再也不会忘记。大脑对于负性情感就像是魔术贴一样，一下就粘上了；而对于正性情感却像是不粘锅的涂层。负性感受是非常有黏性的，我们记住它们，因为它们有助于我们生存。积极情感体验则会被很快地遗忘。当我们感觉到它们的时候，最好使用它们来提升自己。

让我来描述我最近的一次学习经历，其深刻程度不亚于被炉子烫到。当时我正在写这本书的第一版，那天早上，我写了几章之后，听到电话响了，我便去接了电话。当我回到电脑前又写了几行之后，电脑突然死机了。文字在屏幕上显示着，而我却无法进行任何操作，而且我一上午的文稿都没有保存（这是一台1997年的电脑）。我有一种大难临头的预感。在一阵恐慌之后，我焦虑地敲击着键盘。我尝试了我知道的所有方法，试图让电脑恢复工作，不丢失我珍贵的文稿，然而这并没有起到任何作用。我不会再详细描述我的心理、感受、行动倾向或语言——那真的并不美好。我疯了似的给电脑维修客服打电话。事实是残酷的：没有办法保存我一上午的工作成果。在客服的协助下，我重启了电脑，"杀死了"我面前的屏幕，一上午的工作成果没有了。好吧，我学习到了。感谢我的情绪反应，它确实吸引了我的注意力，从此之后，我开始定期地保存我的文稿。

这类情绪学习教会了人们很多东西。比如，它让人长记性，不再丢东西。你是否曾经遗失过你的钱包、护照、手提包？你会变得非常注意不再如此愚蠢，这不仅是因为更换这些东西很麻烦，或意味着经济损失，更是因为它直接带来的情绪体验——恐惧、焦虑和悲伤，非常强烈。

人绝对比他们的理性部分更加聪明。当我们对世界的理解远远快于有意识地分析信息时，情绪指导了理性。情绪不只是需要被控制的干扰日常生活的成分，相反，它们管理着那些需要关注的过程。与理性配合，情绪帮助人们在面对不断变化的环境时更有效、迅速地适应和解决问题。很多情绪是源于对情况的自动化评估，这种评估是基于需求的。情绪提供了关于当下需求的信号。它们包含了认知（以评估的形式）和动机（以需求的形式），所以它们是比单独的认知和动机更综合的经验。情绪中包含了对我们来说至关重要的东西：我们的意义、我们的需求和我们的价值。没有情绪，人们不会过上满意的生活。

非适应性情绪

情绪具有适应性，但它也可能出错[30]。虽然情绪进化以增强适应性，但一些情绪表达会让整个系统适应不良。我们都知道，有时我们会非出于本意地产生情绪，比如担心自己生病、对挑衅变得暴怒、憎恨我们的孩子、对我们亲近的人发火等。我们有时会对权威有偏执的恐惧，嫉妒我们的朋友，在亲密关系中感到脆弱和猜忌，对于轻微的挑衅就感到厌恶或愤怒。我们常常为我们所经历的情绪感到后悔，无论是它的剧烈程度还是表达方式。

非适应性情绪的产生有多种原因。大部分时候，它们是在激发先天情绪反应的情境中学习到的，比如被侵害时感到愤怒、受到威胁时感到害怕、面对失去时感到悲伤。非适应性情绪影响生活的程度和难以改变的程度依赖于一些因素，比如，它们是在多早期被体验到的？它们的强度和频率如何？它们发生的场景是什么？另外，气质性的和生物性的因素也会影响人们的情绪，而且这些因素影响了不同情绪的阈值。当一个人疲劳或者易激惹的时候，更容易被激起怒气。如果一个人在过往学习到了非适应性愤怒，他更有可能过度生气。另外，使用哪一种核心图式和脚本来应对相似的情景，也影响了非适应性愤怒的唤起。因此，如果过去经常体验到强烈的被忽视、被拒绝、被操控，那么再一次出现相似的情景或者事情时，情绪就会被唤起。来自伴侣的疏远忽略可能会唤起强烈的被忽略感，这种强烈的被忽略感源自童年期的无爱环境。而这样的情绪造成了对当前情景的适应不良。

一旦被学习并整合进一个图式或情感程序，这种新习得的情绪反应就会变得自动化——正如内置的生物适应性反应一样。现在人们不仅逃离捕猎者，对侵犯边界感到愤怒，还会变得害怕老板的批评，在面对困难时发怒以增强自尊。先天固有的情绪反应和学习刺激结合，并被学习到的刺激触发[31]。情绪对于输入和学习是开放的，这不仅适用于灵活性的适应系统，同样适用于非适应性系统。于是，当人们不想要时，被学习到的非适应性反应依然不断发生。它们没有助益并且难以改变。

因此，情绪并非简单或者永远正确的指导者，也不是纯粹快乐的提供者。它们的确带来了生活中的许多不适和痛苦，但也带来了快乐、爱和兴趣。显然，人们必须明智地管理情绪，才能从中获益。即时性的情绪以及人们使用理性整合情绪的能力，使人类成为更复杂和更具适应性的生物。迅速而自动化的情绪行为倾向与缓慢、理智的有目的行为之间有时有明显的对立，但它们的结合提升了人们的效率。先天固有的敏捷的情绪系统提供了固定的行动模式和行动顺序，只要在正确的时间获得刺激，原始人就会像鹅一样乱跑。这对于人类来说没有多少好处。一生气就发起攻击或者一害怕就逃跑，这会让人类变成机器，变得非常可预测和可操控。恰恰相反，人类是复杂的问题解决者，情绪告诉人们问题是什么并促使他们去解决面临的问题。人们不仅具有情绪，更要运用它们。情绪管理的技能是情绪智力至关重要的部分。

情绪智力的技能

情绪随时随地出现：在家里、在工作中、在婚姻中、玩耍的时候、养育孩子的时候、与朋友在一起的时候以及独自待着的时候，它告诉我们有关动机状态的信息。当人们醒来时，他们就以某种形式的意图去感受和面对这个世界。

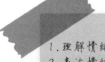

情绪智力的技能
1. 理解情绪；
2. 表达情绪；
3. 管理情绪；
4. 理解和确证他人的情绪（共情能力）；
5. 理解现在、过去和未来；
6. 反思、叙述和让情绪变得有意义。

他们可能会感觉清醒并对这一天充满期待，他们也可能会担忧即将到来的会议。每一天都是一个不断感受的过程。如果一切都很好，人们会感觉到一种幸福和安乐的底色。如果一切都不好，或者发生了一些不寻常的情况，他们会意识到一些特定的情绪唤起并体验不同的感受。

人们需要知道情绪在告诉他们什么,以此来指引自己的生活。当他们感觉不开心时,这意味着有什么事情出了问题,需要他们去注意。仅仅表达情绪有时候并不能改善状况,当然,有时候也是有帮助的。相反,人们需要读懂自己的反应中的信息,并理智地展开行动以纠正这种状况。下面的部分描述了情绪智力的一些技能。

理解情绪

人们并不只是被情绪所影响和驱动着去生活,他们也需要理解情绪并确定如何表达和行动是最好的。比如,情绪可以告诉一个人这件事情让他感到痛苦和疼痛。情绪是经历一件事情最直接的方式,它们传递信息并且形成问题,而这个问题需要用理性去解决。因此,认知经常帮助人们达到情感性的目标,然后做出关于表达和行动的决定。想法会解释疼痛,将它纳入思考,理解它,正常化和合理化它,并帮助确定补救措施。

不管喜欢与否,情绪都会在人们的身体里流淌。在人类历史的早期,情绪被认为是激情(passions),因为人们是它们的被动(passive)接收者。只是在最近的几个世纪里,人们才开始使用情绪(emotion)这个词,来表示其中行动的含义(e-motion),强调行动倾向的方面。然而,正如我们祖先所知,试图抵抗情绪是愚蠢的,一个人应该协调自身意识的努力和情绪自动化的提示。人类应该练习如何和情绪相处,而不是努力去抗拒它们。

人们并不应该试图控制、阻断、改变或者避免情绪体验,而是需要学习如何和它们和谐共处。过度控制愤怒或悲伤会让一个人耗竭。表达需求和伤痛往往带来更好的结果。为此,人们需要学习整合他们的情绪和理性,既不被情绪强迫,又非与情绪断绝联系。为了有激情和理智地生活,人们需要整合他们的头脑和心灵。

表达情绪

以与情境相适应的方式表达情绪,是高度复杂的情绪智力技巧,需要整合来自基因和文化的提示。人们习得了合适的情绪表达方式。甚至,葬礼上的哭泣也是一种学习到的表达方式。坦桑尼亚的马孔德(Makonde)部落的人在葬礼上会发出尖声的爆发式哭泣，但是其他文化可能很难将这种表现当成哭泣，反之亦然[32]。对于马孔德人来说，用手帕拭泪是一种奇怪的西方文化形式。因此，表达是一个社会化调节的过程，觉察情绪并不等同于表达情绪。学习何时以及如何表达情绪，什么时候这种表达是无用的，是情绪智力发展的重要议题。

管理情绪

要基于情绪智力行动，人们就需要学习管理他们的情绪体验和情绪表达[24,33]。管理意味着你想要它们的时候就能拥有它们，不想要的时候它们就不存在。能够延迟回应，知道它们是什么并且能够思考它们，这是典型的人类技能。情感管理是一项重要的发展性任务。从婴儿期开始，婴儿通过吮吸拇指来安抚自己，小孩子在黑暗中会通过吹口哨来平息自己的恐惧。成年可以学习放松技术和冥想来管理焦虑。人们学会通过数十个数来调节愤怒，甚至学会管理喜悦，从而根据情境的需要适当地表达它。情绪智力的一部分是管理情绪的能力，因此一个人可以被情绪指引而不是被它强迫。

一些时候，强烈的情绪需要被管理。基于大家普遍接受的，一般唤起水平和表现的非线性关系[34]，情绪强度和适应性价值的关系也被认为是非线性的。例如，对于不公平对待的反应，太少的愤怒会让人处于劣势，而过度的愤怒会伤人感情；在面对侵犯时，适度的愤怒可以让人更坚定。同样地，在面对危险时，太少的恐惧会让人不够专注，而过度的恐惧则是非适应性的，会压垮一个人，使他无法逃跑。所以，适应性价值和情绪强度的相关呈一条倒U形曲线。适应性价值随着情绪的高涨而增加，但是随着情绪的继续高涨就会开始下降。

人们需要能够管控什么情绪是可以表达的，以及什么情绪是需要抑制的。人们需要能够停止乱窜的焦虑。根本上来说，情绪和认知的整合才能促成健康。人们既需要能够被他们的情绪唤起，又需要能够平息和反思它们。情绪管理的第一个水平包含能够有意识地符号化自身的情绪，意识到身体感受到的情绪和行动倾向所产生的复杂情绪。人们需要能够说出他们的感受，比如在第一次离开家时感到悲伤，而不是仅仅哭泣。他们需要教育他们的孩子，在生气的时候说出他们的愤怒而不是行动化。如果一个小孩儿试图抢另一个小孩儿的玩具，被抢的孩子需要学习口头的警告和保护自己的界限，而不是直接动手打对方。

因此，情绪智力不仅涉及产生正确的情绪，还涉及处理情绪。情绪管理是多层面的，从神经化学到生理、心理和社会层面。人们可以通过回避一些情景来控制情绪，但是有的人会通过去了解这些情景或人，从而练习如何来管理情绪。一旦一个人的情绪被唤起，他可以通过理解情绪来管理它们。一个人可以通过回顾情景和改变感受的含义来转变或管理他的反应。如果人们因为爱人的离去而悲伤，他们可以通过想象这个人的回归来应对这种感受，或者他们可以转移注意力到感兴趣的事情上。他们可能会说，分离是好事情，因为分离让他们的内心更强大，或者他们还会使用其他独有的方式来改变他们对于丧失的观点。

人们的情绪冲动可以被压抑，以至于从意识及行为表现中消失，或者，它们也可以被强化。人们可以压抑行动的冲动或行为本身。尽管情绪激励人们行动，但是决策决定了执行的活动和它的形式。因此，人们会产生愤怒并控制他们的愤怒，或者他们可以压抑愤怒以至感觉不到愤怒。一旦情绪产生了，它们也注定会慢慢消失。它们可以通过很多心理过程——一些自主的和一些非自主的过程，在一定的范围内持续存在。人们能够①应对他们所处的情境；②通过回顾情境来转化他们的反应；或者③压抑或者增强他们的反应，从而管理他们的情绪。通过回顾情境来调节反应通常远胜过压抑反应。

在最原始的层面，人们能够通过控制输入——那些引起他们情绪的刺激，来管理情绪。麻木是大自然给予人类的礼物，在面对致死的疼痛时会自动发生。这是一种保护机制，给人们时间以接受丧失。当处于麻木之中时，人们知道丧失或者创伤的事实，但是他们感觉不到任何事情，因为他们并没有意识到事情的重要意义。另一种情况是，正如之前提到的，人们可以更自主地去控制情绪，比如避开引发它们的情境。比如，通过不爬高来避免恐高的感受，通过不去接触一个令人怀疑或冷漠的伙伴来避免嫉妒和被抛弃的感受。当面对无能为力的状况时，通过分散注意力或转而关注其他事情，可以让个体避免潜在的危险或者问题。这样可以提升表现：将注意力集中在手头的工作，而不受丧失或威胁性想法的干扰。

情绪，不仅被外部事件触发，还产生于内在自发的一系列先验感受、记忆、意象和想法。人们管理这些的方式既可能成为优势也可能变为劣势。人们可以否定现实，否定他们的感受，也可以接纳和允许他们的体验然后建构新的意义来管理和转化他们的感受。意义建构并不是单一层面的过程，所以一个人可以在很多点上阻断这个过程来管理情绪。防御性的阻断通常并不能起到这样的效果。尽管否认恐怖的现实和不关注血腥的细节可以帮助人们避免感到恐惧和恶心，但是视而不见或在内心改变事情的意义会导致一些问题，特别是当这些处理过程是自发而未被意识到的时候。因此，如果一个人否认不开心或者生气的情绪，他就失去了解决问题相关的特定信息。因此，当人们通过在不同的层面阻断意义建构的过程来管理体验时，它可能是好的也可能是坏的。

　　当情绪被唤起和识别之后，通过重新评估环境、创造新的意义和将事件放在更宏观的视角上审视来努力应对，这是情绪智力的重要方面。这是非常重要的情绪管理策略。尽管有意识的想法不能产生大量的情绪，但是它们确实可以帮助管理和维持情绪。因此，尝试改变想法有助于管理情绪——并不是因为消极的想法产生了不好的感受，而是因为它们会维持和强化不好的感受。当人们感受到一种情绪时，特别是当感受到不好的情绪的时候，他们通常正面临一个需要解决的问题。与其专注于缓和或压抑情绪，人们更需要将自己的情绪引导到建设性的行动中，或将其转化为对于问题解决更有帮助的情绪。人们可以通过强调事情的不同方面来转化情绪：他们可以通过不同的归因来解释发生的事情，预测不同的结果，采用不同的内部和外部的资源，以及设计不同的应对策略。因此，失望可以引起再次尝试，也可以转变为对于损失的接纳。所有的这些认知策略都会强有力地转化情绪的体验。当情绪唤起的时候，理性和感性的融合是最有助于引导情绪的。因此，人们并不是在努力克制自己的情绪；相反，他们试图将具身情绪体验与自己的社会文化知识以及个人价值观和目标相整合，以处理情绪。

　　这里的一个重要议题是，人们能够在认知上建设性地改变自己的情绪，或者防御性地重新评估情境。人们可以将特定的不想要的情绪封锁在意识之外，或者他们可以允许这种不想要的情绪发生然后积极地应对它。人们可以在心理层面做一些事情，或者他们可以通过行动转化这些情绪。第二种方式往往比第一种方式更有效。

　　关于防御的悖论是：如果一开始就不知道是什么情绪，如何能够阻断它或者防止它进入意识呢？人们怎么会在知道令人震惊的新闻之前就让自己对这个新闻麻木呢？他们如何能够在知道自己将体验到不可接受的愤怒或悲伤之前就防止自己意识到这些情绪呢？这个过程之所以发生是因为人们在多层面上处理信息，而只有一些层面是完全处在意识中的。例如，在鸡尾酒会中发生的许多谈话都不会被注意到，即使其中一些谈话就发生在某个人的背后，也只有当他的名字被提及或者谈话涉及性话题时，谈话内容才会被有意识地听到或理解。这些无关紧要的谈话信息在另一个层面被加工着，只是你没有意识到，直到有一个你在意的点出现的时候，它们才会进入你的意识接受进一步的加工。在它们从短时记忆中消失之前，你可以捕捉到它们进行加工，在此之前它们只是被听到而没有被有意识地符号化。

因此，人们的信息加工过程可以在很多层面被阻断。它们可以在你判定看到或者听到的事情的意义的阶段被阻断，也可以在你将它们和其他意义相联系的阶段被阻断。因此，当听到"她死了"这句话时，可能并不会直接引发"她永远都不会回来了"或"这对于某人将意味着什么"的联想。麻木在非常早的阶段进行阻断，它干涉了任何新的信息的输入。缺乏意识化也意味着选择性地注意。隔离意味着对于和事情相关的个人感受不进行加工，这是更高层面的阻断，而回避也是分散注意力的一种策略。

一些人能够在信息加工的不同阶段进行重新定向加工。当感到疼痛或者愤怒的时候，人们可以看到其中的诙谐幽默之处，看到其他的可能性，在对现实的建构和回应中获得主体的力量感，从而感到效能感而不是成为环境的受害者。主动选择如何回应环境而不是成为环境的受害者，可以让人们体验到一种自己做决定的感受。将事情当作一项挑战可以促使人们去应对事情，将事情看作自然发生的、不可避免的或者必然发生的事情更可以促使人们非谴责性地去应对事情。引导和改变负面情绪反应的最佳途径是尽量利用人类建构意义的强大能力。

关于情绪管理有两种不同的观点，一种观点认为情绪管理是指对于过多的负面情绪或不恰当的情绪的控制，另一种观点则认为情绪管理是指在正确的时间拥有适当水平的恰当情绪。在第一种观点中有两个因素：首先是情绪的产生，其次是情绪的管理[35]。在第二种观点中有一个因素：情绪的管理被视作在情绪产生体验时固有的部分。与自我控制不同，情绪管理被看作情绪产生的一部分并且与之相连接[36]。因此，情绪系统除了可以被更有意识的认知加工所转化和管理，也可以被其他过程所改变，比如其他的情绪或者安全的依恋关系[2]。情绪自我调节过程的本质在于稳定，而非控制，自己的情绪，而这些过程大多是自动发生的。

情绪神经科学似乎支持了情绪调节与情绪产生相结合的单因素观点,而非双因素的意识控制观点[37]。鉴于情绪所涉及的大脑功能的复杂性,情绪的调节最好被视为一系列快速级联效应,信息在皮层下和大脑皮层的不同区域间流动。我们的大脑中有大量的反馈回路,不同脑区相互交流,形成同步,从而导致整个大脑的自我组织,这并不是对情绪的认知控制。

人格脆弱的问题大多源于情绪调节和情绪强度调节方面的内隐模式缺陷,尽管刻意的行为和认知调节——一个更偏向于左脑加工的过程——在人们应对情绪失控时是有效的。然而,随着时间的推移,对于高度脆弱的人格障碍来访者来说,建立内隐的或者自动化的情绪管理策略是更重要的。内隐形式的情绪调节无法作为一种意志技能来训练或习得。直接体验到唤醒的情绪被关系或非语言的方式安抚——一个更偏向于右脑加工的过程——这是建立内隐自我安抚能力的最好方式。自我安抚的能力源于对其他保护者的安抚功能的内化[38]。随着时间的推移,来自他人的共情被内化为对自身的共情[39]。

理解和确证他人的情绪(共情能力)

情绪智力是整合大脑和心灵的能力,它也包含了对他人情绪的共情。共情是对感受最好的回应。人们不仅需要对他人的感受有所回应,也需要对自己的感受有所回应。人类的共情能力使自身和他人更具有人性。共情帮助人们管理感受并且反思这些感受。一个人要识别他人的感受,首先要对自己的感受敏感。一旦人们能够识别和确认他人的感受,也可以帮助这些人从自己的感受中得到信息和引导。当他人处在情绪旋涡时,给他们更加理性或者现实的解决方法只会使他们的体验变得无法被确证。"振作起来""别冲动""去散散步"之类的建议都是没有帮助的。即使是问题解决类型的谈话,比如"你可以给他打个电话"或者做这个做那个,也是没有用的。人们需要做的是确证他人的情绪感受。需要让他们知道,人们理解他们的感受并且这些情绪感受是有意义的。一个人对另一个人最基本情感的不确证,是最严重的心理伤害之一。这是情感障碍的重要起因。感受需要被识别,否则它们会恶化或者隐藏起来,然后一切都开始变得复杂。一个口渴的孩子被告知"你不渴,你刚刚才喝了水";一个哭泣的孩子被告知"不要成为一个爱哭的人";一个哭泣的成年人被告知

"你没有理由哭泣"，这些都是体验没有被确证的例子。确证他人情绪体验的最好方式是让他们知道：他们的情绪反应是可以理解的，他们遭遇的情景或者他们通常的生活也是可以理解的。最近，一个母亲告诉我当她的女儿抱怨自己的丈夫不外出工作的时候，比起给女儿建议，她第一次倾听和理解了女儿的感受，而这反而有效地安抚了女儿。

情绪感受被他人或者自己辨识出来之后，仍然需要被引导而不是被控制。对于大脑和心灵的整合来说，反思感受比冲动性的行动更重要。正如我之前讨论的，情绪既是感受又是一种信息。人们需要感受他们的情绪并且命名它们，而不只是行动。共情他人的感受对于提升这种类型的反思是有帮助的。这能帮助他人符号化他们的感受，并且将情绪从感觉和行动的领域引领到心理的领域。大脑和心灵整合的开始就是将意识化的感受符号化成语言。人们需要感受他们的身体在告诉他们什么，而不是盲目地让冲动决定他们的行为。随着人们从婴儿期走向成人期，他们会对那些与重要需求相关的新情境产生情绪反应来自养育者的同调性共情（empathic attunement）可以帮助他们将注意力集中在感受上，并且将感受符号化。照顾者同调和镜映一个婴儿的兴奋或者悲伤，这可以帮助强化和确定婴儿的自我体验。自我是在一个共同构建的互动过程中诞生的，在这个过程中，每一方都加入一味调料，而它们的混合物为尚未成形的自我提供了配方。在成年后，尚未完全形成或者不清晰的新感受——比如对于最近工作改变的感受、最近的失望或者有意义的成就等——也可以通过来自他人的共情性回应得到确证和变得清晰，帮助成年人符号化他们的体验。这样，人们能够形成更强烈的自我感受，确定他们的体验，并且对于他们的感受和他们是谁感到更有责任感。共情是一项非常重要的情绪智力技能。

理解现在、过去和未来

情绪本质上是聚焦于现在的。情绪为当下着色，并且指导行动指向即时的目标。传统的拥护者，比如禅宗和格式塔疗法[40,41]，主张活在当下的重要性。一些批评者不同意这种观点，并且不认为活在当下是健康的[42-44]。他们认为这种主张将会导致一种冲动性的生活，并且认为使用当下的感受指导生活会导致人们忽视他们的行为对未来造成的影响。这些评论者混淆了活在当下和为当下活着的概念。

1. 活在当下

活在当下是健康的，其包含了一种高度的自我觉察。活在当下的人可以在觉察到环境的同时也觉察到由环境引起的即时情绪反应。比如，一个人在爱人对自己微笑的时候可以意识到自己的愉悦。或者，在冥想性的时刻，他们可以觉察到自己的呼吸并且对自己说"吸气，我很平静。呼气，我感觉到愉悦"[45]。人们感受到当下的平静安在。为了当下活着，则等同于不计后果地冲动行事，为当下活着的人只要感觉好就会去做某事，而不会考虑后果。对批评者而言，活在当下（被视作为当下活着）好像是和职业伦理相悖的。这种伦理使很多人将情绪视为个人成就和事业的敌人，并且形成了情绪需要被控制的信念。但是，活在当下其实给人们带来了方向和能量。

人们在自己的身体中体验当下的世界[46]。在语言为他们的感受提供容器之前，人们已经充满了感情和感觉。在运用情绪智力的时候，人们需要辨识出当下的唤起，比如在遇到威胁时体内分泌的肾上腺素所引起的冲动，或者当他们看到性感的人时体内的激素变化引起的感受。人们需要辨识出他们因爱情、情欲和情感伤痛而感到痛苦的方式。这个辨识过程需要人们参与到他们的身体体验中然后能够符号化（如标记）他们感受到的情绪，一开始是针对他们自己，然后在合适的时候可以针对他人。人们需要能够对他们自己说"我感受到了"。在获知自身的情绪体验之后，人们需要开始理解这些感受。在做这件事情的时候，人们必须"使用他们的大脑"来理解他们的体验。大脑需要用语言符号化身体感受，为形成意识体验的神经化学级联匹配个人意义。简单地说，要想智慧地生活，人们需要整合它们的大脑和心灵。帮助来访者理解他们的感受，这正是本书致力于实现的目标。

2. 前事不忘

情绪是基于现在的，但是被过去所影响。过去对现在的影响可以改变一个人对当前事件的体验。人们对于当前环境和关系的反应往往是在他们的情绪发展史中形成的[47]。

记忆往往会产生情绪。人们从婴儿期到成年期所学习到的东西都储存在情绪性记忆中[48]。昔日回忆的闯入可以唤起大量不愉快的情绪。比如，当一个人看到一张承载着去世父母回忆的照片时，他们可能会感到一种悲伤。记忆有时候汹涌地出现在当下，以至于人们当下的体验被过去的情绪性情境所冲击。这样的冲击往往是以一种非可控的方式发生的。因此，现在的感受经常是和过去的体验有关联的。对于过去事件的情绪不同于对于当下鲜活经历的情绪反应。对于过往事件的情绪往往是情绪问题的根源。在教导人们运用情绪作为指导的时候，首先要做的重要区分就是，不同于对当前情境的情绪反应，关于过去事件的未解决情绪需要不同的处理。

3. 想象未来

对未来事件的期待也能够产生情绪，特别是对未来的担忧[49]。当人们担忧可能发生的事情时，就会产生难以应对的情绪。过去的记忆以及过去体验过的情绪都是针对真实环境做出的回应，这是对于过去事件真实的情绪反应。但是，当情绪体验指向未来时，情绪是继发于想法的，人们只是在头脑的内在剧院里对未来场景进行排练，并做出了反应。

然而，想象和思考未来的事件是人类非常重要的能力，因为它们可以帮助一个人计划如何应对未来。人们使用这项能力的时候，可以在当下产生一种"试运行"时的情绪体验。如果一个人想象自己的伴侣或者配偶离开自己，他就会意识到自己将会多么的孤独。这种想象可以让一个人对他的伴侣或者配偶保持忠诚。只有当大脑想象出预期的未来，并将其视为现实时，与未来相关的情绪才会导致问题。这些情绪基本上可以看作"虚拟"情绪，因为它们是对虚拟的现实的反应。因此，当人们将他们对未来的幻想和现实混淆，并做出仿佛未来正在发生的反应时，就会出现问题。这就是人们陷入真实性困境的过程。他们焦虑，躲避纸老虎，对于未遭遇的侮辱感到愤怒，为重要他人的离去而哭泣，尽管那个人仍健在。对未来的想象能够促进计划和行动，从这个角度来看，对于未来事件的虚拟情绪反应是健康的。但当人们沉浸在尚未发生的事情中，仿佛想象的未来已经到来，这就会破坏他们现在确实拥有的短暂时刻。

当考虑到未来时，情绪还有另一个问题。虽然情绪是对现在的一种有用的反应，但它没有考虑到现在的行为对未来的后果。比如，对进行外科手术感到恐惧，这种恐惧并没有考虑到不进行手术可能带来的影响。情绪告诉人们当前的问题或者担忧，并且暗示了即时有用的当下反应。然而，情绪不能去到未来，也不能为人们提供关于未来影响的信息。对于预测未来的影响这件事情，需要的是思考和想象。

人们想象未来的场景，评估可能的行动路线，进行思考和推理，这些才能极大地增强了人们生存和繁衍的能力。为了用健康的方式去行动，人们不仅需要情绪的驱使，还需要思考自己的行为可能带来的后果。比如，每次人们在性活动中使用避孕工具的时候，都需要理性和感性一起工作才能确保这种身体健康的生活方式。如果人们仅仅对自己的情感做出反应，他们可能在没有考虑后果的情况下进行无保护的性行为。能够预测行为的后果，并将其与当前经验相结合，将带来更健康的行为。人们依然会关注当下的满足，但现在他们可以将未来纳入考量。因此，人们需要区分对于当下环境的情绪反应和对于未来预期的情绪反应，因为它们服务于不同的生活目的。

4. 整合过去、现在和未来

人们需要意识到情绪是多么深刻地支配着当下，并帮助他们适应世界。情绪提供了一份持续读数，以显示他们对于正在进行的事件的当前反应。他们的情绪在任一时刻的最初就表明了他们是谁。在人们将他们最初的自我转变为更加复杂的自我之前（他们总要这样做），情感会告诉他们首次尝试的效果。这些最初的情绪告诉他们关于自身反应的信息，不是他们需要如何反应，也不是他们想要如何反应，而是他们实际的自我正在如何反应。充满生物智慧的情绪，在生活经验的熔炉中被炼进个体当下的自我[38]。如果一个人在成长过程中受到良好的对待，他就会觉得这个世界是一个安全的地方，并感觉良好。如果一个人没有被良好地对待，他就会认为世界是危险的，预期他人是冷漠的，并且产生一种自我的恐惧感。一个人的自我通过感受事物来与具身知识产生反应。于是，当人们将他人的表情解读为危险的线索，或者将紧张的气氛当作即将发生冲突的信号时，他们就会感到害怕。或者，当人们将约会对象几乎难以察觉的前倾视作对自己感兴趣时，他们就会感到高兴。如果没有这种对于世界的感知定向，缺乏直觉的指导，人们将在生活中步履维艰，笨拙地应对环境。这种亲身感知的情绪智慧就像一个陀螺仪，让人们保持着平衡。

然而，如果人们只是凭借当下的情绪生活，仅仅关注他们时刻不断出现的情绪，那么他们就剥夺了自己作为人类所习得的一切——人类已经通过语言和文化学习到的适应性的生活。除了生物性的和体验性的知识，基于语言的知识在传递人类所学这方面已经变得至关重要[50,51]。因此，人们需要整合他们基于情绪的生物知识以及他们习得的个人和文化的知识。正如我们所知道的，因为感觉好就去行动，这并不总是最佳的行动指南。人们需要在行动前将他们的社会背景和未来纳入考量。在任何特殊的情景中，都有大量可被接受和有效的行为，它们被习得并需要被整合进人们原发的生理性情绪体验。一个人因为他人惹恼自己就立即大喊大叫，或者发现了有吸引力的人就要和对方做爱，这些行为都没有考虑到足够的相关信息。相对地，忽视那些烦恼或者被吸引的感受也只会剥夺一个人的知识、喜悦和活力。单单依赖某一方面并不能带来明智的行为。因此，现在的情绪感受、对未来结果的觉察以及过去的学习所得，这三者需要整合为一。只为现在而活而忽视后果是不明智的：今天的所作所为将会影响明天发生的事。

反思、叙述和让情绪变得有意义

紧跟在意识情绪之后的是理解情绪的能力，在这一过程中，我们得到了他人的帮助。与此同时，人类创造外显意义、用语言符号化情绪，以及理性思考、反思、计划和想象未来的能力，都显得尤其重要。不成熟地使用这些才能会导致有害的误导，而不使用这些才能会导致潜在的灾难。正如人们不能只靠面包生活，人们也不能只靠情绪或者理智生活。情绪大脑的设计意味着人们通常无法控制何时会有何种感受。然而，他们能够意识到并且控制事情的进程。他们能够管理情绪体验的持续时间，决定对情绪做些什么，并且能够理解这些重要的感受和想法的进程。下面的例子可以说明这个过程。

伊琳在街上看到那个她渴望了解的男人正走近她。她曾经见过他，并且因为莫名的原因，她被他深深地吸引了。当她看到自己迷恋的人正在看着她时，她的心脏跳动了一下，然后变得紧张不安起来。她靠近了他，努力思考着可以说些什么，"我该怎么开始？我怎么做才能让他对我感兴趣呢？"然而，她幻想中的理想伴侣径直走了过去。他是否认出她来了呢？也许他正陷入自己的沉思而没有留意到她和街上的任何人？伊琳并不知道，她感觉很糟糕，羞耻、渴望、痛苦和寂寞都涌上心头。她继续走着，差点被所有的这些震惊性的感受压垮。她开始思考，"发生了什么？我只是走在大街上，然后这些感受像是风暴一样突然席卷而来。我必须冷静下来。我们很少遇见。事实上我并不知道如果我们在一起会怎么样，或者我们有什么共同之处。我甚至都不知道他是否看到了我。"现在，反思占据了主导地位，帮她理解她的这些情绪感受。她开始思考"这些情绪是对幻想的反应。我猜想一定是有什么原因让我对这种类型的男人感到兴奋。他的敏感而内敛，透露着自信，这是我非常喜欢的。我怎么让自己产生了这样的反应呢？"于是，一种对自己的反思和对情境的反思开始了。

除了情绪，人们还需要所有意识化的能力，加上对于他们那个时代的文化知识，才能更具适应性地生活。人们需要情绪（而不是想法）告诉他们，一些对他们的幸福来说重要的事情正在发生，并且他们需要使用思考能力和理智来解决由情绪指出的问题。一个人意识到了自己的情绪感受并且思考其是否恰当并予以接纳。情绪智力的一个重要方面就是发展和应用这种能力。

因此，思考和符号化情绪感受是重要的。每个心理动作都嵌入在情境和行动之间。任何的情绪反应根本上来说都包含了兴奋和抑制。感受和表达的内容取决于放开和克制的平衡。这对生理系统来说是非常常见的，情绪也包含了这种双重控制。因此，情绪中也有一个管理系统，而理智和思考是这个系统中非常重要的部分。人类文明最重要的特征之一就是人们通过这个系统变得越来越能够觉察并且能够回应他们的情绪。通过反思提升健康的情绪管理是人类变得越来越文明的标志。与先辈相比，现在的人类能够更多地思考他们的感受，并且思考为什么会产生这些感受。在这点上，人类的未来充满了希望：未来的人类将会达到大脑和心灵更大程度的整合。这种反思和情绪的整合并不会必然地减损或者毁坏自发性，相反，这种整合可以增强自发性，通过创造这样的时刻促进恰当的适应性的自由表达，并且有更大的可能性可以将这种能力变成自发性的。

有发现表明，书写情绪日记可以帮助克服痛苦的记忆，增强免疫系统的功能，并且促进健康[52]。它可以帮助符号化和重构经验，并且帮助人们思考和更好地理解他们的体验，进而将其消化，组织进他们已有的意义框架中。例如，在没有解释的情况下，一个女孩在她10岁那年的暑假期间被禁止与她心爱的祖父母住在一起，因为祖父母正面临离婚的议题。她会感到困惑、被拒绝和伤心，因为她会假定她的祖父母不再爱她了。成年后，将情绪述诸笔端可以帮她理解这种体验，让她更清晰地意识到祖父母并非不再关心她，而是祖父母也是离婚的受害者。这将帮助这名年轻的女性原谅他们，再次接受曾经得到过的爱，并尝试以成年人的身份和他们重新取得联系。

正如安格斯和我同样认为的[16,53]：作为人类，需要创造意义，并使用语言将个人经历组织成故事或叙事（narratives）。在面临创伤性的情绪丧失和伤害时，有明显的信任感缺失，来访者往往会发现他们不能有组织地叙述发生的事情——使这些痛苦的情绪性体验变得有意义——这样的事情深刻地挑战了人们非常珍视的信念，那些对自己和他人的感受、关心和目的的信念。例如，一位骄傲地将自己定义为爱妻的中年女性在结婚25年后突然离婚了（"被甩了"）。她不仅伤心欲绝，而且她的整个自我认同和对世界的理解都从核心上被动摇了。这类事情必须被描述、被情绪性地重新体验并被重新组织成故事，如此一来，创伤性或破坏性的关系才能痊愈。在讲述者能够连贯地说明发生的事情以及体验之后，新的意义才会出现，他们才能根据这种貌似合理的对角色和意图的叙述来指导自己和他人的行为。

通过组织不连贯的体验和记忆，叙事为自我反思和自我建构提供了一个空间，迫使我们解释体验并使其变得有意义。确实，自我认同感源自将自己在世上的经历组织成故事，以便能够将其和他人分享，并且能够从反思中获得新的自我理解[54]。当我们能够在他人的帮助下管理自己的情绪，并将自己与他人的情绪体验编织成连贯的描述时，我们就获得了安全感。当我们成为自身故事的讲述者时，我们创造了一个和他人相关联的自我，这使我们能够有选择性地回顾过去，并且为想象的未来塑造自我。

叙事有助于暂时地对事件进行排序，协调我们生活中的行动、目标和人，并为我们的体验提供视角和意义[55]。叙事通过符号化各种情境中的体验模式来帮助建立自我的连贯性和稳定性。它也为在不同的情境和关系中主导的不同自我侧写和有时不一致的意义提供了解释[55]。所有这些努力都有助于实现一个持续的生活主题，即实现自我理解和自我认同感，这样，"我是谁？"和"我代表了什么？"的问题就被解决了。鉴于自我是一种在不断流变中的复杂自我组织，自我叙事的创造对于建立稳定的自我认同是至关重要的。

所有的故事都是由情绪性主题构成的。故事帮助我们理解我们的情绪。当我们讲述一个关于浪漫体验的故事时，我们使用情绪评估和恋人"到底进展得怎么样"——在内心和头脑里的内在世界中的意图、目的、目标、希望和欲望。如果我们发现恋人是不值得信任的，那么我们可能将他的行为归结为具有阴险的动机。值得注意的是，情绪体验的叙事性组织让我们可以理解体验的意义是什么以及体验在对我们说些什么。同时，所有的情绪都是由故事构成的[56]。当我们把他人看作善待我们的人时，我们会创造一种叙事方式，它使我们感到开心或者感激。当我们把他人看作想要伤害我们的人时，我们会感到愤怒或者害怕。

身体的、感知运动的和情感的复杂网络子系统与叙事相互作用，这些子系统将信息组织和整合进经验上可用的自我状态。这种相互作用构成了人类具象化自身体验和自我连续感的基础。

小插曲：情绪智力的应用

现在，让我们看一个例子，了解情绪是如何让人们变得更有智慧的。特雷弗因为一个月的出差第一次离开他的妻子。当他和妻子通电话的时候，妻子告诉他，没有他在身边的日子是怎么样的。她说她感觉很高兴能够变得更加独立并且感觉很好。她继续说，她可以更轻松地确定自我并且不再感觉那么依赖他来定义自己。特雷弗充满兴趣地听着，并且对于她的声音感到兴奋。她继续说着，她很享受能够更自由地做事情，按照自己的时间计划，并且不需要顾虑他的日程以至于失去她自己的节奏。她向特雷弗保证，她想念他并且非常喜欢他的陪伴，但是她首先必须体验到自己的自主能力才能让自己想念他。特雷弗的妻子非常乐观而且并没有指责的意味，但是在特雷弗的内心中有一些事情正在发生。她继续说，对她来说，分离一直都像是一场战斗，因为这意味着她需要面对自己的个人喜好和需要对自我认同充满信心。特雷弗内心越来越感到被搅动。一种感觉开始穿过他的胸腔和胃部。这就像是吞下了一种油腻的难以下咽的液体，他想要把它吐出来，但是他不能，因为它已经进入了他的体内。当他意识到这一点的时候，他的注意力被抑制了。他发现自己无法再专注于与妻子的谈话。他听到妻子在用开玩笑的方式说："你知道的，有些时候照顾你的需求是非常费力的，而能够从一段关系不可避免的妥协中短暂地抽离出来也是很好的。"

现在，特雷弗发现自己确实不能再继续听下去了。他听着妻子的话，听得懂那些词汇，但是他已经开始感觉有一些头昏脑涨了，那些话像是从很远的地方传来一样。它们径直穿过了他，而不像往常一样，在它们应该产生意义的地方停留。他发现自己在一步步退缩，尽管他努力让自己保持倾听。现在，他的呼吸是很浅的，并且胃部、肩膀和下巴都变得稍微有些紧张。

他的妻子继续说着，坦诚并充满热情地说着，特雷弗听得出来妻子并没有敌意或者指责，她的声音很温和，但是他依然感觉到了威胁和拒绝。他去到了内心深处一个自我防御的伤心之地。他感到悲伤和孤独。这并不是一种新的感受，他知道这种体验。但是现在，对着耳边的电话，他发现自己很难从这个孤独之地发出任何的声音。这和他以往感到被拒绝的时候不一样，电话上讲事情让他更能够觉察到自己的焦虑和受威胁感。他并没有像往常那样迅速地做出有帮助的反应（明确自己的立场，变得生气或者分析正在发生什么），特雷弗保持着沉默，并且感觉越来越抽离。通话中有了一种紧绷的沉默，他想要说些什么，但是他似乎就是不能跳出自己的困扰来和妻子交流。

最终，特弗雷用某种方式尝试利用他自己的内部资源来将自己拽出来，让他可以再次发声，但是当他给自己打气的时候，那种感受更加强烈了。他说了他的感受，"真不愿听到这些，我感觉很受伤"或者类似的话。他的妻子抚慰地回应他，而不是以她有时防御性的方式，但是他依然感觉自己离得很远，并且听到自己的声音在内心深处的洞穴中回响。他思考到，"我知道她是好意，但是我就是感觉到如此的被拒绝。"这样思考有一些帮助，但是他依然需要努力地利用内部的资源帮助自己，以便能够从那个封闭之地出来，他说："我能够理解你说的意思，因为我也有同样的感受，我也感到了更自由并且不需要去适应另一个人的时间，但是你的话听起来，对于我的离开你是如此的热情而有活力，并且如此渴望着分开。你总是在努力地做自己，这让我感觉被推开了。"他补充道："我知道我有时确实对你有情感的需求，但是，我真的很不愿听到你说我是一个负担。"妻子以一种关心的口吻回应道，关于这个议题他们经常在关系中发生争吵，但是她清晰地感觉到，她非常重视他和他们的关系，并且她希望特弗雷能够理解，她说的话并不是一种威胁。特弗雷开始放松下来，并且感觉自己不再隐藏自己，重新恢复和妻子的联系。妻子关心的口吻以及她的话语触动了他。他感觉呼吸更轻松，头晕感开始消失，并且他注意到了他一直盯着看的桌子上的碗的明亮颜色。妻子询问他是否感觉还好，他感到了来自电话那头妻子的关心。他们一致同意现在先暂停这段对话，等回家之后再继续讨论。特弗雷说了一些其他的事情，然后挂了电话。10分钟后，妻子打来电话说，当他无言地沉默的时候，她真的感到他很伤心，如此安静的伤心，因为他平时都非常乐意说很多的事情，然后她表示希望他一切都好。特弗雷感觉很好，特别是现在，妻子打来了电话。他说他非常感谢她能再次打来电话。

这次谈话或许是非常艰难的，但是它让特弗雷和妻子彼此有了更深的信任感，基于彼此之间真诚的情感和关心。双方关于联结和自主权的需求都得到了确认。作为一对伴侣，他们巧妙而敏感地应对这次互动，并且安然度过，这让两个人感觉更亲密。其他人可能会说着说着就失控了，谈话可能会进入一个不断恶化的循环，两个人攻击与退缩、攻击与反击以及不可避免地防御。这会让两个人都感觉受到伤害，并且持续一段时间后，两个人的关系会被破坏。幸运的是，特弗雷能够从他的退缩中走出来，尽管这并不容易。他们两个人一起走了过来。他说出了他的伤心，他的妻子听到了并且确证了他的感受。

情绪智力在这个过程中起到了以下作用：

- 情绪告知了特弗雷他和妻子的关系状态。尽管特雷弗的理智判断这段关系是安全的，但是他的情绪体验到了威胁和被拒绝。这些情绪告诉他，一些核心的东西——他对关系联结的需求，基于他是谁以及他的个人历史——可能正处在危险之中。
- 情绪让特雷弗有所行动。威胁感使特雷弗退缩到一个安全的地方。在那里，他警觉地监控着这个过程，注意着被拒绝和被抛弃的线索，并且考虑接下来要做什么。
- 情绪监控着特弗雷的关系状态。他的情绪，一直监控着他在亲密联结中被接受和被拒绝的程度，以及亲近和疏远的程度，对潜在的拒绝有所反应，使他在害怕某种形式的抛弃中变得几乎僵住了。
- 情绪评估事情是否按照特弗雷想要的方式在进行。特雷弗警觉到自己的安全需求被威胁了，远早于他在意识层面觉察到这点。
- 情绪向特雷弗的妻子表明了他们的关系状态。在电话中，大部分的信息来自语调。语调传递着大量信息，仅次于面部表情。特雷弗听到了妻子关心和安抚的语调，这最终拯救了他们的这一天。她理解到，特雷弗的沉默、不语和犹豫表明他感到了害怕或者担心，于是她相应地调整着自己的言行。如果没有这些非言语的信息，他们可能只是不断地进行着谈话。语言的交流也是非常重要的，但是仅仅依靠语言并且期待伴侣总是可以读懂对方的感受，这种方式会导致无休止的问题。

- 情绪帮助特雷弗进行了学习。不论喜欢与否,特雷弗在面对被抛弃时感到脆弱,他不得不关注它,并且学习如何应对它。他或许可以冒着变得莫名退缩和紊乱的危险忽略这种感受。如果特雷弗没有使用这些情绪智力技能的话,这种情况可能会以不同的方式结束。

- 特雷弗理解了自己的情绪。特雷弗感受到并确认了胸腔和胃部被搅动的感觉,他意识到这种不寻常的感觉意味着威胁。他并不总是喜欢他的感受,并且这些感受并不总是具有适应性,但是它就在那里,促使他有所行动,他需要意识到它,理解它,并且找到建设性的方式应对它。关于自身以及他妻子的信息非常重要,这帮助特雷弗审视这一切。他曾经接受过关于被抛弃感的咨询和治疗,现在这起了作用。他能够迅速理解自己的感受,评估被拒绝的威胁感并不是真实的危险,并且用另一个视角思考是什么让他陷入困境。他能够将其语言化并且运用内部的安全感,这帮助他抓住了妻子曾经对他的关心,并且将这种可能性推广到未来。在这个过程中,他的内心在忙碌地工作。

- 特雷弗向妻子表达了自己的感受,这是非常恰当的方式。特雷弗并没有表达所有的东西。他的表达学习来自长年的人际交往和心理治疗,他学到了说出他感受到的而不是指责对方。忽视特雷弗的感受,或者表现得没有情感,将会使他感到疏离和困惑。决定告诉妻子受伤的感受是很重要的,这帮助他重新感到踏实。

特雷弗的情绪让他知道他感受到了威胁和被拒绝,并且在他说出口之前,他的妻子就觉察到了信号。他一开始的自发反应是无组织性的,但是他努力地理解它并且能够和它进行交流。他的妻子回应了他的感受,以一种确证、理解的方式在非言语和言语层面进行了沟通。这种类型的回应对于建设性的情感互动是非常重要的。

本 章 小 结

情绪智力包含了大脑和心灵的整合。这包括对于当前具身化情绪体验的觉察、恰当的表达以及对情绪的反思和管理。情绪发生在当下的身体中,同时它们也受到过去和未来的影响。从根本上来说，我们在情绪上都是非常相似的。体验和思考对于转化非适应性情绪和创造新的意义都是重要的。能够共情他人的情绪也是情绪智力非常重要的一个方面。

◎ 第二章
情绪的本质

诗歌，就是情绪找到了它的想法，想法找到了它的语言。

——罗伯特·弗罗斯特（Robert Frost）

在我们探索如何帮助来访者提升他们的情绪智力之前，我们必须理解情绪是如何工作的。这章总结了我们已知的关于情绪本质的知识——它们如何形成，它们如何与身体、文化和想法互动，以及非适应性的情绪如何发生改变。我们先从情绪的概念入手，解释一下这个概念是如何随时间进化而发展的。

情绪是什么？

情绪是一种大脑现象，它和想法非常不同。它有自身的神经化学和生物基础。情绪是大脑通过身体诉说的独特语言。正如第一章讨论过的，情绪对于生存是非常重要的，并且对于很多人类必需的功能都有重要作用。但是，哲学家往往并不持有这种观点。在古希腊，斯多葛学派将情感视作灵魂的疾病，并且提出一种认知疗法来去除它们。随后，早期的基督教哲学家奥古斯丁（Augustine）和阿奎那（Aquinas）对于斯多葛学派的观点做了回应，认为情感是一种狂暴的力量，和理性是冲突的，但是一个不再苦于恐惧和悲伤的人并不会获得真正的平静，而是会丧失人性[57]。启蒙运动的思想家斯宾诺莎（Spinoza）更加不认同情绪是坏的、需要被控制的观点，他提出情绪对于生活有着重要的功能[58]：公设19宣称"人类心灵只有通过情感这个概念才能认识身体的存在，身体有所感受并且我们使用心灵进入感受才产生感情"（p.47）。一方面是身体的强烈感觉和强烈渴望，另一方面是情感的概念（更多看似是心理体验），这两者的区分随后形成了19世纪早期的情绪观点，达尔文进化论以及随后的詹姆斯实用主义最终使其成形。

威廉·詹姆斯（William James）在1884年尝试将情绪归类于心理学范畴，提出了著名的问题：什么是情绪？他的回答是，情绪是由对外在世界事物的感知所带来的内在改变所引起的生动的心理体验。詹姆斯在前几个世纪的一些前辈的基础上提出了自己的观点，但在此之前没有人将其作为一个单独的范畴分类，并称其为情绪。在此之前，有不止一个概念术语被用来定义情绪，而且在民族心理学和宗教哲学的著作中，情感和身体感受是完全区分开的。

我们当前对于情绪的观念越来越趋向于詹姆斯的这部分观点，即情绪是一种用来理解身体信息的心理途径，情绪对于有活力的生活是重要的，并且情绪并非单一进程。2010年，伊扎德（Izard）尝试通过对情绪科学家的调查来为情绪提供定义。他总结道，最公认的情绪的特征是：情绪是神经回路、反应系统，以及一种刺激和组织认知与行为的感受状态或者进程。

情绪的一般性研究

我们现在对情绪的理解源自相当多的研究。在科学心理学中，情绪研究最早的重大突破是发展出了稳定的测量情绪方法[59]。到19世纪70年代，已有至少6种基本的先天情绪得到确认，主要通过面部表情来表明这些情绪是先天的。无论这个人是美国高校的一个大二学生，还是日本的一个学生或者婆罗洲（Borneo）的一个部落成员，当处于引发愤怒、恐惧、悲伤、厌恶、惊讶或者喜悦的情境中时，他都会表现出同样的面部表情。人们可能使用不同的语言或者概念来形容这种情绪，但表情都是一样的。在北美的大学校园里被称作"厌恶"的情绪，在婆罗洲丛林中被定义为"一头腐烂的猪的味道"，但是两种文化都在使用和辨识同样的表情。无论人们出生在何处，这种普遍性的情绪语言将人类联系在一起。

另外，不同的生理状态也与这6种不同的情绪相联系[60]，并且不同的情绪被定位于不同的神经系统[61]。愤怒和厌恶时的心率提升速率大于愉悦的时候。恐惧和厌恶时的皮肤电导率的上升快于愉悦的时候。这表明积极情绪和消极情绪在生理层面上是不同的。并且，不同负面情绪的生理特性也不一样。生气、恐惧和悲伤的心跳加速快于厌恶的时候。愤怒时手指皮肤温度的增加大于恐惧的时候。惊讶时心率增加慢于愉悦的时候。因此，情绪有它们各自的鲜明生理特征。

除了表情的这种一般性，还有其他关于先天性情绪的证据：先天性失明的人群也具有相同的面部表情，表情语言具有跨物种的相似性，且神经化学或电刺激能引发这些表情。尽管先天失明的婴儿没有看到过愤怒或者悲伤的表情，但他们凶猛的咆哮和悲伤的流露都和视力正常的婴儿是类似的，猴子的表情也是如此。猫科动物和猩猩的大脑受到电刺激后产生的狰狞的面部表情和人类是明显相似的。在达尔文1872年的《人和动物的情感表达》一书中，他首次提出这种物种间情感表达的相似性[62]。尽管用了近一个世纪的时间，这一观察性质的研究才发展成为关于情绪表情的谨慎研究，但是终于能够将情绪建立在像面孔表情这样具体的指标上，这使情绪的测量得以发展。可靠的测量，作为科学的必要条件，开启了情绪在心理学领域的研究。

这种基本情绪理论近期遭到心理建构论视角的质疑，它们认为情绪并不是先天的，而是通过普遍的心理过程建构的，并且不存在所宣称的那种基本心理情感动机程序[63]。心理建构论者视概念化（conceptualization）为情绪的核心。他们认为恐惧、愤怒和悲伤等基本情绪是由核心情绪的变化构成的（以生理价态和唤醒状态为特征），通过预先存在的核心状态的概念化[64]，或者这些情绪本身的概念化[65]，这些情绪才会被意识到。勒杜（LeDoux）仔细考量了情绪本质的问题，提出我们使用情绪这个术语是指综合性地用于生存的感知—运动回路，并且用于特定的适应性目的[66]。通过探测和回应挑战与机遇，这些回路使有机体能够生存和繁衍。以最低限度来说，这些回路涉及了防卫、保存能量、体液平衡、体温调节和繁殖等。从与心理治疗相关的更为实用的观点出发，我们将提出一种综合辩证的建构主义观点，该观点认为，在治疗和生活中处理的复杂情绪通常涉及基本情感程序和意义建构的复杂整合。

因此，无论出生于何时何地，所有人天生就具有一套相同的情感系统，这构成了人性的基础。确实，特殊经历会给人们的情感留下不可磨灭的印记，有时甚至将情感扭转和歪曲成无法识别的样子。文化训导人们以独特的方式隐藏或表达情绪。人们根据不同文化对于自然的和可接受的定义来表达自己的情绪，例如，在马蒂·格拉斯狂欢节（Mardi Grras）上，人们会情绪激动地狂奔或在街上欢快地舞蹈。尽管经历和文化各不相同，但是，人们依然非常相似。

在一种文化的谦卑和另一种文化的傲慢中，存在着人性情感的共同核心，这是人能够理解他人的基础。

在更加临床的层面来说，我在很多国家培训过治疗师，我的经验使我越来越确信，在情绪问题的种类和如何解决它们的议题上，我们在核心上是非常相似的。不论人们是来自中国、日本、新加坡、北美或南美、斯堪的纳维亚、西班牙、斯洛伐克的某些城市，还是来自欧洲、印度、非洲或澳大利亚的任何地方，他们都会因监护人不尽责而愤怒、悲伤，因自我批评而感到羞愧；无论文化背景如何，他们都会避免痛苦的感受。无论来自哪种文化，所有人在应对情绪问题时都会经历相同的过程。不论你是独生子女还是多子女家庭中的一员，不论你是住在阿尔卑斯山里还是印度洋边，你的情绪体验都和其他人非常相似。让你感到羞耻和伤痛的事情或许不同，但那些羞耻、伤痛和愤怒的情绪体验有着极强的相似性。不同文化有着不同的表达规范，但是基本的情绪体验似乎不受这些因素的影响，至少在现今的城市环境中是这样的。然而，我们尚未发现不同部落的居民是否拥有与"地球村"居民相同类型的情绪问题和情绪调节过程。

情绪与身体的关系

关于情绪的科学研究已经证实情绪和身体有着错综复杂的联系。例如，我们已经知道边缘系统（所有哺乳动物都有的脑区）负责基础的情绪过程，如恐惧[67]。边缘系统掌控着身体的许多生理过程，因此影响着身体健康、免疫系统和大部分重要器官。勒杜发现情绪的产生有两条通路[67]：①快速的"低"通路，由杏仁核感受到危险并向大脑和身体传递紧急求救信号；②慢速的"高"通路，同样的信息通过丘脑传递到用于思考的新皮层。由于更短的杏仁核通路传递信号的速度是新皮层通路的两倍，所以我们能迅速地适应世界并自动地采取具有生存适应性的行为。这些过程的发生是不假思索的，具有思考能力的大脑往往无法及时介入和阻止这些情绪反应。因此，无论一个人是由于快速后跳而避免被蛇咬，还是由于向不顾及他人感受的伴侣发火而陷入危险，这些自动化情绪反应都是在他能够自我克制之前就发生的。在某些情况下，快速反应显然是具有适应性的,然而在另一些情况下,通过审慎思考后再表达情绪更有效,这涉及将认知整合进情绪反应中。

在这本书中,我们关注大脑因为解剖学结构而产生的三个重要的情绪过程:①产生情绪的能力;②理解情绪的能力;③管理情绪的能力。这些过程的每一个都是心理治疗的重点。为了更有效地干预情绪,治疗师需要帮助人们觉察和体验情绪而不是回避它们,帮助人们创造连续和有帮助的叙事来组织和理解感受,并且帮助人们管理情绪。

情绪是关乎"存在"的基本性质之一——它们提供了本体感觉,这是一种我们内在的感觉。就像是触摸和嗅觉,情绪也是经由人们的身体产生的。它们包含了私人的内在信息,这些信息可以传递到意识,为人们提供非常主观性的信息。它们告诉一个人正在感受到什么,是骄傲、羞辱、烦恼还是疲惫。情绪常常仅是"发生",它们促使人在生活的不同时刻采取行动。人们总是不假思索地行动,起床、走动、拥抱、微笑以及挠痒。在意识的下一个层面上,关注感受会给予生活色彩、意义和价值。如果一个人不能够进行这个水平的体验,那么他就会缺乏对这个世界的认知,并且将失去个人意义感。

不仅是生理过程影响情绪,情绪也影响生理过程。比如,压力已经被认为是与身体有关的情绪性影响的代名词,这些情绪是未区分的,来自未解决的愤怒、恐惧、悲伤和羞耻感。情绪也已经被明确地证明与免疫系统和身体有关系[68]。

对于我们的祖先曾遭遇的各种情况,情绪也引发了不同的生理反应,这甚至早于语言的产生。当我们看到若隐若现的物体、蛇、爬行的虫子或黑夜中移动的巨大身影时,或者当我们听到大的声响或同类的尖叫时,又或者当我们嗅到捕食者的气味时,心跳会不受控制地加速(伴随其他几种生理反应)。这些情况下的心跳加速和其他的生理变化就充当了危险的探测器。在这些情况下产生这样的反应,有先天的因素,也有一些是后天学习到的。当情绪被激活时,它就会产生相应的生理改变。

情绪与有意识认知的联系

情绪脑（边缘系统）不具备分析思考或推理的能力，而且它的快速评估是不准确的，因此，一个人需要关注和反思自己的情绪以便使用情绪信息。比如，当一个人在开车时，他听到汽车引擎的噪声，他需要整合惊讶或害怕的情绪反应与对于引擎工作的理解。然后，他需要决定是否立即将车开往修理店，或者第二天再去。情绪脑和理性脑的整合可以使人类的适应性有最大的灵活性。情绪系统和理性系统的配合也可以增加反应的复杂性。

谁先发生？

大多数情绪理论家都同意，人类的情绪包括某种形式的刺激评估，加上生理唤醒、表达行为、工具行为的冲动，以及某种主观感觉。关于这些元素的顺序的争论已经持续了很多年。这一争论是由威廉·詹姆斯引发的，他提出一个人害怕熊是因为他逃跑了[69]，这与传统的观点相对立；传统的观点认为一个人因为害怕熊才逃跑。然而，这整个争论都基于这样一个假设：这些元素都是独立存在的，并可以构成线性因果序列。但对于情境的解释、主观感受、内脏活动和身体反应并不是初级的不可拆分的因素；不如说，它们是随着时间推移而展开的过程。我们没有理由相信，身体反馈先到达大脑才能产生主观感受；或者只有完成对情境的解释之后身体才能产生反应；又或者只有复杂的情绪体验发生后对于情境的解释才开始进行。相反，解释、感受体验都随着时间的推移而进行，并且感受体验往往会进行得更快，它们以一种连续的交互序列进行着。因此，这个过程是很多元素不断综合的过程，由此建构着一个人的感受。

思考一下导致情绪的一系列事件，如恐惧。一些危险发生了，大脑自动化地感觉到了威胁。这种神经知觉[70]通过激活情绪网络或情绪范式引起了一系列的身体变化，这些身体改变引发了后续的身体感知。身体的改变直接产生身体感知，但它是由引发整个事件链的危险间接引起的。它通过对身体变化做出反应来携带关于危险的信息，继而使人们感受到了恐惧。情绪以这种方式揭示了我们与世界的关系。情绪代表身体状态，这种身体状态可靠地与有机体—环境同步，因此，情绪也可靠地与有机体—环境同步。每一种情绪都同时是内部身体的监视器和针对外部的危险、威胁、丧失或者其他重要议题的探测器。情绪是一种本能的反应，它使用身体告诉我们在世界中的生活进行得如何。

注意力会发出提示，或是自动发出非常简单的感知觉评估，这些通常是进入情绪状态的切入点[24,71,72]，特别是在和环境交互的情境中。对新奇的、有吸引的、令人厌恶的或者不确定的事物的关注，这都开启了一个过程。然而，每一个释放的线索或评价都可能对应着大脑、身体和主观感受的变化，而非唤起完整的情绪。一旦有机体的注意被环境中的改变唤起，或者被有机体的意识流的改变唤起，大脑神经回路就被激活[67,73]。一个人的心率会增加，可能会扭头，或者呼吸会改变。这时他会开始感觉到不一样。一旦有机体感觉到刺激是有吸引力的或者令人厌恶的，那么更多的神经网络会被激活，感受和身体反应会再次随之而改变。随着每次后续进行的评估，心理、身体和感受都会发生改变。当所有必需的评估进行完毕之后，或快或慢，这个人可能会报告说自己处在相对应的某种已知的单独情绪中，比如愤怒或者悲伤。因此，争论认知、身体反应或者情绪谁先发生并没有什么意义，因为体验被认为是一个建构的过程。相反，需要采取一种整合的视角，即人类积极构建他们现实感受，并作为一个自组织的动态系统综合多个层面的信息来创造他们的体验[74-77]。

正如我们已经讨论过的，对刺激的评估激活了情绪—行为反应，一方面是以高度自动化的方式，没有任何意识的思考，例如，开车时立即转向来躲避突然横穿马路的另一辆车；另一方面以更意识化的方式评估，例如，一个人有意识地思考他是否被朋友背叛。最终，心境（mood）这种情绪自身的状态，会比情绪反应持续更长的时间，对于情绪和认知来说，它是重要的情绪性要素[78]。心境强烈地影响了一个人如何看待和感受事物。因此，在情绪中有不同程度的认知参与，它们以各种各样的方式结合，同样，在认知中也有不同程度的情绪参与，但是，认知明显不是情绪的基本要素。

为了简洁实用地思考情绪过程，以及治疗的目的，图2-1展现的顺序或许可以帮助读者审视我在本书中提出的心理过程。关于这个结构性过程的更复杂说明可以参见格林伯格和帕斯奎尔-莱昂内（Pascual-Leone）的文章[79]。

在图2-1中，前意识对刺激的反应激活了一种情绪图式。这引发了意识的情绪和需求、认知以及行动倾向。它们相互影响并转化为最终的行为。情绪图式是信息加工的基本模式，与特定的基于情绪的脚本相关联，这个基于情绪的脚本被用来评估刺激对于一个人幸福的重要性。情绪图式在这个过程中扮演了非常重要的作用，我将会在下一章节中讨论。

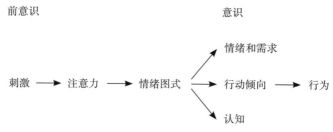

图2-1 情绪加工顺序

注意，这张图是用来思考的辅助工具。加工过程并不是这样线性的，而且，元素之间还有很多交互和综合，比这里所呈现的关系要复杂得多。我确信，情绪与需求、行动倾向和认知本身并不是同时发生的。重要的是，并不是认知产生了情绪。

随着21世纪的到来，情绪反应出现在意识评估之前还是之后的问题已被搁置[67]。只有当认知被武断地限定为理性意识化的时候，它才被放在了情绪的对立面上，但是即便如此，这种对立也是很难成立的。很明显的是，情绪表达本身是一个精细复杂的认知—加工任务，这需要对大脑中很多地方的数据进行整合（经常发生在毫秒之间），并且这个过程主要是在意识之外发生的。对体验的评估、诠释和说明等有意识的叙述过程——讲述出来的情绪故事——往往都发生在情绪体验之后。叙述性解释的意义在于作为对体验的一种记录，但是它对于正在发生的情绪加工来说仅仅是次要的。

在心理治疗中，更注重的是认知和情感系统如何一起工作以及彼此协调，而不是到底哪个先出现。然而，那种简单的线性序列——认知产生了情绪，这是经典认知疗法对于情绪的基本假设之一[80]——仅仅涉及了情绪产生的最简单方式。这种过于简单化的解释误导了人们对于这个复杂互动的理解。这个复杂互动涉及情绪、认知、动机和行为，因为人们在变得情绪化的时候往往不去关注内在的加工过程[81]。

情绪最主要的功能是促进适应性，因此，它们在应对各种各样的威胁和安全舒适的迹象时，可以进行非常迅速，几乎不需要消耗时间的认知加工。尽管愤怒可以用来促进克服困难、设定界限和增加攻击性，但是，很多情绪的目的是减少攻击性。悲伤、羞耻和遗憾等情绪有助于促进和谐的社会功能，由痛苦和无助引起的眼泪可以唤起支持和安慰[82]。另外，感激、敬畏、高兴和厌恶等情绪有助于形成价值观和道德[83]。当一个人面对巨大的威胁时，情绪是有帮助的，同时，在复杂的社交环境下，情绪也有助于提升社交功能。正如福加斯（Forgas）所示，信息加工越深入，情绪对认知的影响就越大[78]。因此，复杂的社交判断，比如和谁约会、和谁结婚的问题，相比于只是计算餐厅账单上的总额，会更加受到情绪的影响。

情绪不仅是前认知的，它还包含了很多重要的认知方式。情绪，包括自动化的、有意识的和评估性的加工过程，涉及了很多层面的认知，但是这些认知超越了数学计算或命题形式的认知。同时，情绪也是一种身体的感受，携带着个人的意义，用来评估什么对我们的幸福有重要的意义。最终，情绪和认知形成了复杂的情感—认知结构，它们被命名为情绪图式[4,28]（见下一部分），承载着我们的情绪学习和情绪记忆，并负责提供大部分的情绪体验。最后，情绪和有意识的思考持续不断地通过语言互动并创造出叙事性的意义[16,53]。因此，情绪并不是完全与认知无关，我们很少见到没有认知参与的情绪。但是，情绪也并不单是认知的结果。

另一种思考意识认知与前意识认知之间相互作用的方式是，不断整合这两种认知流，以产生一种"我们是谁"的最终感觉。在这个过程中，偏意识化的认知流不断自我反思偏体验性的认知流[16,84-87]。情绪提供了第一序位的评估，评估一些事情是好的还是坏的，并提供了行动倾向，这些倾向表达了相关联的欲望或需求。然而，人类和其他物种的区别是，人类有能力评估自己的欲望、感受和需求[88]。因此，当一个人决定自己想成为什么样子时，他有能力决定是否需要第一序位产生的感受和欲望。而第二序位，即更高阶的评估，则是通过理想或向往的标准来评估欲望的价值。因此，成为自我，包含了自我评估性的反思和发展更高阶的欲望。本质上，这意味着发展出对感受和欲望的感受和欲望。对情绪系统来说，评估非常简单："它对我来说是好的还是坏的？"然而更高阶的自我反思性评估，是对情绪以及伴随的欲望的价值判断。人们评估他们的情绪和欲望是好的还是坏的，是勇敢的还是懦弱的，是有用的还是破坏性的。因此，人们对自己所渴望的状态和行动过程的价值形成了主观的判断[86,88]。对情绪唤起的深刻反思是情绪智力非常重要的部分。有意识的思考在其中扮演了重要的角色。人们必须使用认知来判断情绪唤起是否与他对自己和他人的价值相一致。

除了更高阶的认知对情绪的反思作用，情绪感受本身往往也有认知的成分。一个人通过不断注意到情绪来确认自己的感受，这种情绪性的体验是身体感受和认知的整合。除了身体感觉，成年人的情绪往往还包含了心理层面的认知。无论何时人们体验到一种情绪，他们会发现自己正在被感觉所洗礼，同样也被相关的想法所淹没。愤怒有时会引发一种灼烧感，从身体的中心轴爆发，穿过胃部，并如爆炸般迅速到达胸腔中央。它伴随着被不公平对待和自我保护的想法，例如"我再也不会忍受这些了！"或者"他怎么能这样？"在这些时候，一个冷漠和无情的他人形象（不关心人的和批评性的）可能会生动地浮现在人们头脑中。

悲伤的感觉有时候像是在眼睛后面燃烧，然后流入身体，特别是进入胃部。它使人们想要蜷缩身体，随之而来的念头包括"我放弃"或者"我感觉好孤独"。伴随这些想法，可能会出现广袤的宇宙中孤独渺小的形象。这种身体感受、心理想法和形象的交响曲就是情绪。这支交响曲，是人们必须学会倾听和面对的，学会理解他们内心的扰动，利用它所传递的信息。

情绪图式：人类体验的基础

我和其他同事一起*发展了"情绪图式加工"的概念，相比我在前几章讨论的整合加工的解释，这是一种更根本的基础加工模式[4,89,90]。基本上来说，情绪、动机、认知和行动是作为一个整合的反应组发生的。某一个类型的程序或者脚本被自动激活，然后开始运行一系列预先编排好的操作。因此，人们在一个展开的综合体中感受、渴望、思考和行动。认知产生的顺序并不像早期的联想论者[91,92]所提倡的那样，单纯地依靠联想，而是同时依靠不同水平的情绪和欲望。不如说，认知的激活高度依赖情绪或出现在意识中的迅速的情绪定向。其结果是，情绪和认知高度整合为意识的体验。

当一个外部的客体引发我们的情绪时，在客体和身体改变之间并没有直接的因果联系。如果其中没有一个中介，一条滑行的蛇并不能让一个人起鸡皮疙瘩。一些内部的加工机制，我们称之为"情绪图式"，检测到了蛇的存在，并

---

* 例如：Oatley, 1992。

且引发了一些生理性的改变。因此，情绪有其内部的原因。在对蛇感到恐惧的例子中，产生情绪的内部体验并不是一个意识的判断，而是一个感知觉的体验。例如，一个人看到爱人的脸庞时感到喜悦，看到敌人的脸庞时感到愤怒，这都是没有经过意识判断的。在每个例子中，过去频繁与某种情绪相结合的视觉形象重新激活了这种情绪。感知觉状态（比如，看到某种食物）和体验到的情绪反应（比如，厌恶感）同时发生时，人们有能力将两者联合起来，这是建立情绪图式所必须的。记忆形成了情绪和诱发情绪的特定物体表象之间的联系。

达马西奥提出，人类的意识以感觉的形式产生[46]。感觉是一个人对外界客体事物改变了自己存在状态的初步感知。通过观察大脑如何表达感觉，达马西奥得出结论，外界事物对身体状态的影响产生了意识（对比斯宾诺莎的观点[58]）。这些影响的表现就是感觉。随着时间的流逝，大脑会在有机体的内部标记发生过的事情，并且自然而然地编织无言的故事，这些故事是有机体对于自身环境的体验。因此，当一些事情发生在一个人的身体上，涉及对于外界事物的加工时，意识就会首先出现。根本上来说，大脑的编码是"当那个事物以这样的方式影响我的身体状态时，发生了这件事"，并且形成一种情绪图式。这是帮助我们理解我们生活经验的最初的故事。人们将这些影响与事物、事件捆绑在一起，并以隐含着因果关系的时间顺序排列。

情绪场景的记忆可以被看作一个包含各种单元的信息网络，这些单元包括情绪性的刺激、躯体或内脏的反应、与之相关的语义学（解释性的）知识[93]。当匹配表象的输入出现时，记忆就被激活，而相互连接的网络中的这些元素也会自动化地运行。因为回路是相互联系的，任何一个单元都可能启动或者随后激活整个加工过程。因此，通过体验，情绪性的经验被整合进内部组织结构。这些内部组织结构就是情绪图式，它们是情绪性加工的基础单元，影响我们未来对于这种情绪的体验。生动的体验和它们所引起的身体状态相联系，并因此赋予了情感性的意义。通过这种方式，一种躯体状态或者一种内在体验，成为某种特定的标记被储存在记忆中[46]。这些躯体标记随后可以通过激活情绪图式的当前线索被读取。任何之前给你带来不好后果的事情都将会被体验为一种糟糕的内在感受[29]，并且你会倾向于不再做这类令人不开心的事情。通过这样的方式，身体成为一个指导系统。情绪指导着我们的决定，在储存了先前体验的能够激活内在感受的情绪图式的基础上，帮助我们对未来有所期待。

与认知图式相比，情绪图式主要（或者有时候是完全）由前语言的和情感性的元素组成（比如，身体感觉、动作倾向、视觉图像甚至气味）。它们是内在的网络，表现为有开头、中段和结尾的非语言的叙述，主体，客体，以及意图[3,16]。它们由生活经验所建立，当被激活的时候，产生高阶的有组织的体验，以此来形成自我的基础[3]。

这些组织结构产生的情绪体验不仅为我们提供了基础的情绪反应，比如愤怒、恐惧和悲伤，同时也提供了更高阶的感受，比如唯我独尊感、垂头丧气感，以及对危险的感知和相互吸引的感觉[46,90]，这是比愤怒或者悲伤这类原始的有生理基础的情绪反应更高层次的感受。这些情绪性的反应来自经验，并且得益于学习。成年人的很多自动化情绪体验是这种更高阶的特质性的图式（通过学习获得的），它帮助个体对未来有所期待并且影响决策[46]。这些基于记忆的情绪图式会自动触发，当被激活的时候，杏仁核和前扣带回出现提示，这反过来影响内脏、骨骼肌、内分泌、神经肽和神经递质系统的变化，并且还可能影响大脑的其他运动区域。这些改变，加上来自前额叶皮层的隐含的意义，产生了人类在这个世界上复杂的、综合的、具体的自我感受。这种感觉随后在意识中变得符号化，从而形成对于自我、他人和世界的叙事性解释。

这种第二序位的、高阶水平的、更偏认知的复杂类型的情感的一个例子是，当一个人与前妻或者前夫不期而遇的时候，可能会体验到胃部凹陷的感觉。这种触发条件明显是后天习得的，但过程是自动化的。无论体验是否被充分地表达清楚（例如，一个人具体感受到了什么和为什么一个人用这样的方式感受），这种体验都自然而然地产生了。或许最重要的是，这些基于记忆的情绪图式指导着评估、决策偏向，并作为生理性唤醒和行动的蓝图。它们作为至关重要的指导，为我们提供必需的参考，强化理性和做出决定。这种情感性的、认知性的、动机性的、行为性的情绪图式，是心理治疗重要的焦点，当它们是非适应性的，就成为心理治疗改变的重要目标[89]。

需要（动机）

我认为，关于基本内驱动或动机的本质有如此深刻的理论偏见，以至于我们需要一些思考来摆脱公认的观点，即我们的生活被先天预设的动机系统所支配。我的观点是，需要，并不像生物本能或者条件反射一样是先天的，而是在一个复杂的发展过程中形成的突发现象。心理需要并不是与生俱来的，也与饥饿、口渴或生存和繁衍的基本动机不同。不如说，人类的需要是在关系中产生和共同建构的。以情绪聚焦的观点来看，作为基本心理单元的是情绪而不是需要，它为一个人提供了最初的价值和倾向，使其自我有所偏好。在这个观点中，需要的浮现是非线性的、动态的、自组织的过程，涉及基本倾向、偏好和在环境中的生活体验之间的相互作用。因此，情绪聚焦疗法并不假定一系列的基本动机，比如依恋、自主、意义的创造或控制等，我们的基本假设是，需要是由婴儿出生时的基本情绪价值和他们的互动经验所建构的。

人类除了具有生存和繁衍的动机，具有管理情感和创造意义的动机，所有其他的需要来自一个更基础的情绪倾向和互动经验。因此，婴儿先天具有一套情绪情感系统，比如，他们喜欢温暖、熟悉的气味，柔软，笑脸，高频声音和赞赏的目光等。这些都引发了愉悦的情绪，并且婴儿会追寻这些体验。因此，需要并不是来自内驱力，而是来自情绪。

那么，需要是如何发展的呢？正如我先前所说的，它们通过情感系统所提供的一系列有限的基础价值而自组织地发展起来。在一系列情感偏好和倾向的指导下，婴儿的行为和体验被分类和标记进入内部组织——需要和情绪记忆图式。最初，触发点激活神经元，对触发刺激做出预先设定的反应，通过有意识的或自动化的感知，产生一种感觉。因此，第一序位的神经地图表现出的神经活动造成了身体状态的改变和随之而来的感觉（个人的内在身体体验），然而，高阶的、第二序位的神经地图表现出的神经活动构成了成熟的情绪图式和浮现出来的需要。经验有选择地强化或弱化神经突触，这样所形成的神经回路就变成了需要[46]。在生活体验的基础上，这些神经回路被组织起来。除了管理情感和创造意义的动机，用以生存和繁衍的目的，人类并没有其他固定普遍的驱动力。例如关系的、确证的和成就的需要都是由最初的偏好和体验所塑造的。

因此，需要可以被看作对客体或者环境的渴求，那些客体或者环境提供了一种更加愉悦或舒适的情绪体验*。通过这种方式，我们可以认为我们是被预设好的，比如，更喜欢温暖而不是冰冷，更喜欢自由行动而不是被限制，因为这些都有利于生存。因此，当一个婴儿缺乏温暖并且独自一个人的时候，他会感到难过，哭泣，并且他发现触摸和温暖具有安慰性，或者当婴儿被约束的时候，他会感到生气，并且他发现通过让自己自主行动可以获得自由。因此，婴儿通过经验学习，了解到安抚或者自主行动可以提供更多积极的状态并有助于生存。来自他人安抚体验的内在表象，或是自我能动感的内在表象，通过经验学习，与悲伤、愤怒的情绪联系在一起。当痛苦的情绪状态出现时，出于基本情绪管理的需要，人们会寻找那些替代的相关情绪状态，作为痛苦情绪的解毒剂。因此，需要就是寻找那些能够减少消极情绪，或者增加积极情绪的状态，这是通过学习习得的。

我对于普遍动机概念的观点是，将动机看作生存和奋斗的基础，这表现在两个基础性系统中：一个是前符号的情绪系统，在其中情绪管理是核心动机；另一个是符号意义建构系统，在其中寻求意义是核心动机。这两个系统的相互作用决定了体验。虽然驱动我们的是情绪，但是，我们赖以生存的是意义。

以这种观点，人类被视为本能地要寻求情绪，他们渴望着感受自身，因为情绪使他们感到有利于生存。这不是简单的享乐主义的观点，即人们寻找快乐而回避痛苦。相反，人们寻求获得或达成那些与他们的情绪相联系的需要、目标和关注：例如亲密和亲近，如果缺少，就会标记为悲伤；安全，如果缺少，就会标记为恐惧；主体性，如果缺少，就会标记为羞耻以及自我效能感。有这些感受的人比缺少这些感受的人表现得更好，他们能够存活并成长。

但是，人们并不总是简单地寻求快乐或好的感受。例如，一个外科医生在压力、焦虑和耗竭的状态下持续工作数小时拯救了一个生命——这不是为了快乐，而是为了一种使命感、成就感、自豪感，或者可能是因为同情。人们经常为了达到目标成就而忍受焦虑，他们为了考试而学习，为演讲而做准备。人们也会产生愤怒来克服困难，在蹦极的时候享受恐惧。当然，人们也寻求积极的情绪体验来感受平静、喜悦、愉快、自豪、兴奋和兴趣，以及同样地寻求不让

---

* Lars Auszra，个人通信，2015年2月。

自己感到痛苦、羞耻和恐惧，但是这比简单地将痛苦和快乐作为生活的标准要复杂和不同得多。因此，寻求情绪是一个非常重要的动机，并且情绪管理（无论对生存有没有帮助）是行为的主要动力。

如果没有焦虑和平静，将不会存在依恋；如果没有恐惧，将不会存在回避伤害；如果没有兴趣，将不会有全身心的投入感；如果没有愤怒，将不会有坚持；如果没有自豪和羞耻感，将不会有自我身份认同；如果没有喜悦，将不会有关系中的快乐。如果没有情绪，我们不会找寻他人，我们不会感到和他人的联系，不会感到被支持，也不会追求成就和目标，因为情绪既帮助发展了这些动机又加强了它们。除了以情绪管理为核心的情绪系统，努力体验情绪以促进生存和寻求意义也是一个普遍的动机。正如维克托·弗兰克（Viktor Frankl）在《追求意义的人》（Search for meaning）中所阐明的，意义维持着活下去的意志，那些有活着的理由的人能够忍受几乎任何的处境[94]。他也主张，人类仅存的自由就是有能力在限定的环境中选择自己的态度。因为，我们天生地创造各种差异、叙事性的意义，并且建构我们的现实[54]。我们无法不创造意义。寻求意义是一种幸福的形式，如果没有意义可能并不存在持久的愉快。我们通过叙事来组织和构成对于世界的体验：故事、神话和解释。叙事是人类体验不可避免的框架。在故事中讲述对于自我和世界的理解，构成了意识的主要或基本来源。丧失建构叙事能力的个体也丧失了他们自己。因此，第二个基础的动机似乎是创造意义的需要。

所以，内心的需要由生理的、经验的和文化的要素建构并受其影响。人们有很多需要，并且这些需要不断地出现在人们的生活中。它们基本上都是自动化地浮现，就像是感觉。确定人类的基本需要似乎是不可能的，因为它们并不完全是先天决定的。然而，通过临床治疗工作，我了解到，与依恋和身份认同相关的需要往往是大部分人最关心的心理需要。需要与他人联结、被保护、对他人有用及有价值，这似乎与人们基本的人际关系天性有关。爱、权力、联结和身份认同在理解人类经验方面非常重要[95]。对于安全、兴趣、好奇心以及控制的需要，似乎也是人类天性的基础。因此，对安全联结的需要、对情感的需要、对归属感和价值感的需要、对新颖和控制的需要似乎都是非常重要的[96,97]。我们的祖先可能曾经因为归属于一个群体和具有好奇心而生存下来，因为他们在生存威胁到来之前，提早学习到了知识，因此这帮助他们克服了他们的困境。人类的好奇心，加上理智，以及群体的支持，成为人类文明进步的强大动力。没有依恋、兴趣和好奇心，我们可能依然还停留在石器时代，甚至或许还没到石器时代。

当人们能够意识到依恋、控制、兴趣和好奇等自身的需要时，人们变得更加有自主感。他们感觉到更多的积极自主性，而不是被动的受害者。当人们能够感知到自己当前特有的需要时，他们就能够按照自己的喜好行动，比如想要放松，或者安抚自己。例如，一个人可能会听一段最喜欢的音乐，可能会去散步，或者去游泳，通过这样的方式动用他的资源来满足自己放松的需要。在治疗中，情绪辅导治疗师对来访者的需要进行确认，这可以帮助来访者对自己的需要产生一种权力感，使自己行动起来并且承认需要的存在，可以让人开始产生一些新的重要的情绪感受。这样，在因为丧失而感到悲伤之后，人们开始对他们所拥有的感到喜悦。在因为被忽视而感到生气之后，他们开始对他们失去的感到悲伤。这种新的喜悦或者悲伤被激活，当与理智相整合之后，往往可以形成矫正性的行为或应对策略。喜悦可以引发活下去的欲望，而悲伤可以缓和丧失感并使人学会放下。

这个时候，人们或许会问一个非常重要的问题：与核心基本感受相关的需要是否是一种好的指导呢？我们能否相信它会指引人们向发展性的和积极的方向重构呢？它是否会是一个坏的、自私的、毁灭性的、混乱的需要呢？假设所有人的需求都是好的，人身上没有任何内在的破坏性，这可能是不合理的。例如，布伯（Buber）主张善良或者邪恶只是人们可能选择的方向，而不是实体[98]。它们只是选择而已。如果一个人既有好的又有坏的倾向，治疗师或教练是否依然能够建议，将觉察和评估个人需要和目标作为生活的最高指导原则呢？

然而，人类的幸福既依赖于高度进化的、有遗传基础的生理系统，又依赖于由文化传承的、社会性的生存发展策略。这需要意识化的理智和思考来做出行动。人们并非高贵的野蛮人，完全依靠自然的智慧，人们也并非野兽，在本性中没有一点的亲社会性。尽管人类做过很多残暴的事情，但是那些作恶者也往往是被他们的头脑所驱动而不是被内心所驱动的。政治和宗教的理念所引起的浩劫比个人的暴行要多得多。另外，行使暴力和贪婪行为的人，往往受到成瘾性药物的影响，或者沉浸在非常暴力的亚文化中。人类的饥饿、性欲和暴怒往往不会演变成不加限制的暴食、强奸和谋杀。如果这个人成长在一个积极传达亲社会生存策略的环境中,这一点尤其正确。情绪教练需要做的,不是聚焦于那些潜在的功能紊乱,而是帮助人们选择健康的方向,并且朝向更健康的方向前进。人们应该采取措施帮助他们成长并且学习如何促进他人实现这类成长。在这个过程中,人们不仅需要使用他们的判断力,还需要非常留意他们的感受和需要,并且找到一种创造性的整合。人类的本性中或许有根深蒂固的毁灭性,并且可以发展壮大。但是,情绪教练需要帮助人们聚焦于健康和成长,并鼓励这种发展。

那么,人们如何知道哪个方向能够帮助他们成长呢?有时,有帮助的方向清晰可见,确定无疑。另外一些时候,当人们还不够整合时,自我的一部分——有时仅仅是很小的声音——怀疑某一个方向的价值,尽管自我的其他部分都非常强烈地渴望着去往那个方向。情绪教练需要在这些人行动前帮他们整合这些声音。这些人需要做出一个决定,决定他们将要跟随的需要是哪个,以及如何做到。他们需要评估他们的核心体验中,哪部分是健康的,哪部分是不健康的。这类评估的技巧往往在于需要倾听自我所有部分的声音,并且将所有的侧面整合到统一的行为中。这可以带来内在的和谐,并且帮助人们成长。

情绪的二元性

与其将情绪看作单一的现象,不如用至少是二元的理论来理解情绪,这对于情绪心理治疗而言是必要的。在心理治疗中处理情绪时,至少要观察到两个重要的方面。第一个方面是,情绪具有提供信息和快乐的功能[99]。情绪既是知识信息的载体,又是快乐或痛苦的给予者。第二个方面涉及已经提到过的两种神经回路的差异,一种是自动化激活的杏仁核的情绪低通路,另一种是包含更多认知过程的前额叶的情绪高通路[67]。

在信息方面,情绪感受作为一种知识的形式,以一种直接的、个体性的独特方式,提供给我们即时的、私人的和具有个人意义的信息,这些信息是关于我们自身和他人的。这类似于之前提到过的奥古斯丁对于情感的看法。它们需要表达,这样才能阐明具体的感受,并促进对自我的理解。然而,情绪发生时会改变这种功能。考虑到情绪在痛苦或者快乐方面强有力的影响,当受到这方面的影响时，情绪就会失去他们的信息功能，变成压倒性的或者毁灭性的体验。这样就变成斯多葛派想要去除的那种激情了，尽管斯多葛派更想要做的是将人类从这种欲望渴求的状态中解脱出来，而不仅是解除痛苦。在与快乐有关的方面，情绪感受会以一种强烈的苦难和痛苦感让人变得难以忍受（或者不可描述的极度快乐），这产生了无法忍受的体验，对于心理存在是具有威胁性的，并且会演变成威胁和创伤的源头。在这样的情况下，情绪需要被管控在一种能够保持自我连续性的范围内。

处理情绪的第二个重要方面，源自情绪产生的不同方式。通过低通路加工产生的情绪是自动化的、整体的、超出我们控制范围的，像是激情的状态，我们是被动的接收者。诚然，当功能良好的时候，这样的情绪是适应性智慧的源泉。它们能够进入意识觉察，并且帮助我们适应环境。但当它们功能失调时，如果想要改变这些情绪，就需要将其意识化。当功能失调时，低通路产生的情绪需要运用"情绪改变"的原则来处理，去处理自动化的、非反思性的、身体感受性的情绪。

另外，高通路加工产生的情绪是受认知驱动和文化影响的。理性在其产生和改变的过程扮演着重要作用。这个部分的功能失调主要是由于认知错误，要改变这类情绪需要运用"认知改变"的原则处理在理智或学习中的错误。这类问题基于思考的过程，例如错误的想法或者欠缺的技能等。有效的心理教育和理性的方法可以帮助解决这类问题。这类干预的目标是改变认知，例如改变来访者的想法和学习到的行为，并促进新的应对技能的练习。

然而，在理性无法触及的地方，认知和心理教育的方法不会有效，这时候，需要的是"情绪改变"。基于杏仁核的低通路情绪的改变涉及对情绪的觉察以及转化。觉察可以通过贴近和体验情绪来促进；忍受情绪；符号化情绪，往往表现为语言的方式；以及能够意识到激发情绪的"线索"。通过激活问题的非适应性情绪，然后将其暴露在新的对应情绪中，转化可以建构新的叙事性意义来创造自我连续性，并将新的感受整合到新的叙事中。

通过将情绪看作适应性的资源和意义系统，而非需要宣泄、修改，或者通过理性纠正的东西，对情绪在人类关系和心理治疗领域的作用的理解也发生了改变。这种新的角度已经引发了一系列的心理学研究计划——研究情绪在什么情况下扮演了人类体验的决定性角色，以及这是如何发生的。情绪是否先于认知或者认知是否先于情绪的问题,已经变成在哪种情况下情绪影响认知或者认知影响情绪,以及我们如何能够更好地促进情绪改变的问题。临床工作者最关心的议题是如何促进情绪的体验和觉察、情绪的转化,以及情绪的管理。有关这些问题的研究已经有了很多发现。

与情绪训练相关的关键性情绪研究发现

情绪研究领域有5个重要的发现有助于心理治疗中针对情绪的工作:①情绪发生在意识觉察之外;②对身体感受的情绪体验进行觉察和符号化可以下调(抑制)情绪唤起;③安全和有联结性的亲密依恋可以调节情绪;④情绪可以改变情绪;⑤在记忆再加工期间,新的矫正性情绪体验可以改变情绪记忆。

情绪发生在意识觉察之外

在内脏运动和躯体运动的反应层面来说,它们和身体感觉相联结,情绪是发生在意识觉察之外的[100]。例如,阈下刺激可以激活情绪[101],并且刺激的情绪性内容可以影响随后的行为,如消费行为。情绪在人们的意识觉察之外影响人们的行为[102]。因此,大量的情绪性反应可能发生在一个人的意识觉察之外。但是,当克服了压抑的力量,潜意识被完全揭示的时候,情绪和动机就可以被意识化。不如说,它们大多是以一种共同的形式存在的,一种由感觉运动图式组成的形式,它们是前概念性和前语言性的。内隐情绪,或者说身体感受,可以通过语言化,转化为分离的意识化的特定情绪体验[100]。通过这个过程,个体可以感受到特定的情绪,并且"知道"他们正在体验的感受是什么。

标记情绪有助于降低情绪强度

越来越多的研究发现,标记情绪,将个人的感受语言化,可以帮助抑制情绪[103]。因此,当你看到一张生气的面孔,并且使用词语"生气"标记它的时候,可以降低你的杏仁核反应。标记的益处超过了任何通过了解自己感受而获得的洞见,因为标记确实能够降低情绪唤起。关于这个现象的基础研究发现,在真实的临床场景中,有蜘蛛恐惧的人不断地暴露在活的蜘蛛面前,然后标记他们在暴露过程中的情绪，相比于没有进行情绪标记的对照组，标记情绪降低了皮肤电导率并且稍微增加了亲近蜘蛛的行为。另外，在暴露过程中大量使用焦虑和恐惧的词语，和恐惧反应的降低是相关的。柯坎斯基（Kircanski），利伯曼（Lieberman）和克拉斯克（Craske）发现，恐惧蛇的人，在暴露过程中通过标记命名感受可以显著降低恐惧感[104]。

大脑功能的核磁共振成像数据分析表明，将情绪语言化通过增加右腹外侧前额叶皮层（VLPFC）的活动，借助内侧前额叶皮层的中间连接，抑制了杏仁核的活动，这一过程调节了负面情绪[103]。在恐惧消退的研究中，这一脑活动已经被证明可以抑制杏仁核活动。在一项有趣的反向现象的研究中，利伯曼等人发现社会性疼痛与躯体性疼痛的大脑基础是相似的[103]。这表明，语言就像棍棒石头一样对人造成伤害，而被拒绝和心碎的感觉会像割伤和撞伤一样影响人。

另外，越来越多的证据表明，将身体感觉整合进意识觉察，以及将感受符号语言化，能够促进人的健康。潘尼贝克（Pennebaker）令人印象深刻地表明了符号化和组织个人情绪感受的重要性，书写创伤或糟糕事件的情绪体验，即便仅仅书写4次，每次20分钟，对于个人的健康和幸福都有显著的影响[52]。大量的研究表明，书写压力情绪对于自主神经系统的活动、免疫系统的功能以及身心健康有着积极的作用，并且有人已经提出情绪加工是这些有益效果的潜在机制[68]。书写"情绪日记"有助于人们理解他们的体验和经历，并且发展出叙事性的故事，这让他们的体验更加一致而连贯。在意识觉察中，符号化情绪促进了对于体验的反思，并产生了新的意义，这可以帮助来访者发展新的解释他们体验的叙事。借助语言，个体能够组织、建构并最终消化他们的情绪体验以及可能激发情绪的事件。一旦情绪以语言方式表达，人们就能够反思他们自己的感受，创造新的意义，评估他们自身的情绪体验，并且和他人分享他们的体验。

此外，斯坦顿（Stanton）及其同事的研究表明，对于患乳腺癌的女性来说，表达情绪可以减少就诊次数、增加身体健康和活力，并且减少痛苦[105]。这个结果也表明，情绪表达比仅仅体验情绪更有帮助。前者的特点是"我花时间来表达自己的情绪"，后者的特点是"我花时间去弄清楚自己的真实感受"。他们还发现，情绪表达似乎只对那些有主体感和希望感的人才能促进有效目标的追求。聪明的人总是试图寻找觉察和表达的平衡。亚里士多德在几千年前就知道了这点，但是这种智慧经常被人遗忘[106]。他指出，任何人都可以生气，这是很容易的。但是在正确的时间，用正确的程度，以正确的目的和方式对正确的人生气，这就不容易了。这体现了大脑和心灵的整合。在一个设计巧妙的实验中，博哈特（Bohart）表明，在治疗中，相比于只是让来访者单独使用情绪表达或情绪反思，促进未解决的愤怒的表达并且完成对它们的反思会更有效[107]。因此，综合使用更胜一筹。

安全感和联结感帮助人们管理情绪

关系对情绪的影响研究表明，与依恋对象的联结可以减少威胁感和疼痛[108]。例如，长期恋爱关系中的女性被试在观看他们伴侣的图像和控制组图像时，接受疼痛的刺激[109]。结果显示，在受到疼痛刺激时，观看伴侣图像能够减少自我报告的疼痛评级，减少疼痛相关的神经（背前扣带皮层，前脑岛）活动，并且增加腹外侧前额叶的活动。这个研究结果与依恋对象标志着安全的观点是一致的，此外，也突出了VLPFC在伴侣的安全价值上的重要性。伴侣的图像增加了VLPFC的活动，这与发展更长期的伴侣关系和获得更多伴侣支持有关。另外，观看伴侣图像时增加的VLPFC的活动，与疼痛评级的降低有关，也与疼痛相关的神经活动的降低有关。作者的结论是，人们在面对威胁生存的刺激（比如，蛇、蜘蛛）时，会准备好恐惧性的刺激，对有益的依恋对象则准备好安全性的刺激，而这些安全性刺激有助于降低面对那些恐惧性刺激时的威胁或痛苦的相关反应。

当前的神经科学研究也在揭示来访者安全感的神经学基础，这种安全感是通过治疗师的共情和在场产生的。多重迷走神经理论（Polyvagal理论）认为，当来访者与治疗师感到安全和放心时，大脑就会建立一种安全的"神经感觉"状态[70,110]。来访者创造了一种安全感，增强了对于治疗师的信任，并且能够对治疗工作更加开放和投入。根据这一理论，他人的在场可以影响身体感受和情绪。因此，不只我们的大脑（即中枢神经系统）和身体之间存在双向互动，人们的神经系统和社会环境之间也存在着双向互动。

早期自主神经系统的理论强调两个对立的特征：交感神经系统通过战斗或者逃跑的主动策略负责高唤醒状态；副交感神经系统通过与健康、成长和恢复有关的非主动策略负责平静状态。然而，多重迷走神经理论[70]提出，大部分脊椎动物具有的古老的无髓鞘迷走神经回路，可以对膈下器官（即膈膜下方的内脏器官）进行神经调节，以支持健康、成长和恢复的功能，而只有哺乳动物具有的较新的有髓鞘迷走神经回路可以对膈上器官（如心脏和肺）进行神经调节。当较新的有髓鞘迷走神经回路被激活的时候，能够协调交感神经系统和"古老"的无髓鞘迷走神经回路，以维持膈下器官的稳态。通过脑干机制，演化出较新的迷走神经回路，在神经解剖学和神经生理学上与颅内神经相联系，来调节面部和头部的横纹肌。这是涉及社会参与行为的基础结构。因此，较新的有髓鞘迷走神经回路不仅受到社会关系的影响，它也是一种促成机制；积极的社会互动可以优化健康，减少与生理相关的压力，并且支持生长和恢复。

在多重迷走神经理论中，情绪和生理学作为调节因子嵌入关系中。哺乳动物社会参与系统的核心反映在面部和心脏之间的双向神经互动交流[70]。尽管在早期关系中的缺乏协调可能会引起情绪紊乱，但当前关系中的协调和联结可以治愈或者训练神经，使人获得安全感。从这个角度来看，社会互动可以将唤起的情绪稳定下来。社会互动包括温暖的面部表情、开放的身体姿势、声调和语气（说话的节奏）。

例如，当一个人察觉到威胁，要么通过激活交感神经系统进入战斗或逃跑的状态，要么通过激活更古老的迷走神经系统进入崩溃的状态，表现出非主动的行为或者解离的症状。或者，当一个让人感觉安全的人出现的时候，个体的"神经感觉"会体验到安全，当个体的身体感到平静时，防御就被抑制了，与感觉安全相关的手势和姿态可以替代防御性的策略，例如自发的亲社会互动可以减少心理和生理上的距离。

情绪改变情绪

斯宾诺莎在17世纪的时候曾经提出假设，情绪可以用来改变情绪[58]。他提出"一种情绪只有通过相反的更强烈的情绪，才能够被抑制或者消除"（p.195）。弗雷德里克森（Fredrickson）的证据支持了这一观点，他表明，通过扩展一个人短时间内的心理情绪储备，积极的情绪可以疏松已有的消极情绪[111]。比起从平和的状态变得愉悦和满足，从消极情绪状态变得愉悦和满足可以导致更快的心血管恢复。弗雷德里克森、曼库索（Mancuso）、布兰尼根（Branigan）和图加德（Tugade）发现，具有心理韧性的个体是通过激起积极情绪来应对消极情绪体验的[112]。在悲伤的时候，笑容的出现是康复的一个预测性标志。因此，能够回忆起快乐的时光，能够体验到愉悦，是悲伤的解药[113]。对于抑郁症而言，对无意义感充满抗拒的屈服，可以被治疗性地转化为驱动他们进行抗争的渴望，即一种摆脱牢笼，感受到生活的快乐和兴奋的渴望。伊森（Isen）提出假设，至少某些快乐情绪的积极作用取决于与快乐情绪有关的神经递质对特定脑区的影响，这些特定的脑区影响着目的性的思考[114]。

这些研究共同表明了，积极情绪可以被用来改变消极情绪。然而，戴维森（Davidson）也提出了这样的假说，通过激活左侧前额叶皮层的路径系统，可以转变大脑右半球与退缩相关的消极情感系统[115]。这个原则不仅适用于使用积极情绪改变消极情绪，同样适用于激发适应性情绪来改变非适应性情绪。因此，在治疗中，当非适应性愤怒或羞耻感被触发时，通过激活更能建立边界的适应性愤怒或厌恶，或者通过激活怜悯、宽恕等更柔和的情绪，可以将其转化为安全的感受[61]。恐惧和羞耻带来的退缩倾向可以通过新体验到的对于越界的愤怒而转变。一旦可替换的另一种情绪被体验到，它就转变或者消除了原始的状态，从而形成一种新的状态。

需要注意的是，通过情绪改变情绪的过程超越了对情绪的宣泄、完成、顺其自然、暴露、消灭、习惯等理念，在那些理念中，非适应性的感受并没有被消除，也没有让人感觉减弱。而是，另一种感受转化或消除了它。对情绪进行多次的暴露或许有助克服恐惧症，但是，在很多治疗中，改变也同样发生了，那是因为一种情绪被另一种情绪所转化，而不是被简单地减弱。在这些发生成功转变的例子中，与原情绪不相容的、更具适应性的体验被激活以消除或转化旧有的反应。这超过了仅通过体验或直面情绪感受就能带来的情绪减弱。不如说情绪改变产生于一种与原情绪不相容的、更具适应性的体验的激活，而这种体验替代或转化了旧有的反应。

新的情绪体验有助于改变情绪记忆

情绪神经科学领域中对恐惧情绪的实验研究表明，情绪图式结构的改变很有可能是通过记忆的重塑过程实现的[116]。记忆重塑是指先前已经整合固定的记忆被再次唤起和被主动整合的过程[117]。经典的记忆观点认为，在学习之后的一段时间内，记忆处于碎片化和不稳定的状态中，但是在充足的时间之后，记忆或多或少会变成永久性的。在这种观点中，只有在这个记忆的巩固期才能够破坏记忆的形成，一旦过了这个窗口期，记忆可能会被修改或者压抑，但一定不会被消除。然而最近，另外一种关于记忆的观点已经得到支持，它表明每次记忆被提取的时候，潜在的记忆痕迹会再次变得碎片化和不稳定，需要另一个整合巩固的时期，这被称作重塑。这个重塑的时期给了打破记忆的机会。鉴于非适应性情绪图式记忆导致了恐惧、羞耻、悲伤等情绪，那么通过阻断重塑来打破先前已经获取的情绪图式记忆的可能性，对于解决情绪障碍就具有重要的意义。

对情绪记忆的重塑阻断研究已经从动物研究发展到人类研究[118,119]。通过阻断重塑来阻断先前获得的情绪记忆的可能性，对于心理治疗具有重大意义。由于记忆重塑只发生在记忆被激活的时候，因此，为了能够改变情绪记忆，在治疗中必须激活情绪记忆。

情绪聚焦疗法的相关研究

心理治疗领域的情绪研究告诉了我们什么呢？首先，我们呈现在这里的方法，基于之前描述的情绪观点的情绪聚焦治疗已经在大量的临床随机试验中被证实其有效性，无论是个体还是伴侣治疗[120,121]。针对抑郁症的情绪聚焦治疗指南（过程体验治疗），其中包括在共情性关系中使用特定的情绪激活方法，在三个独立研究中都已经被发现可以非常有效地治疗抑郁症[122-124]。研究发现情绪聚焦治疗的有效性可以等同于或者甚至优于来访者中心疗法（CC）和认知行为疗法（CBT）。与情绪聚焦治疗对比的这两种疗法也都可以非常有效地减轻抑郁，但是比起来访者中心疗法（CC）和认知行为疗法（CBT），情绪聚焦治疗可以更有效地减少人际问题，并且比来访者中心治疗（CC）更能够促进症状的改变。情绪聚焦治疗也被发现可以非常有效地预防复发（77%的不再复发率[125]）。

EFT针对由重要他人造成的情感伤害的治疗方法来自对空椅子对话的程序化研究，通过和重要他人的空椅子对话来解决过去的人际议题和虐待议题[125-128]。在这些治疗中，通过模拟和重要他人对话来增加对抗。情绪聚焦治疗，促进了释然和宽恕，使人们能够从过往的情感伤害中解放出来。两项研究发现，这种疗法比团体心理教育更有效[10,127]。针对儿童时期遭受虐待的成年幸存者的治疗，会将治疗关系和对创伤记忆的情绪加工设想为特有的和重叠的变化过程，研究表明，这在针对虐待的治疗中是有效的[129]。除了之前提到的实验，研究表明EFT的有效性也体现在对进食障碍[9,130]、社交焦虑障碍[6,8]以及广泛性焦虑障碍的治疗中[131]。

情绪聚焦伴侣治疗（EFT-C）[132-134]有助于提升伴侣体验和表达潜在的脆弱情绪，并且可以有效提升婚姻满意度[121,135,136]。这种被经验证实的婚姻治疗已经被认为是解决关系困扰的最有效方法之一[121,137,138]。对6项研究的元分析表明，EFT的康复率在70%~73%的有效值是1.3[121]。在最近的一项研究中，针对情感伤害议题，10次情绪聚焦伴侣治疗可以起到有效的帮助[11]。在治疗结束阶段，11对夫妻确认完全原谅了他们的伴侣，6对夫妻在原谅伴侣方面有所进步。相比之下，在治疗前只有3对夫妻在原谅伴侣方面有所进步。这些结果说明，EFT可以有效地缓解夫妻问题并且在非常短的时间内促进谅解，但是可能需要后续的咨询来加强已经发生的改变[132]。

改变过程的相关研究

关于情绪在EFT治疗性改变中的独立作用的实证研究一致表明，咨询中的情绪激活和效果之间存在联系。研究支持了EFT对于情绪的假设，即聚焦情绪和理解情绪的重要性。针对抑郁症的情绪聚焦治疗的过程研究表明，在治疗中期的高情绪唤起以及对于唤起情绪的反思[139]，与治疗后期的深层情绪加工[140]，预示着好的治疗效果。高情绪唤起加上对于唤起情绪的高反思性可以用来区分治疗效果的好坏，这表明情绪唤起与意义建构相结合的重要性[141,142]。因此，EFT似乎是通过加强这类情绪加工过程来生效的，包括帮助人们体验情绪、接受情绪以及理解情绪。

然而，仅仅唤起和表达情绪好像并不足以引起治疗性的改变。现有的实证研究证据已经表明，情绪加工可能是通过唤起情绪来调节情绪的。为了进行有效的情绪加工，必须激活令人痛苦的情绪体验，而且来访者必须能够全身心地体验到这个情绪。尽管情绪唤起看起来似乎是必须的，但是对于整个治疗进程而言还是不够的[3]。最好的情绪加工包含了情绪的激活以及一些对于被激活的情绪体验的认知加工。一旦来访者能够触及情绪体验，也必须能够进行认知转向，对情绪进行信息化的加工、探索、反思和理解[3,84,143]。正如格林伯格及其同事所指出的，有觉察地对情绪进行符号化可以促进对体验的反思，以此创造新的意义，这有助于来访者发展解释他们体验的新叙事[3,16,53,144,145]。借由语言，个体能够阻止、构建和最终消化他们的情绪性体验以及可能激发他们情绪的事件。此外，一旦用语言将情绪表达出来，人们就能够思考他们的感受，创造新的意义，评估他们自身的情绪性体验，并且和他人分享他们的体验。

密西利安（Missirlian）、图克曼尼安（Toukmanian）、沃瓦（Warwar）和格林伯格进一步探索了情绪唤起和加工的综合效应[141]，他们使用表现出来的情绪唤起、来访者的感知觉加工以及工作同盟作为针对抑郁症的体验性治疗效果的预测因子。来访者的感知觉加工水平[146]包含了用自动或非反思性的处理模式对特定类型的心理操作进行评级，例如在前期阶段对情绪进行辨别和细化，在随后的阶段使用认知或可控的反思性加工过程，如重新评估和整合。他们发现，在治疗中期，将情绪唤起和概念加工相结合，比单独使用这些方法更能带来抑郁的减轻和一般症状的好转。

在一个类似的项目中，S.H.沃瓦（S.H.Warwar）研究了表达情绪唤起的强烈程度以及体验的深度，以确定它们可以作为预测因子，使用峰值和模态测量情绪的唤起[142]。她还发现，治疗中期的表达性情绪唤起是基于症状测量的显著预测因子，相关系数为0.48~0.61，而综合因素（体验和唤起）预测了这些测量中58%的方差（贝克抑郁量表和SCL-90）。在一项关于唤起情绪表达的频率与抑郁症治疗效果的相关研究中，卡瑞尔（Carryer）和格林伯格发现，25%的情绪事件被编码为具有中度到高度情绪唤起强度，这些因子的预测效果超出了工作同盟[147]。高于或者低于这个最佳水平的情绪唤起预示着更差的效果。在针对74名抑郁症患者（治疗中）的路径分析中发现，治疗阶段的情绪加工可以直接预测症状的减少[143]。情绪加工是一个核心改变过程，而工作同盟被证明可以在治疗的过程中和结束阶段加强情绪加工。EFT关于改变的理论得到了支持，即关系加上情绪加工产生改变，但在治疗开始阶段进行情绪加工可能会限制治疗有效性。最终，在这条过程到效果的路线上，奥斯拉（Auszra）、格林伯格和赫尔曼（Herrmann）基于对情绪、自我和谐、调节和分别的正念觉察，开发了一种新的有效的情绪加工测量[15]，他们发现，这是目前为止在治疗中尝试过的所有情绪加工中效果最好的预测因子。

在测试情绪改变过程的序列时，赫尔曼、格林伯格和奥斯拉发现在治疗期间表达的适应性情绪是效果最佳的预测因子，并且适应性情绪调节了原发非适应性情绪和效果之间的关系[13]，这支持了适应性情绪改变非适应性情绪的假说。最后，A.帕斯奎尔-莱昂内和格林伯格的研究表明，所有痛苦的情绪加工，都包含来访者从一个起始点开始，进而体验到先前回避的恐惧、羞耻和攻击性的愤怒等无差别的和没有充分加工的情绪，然后澄清需求和负性自我评价，这是改变的关键一步，最后抵达坚定的愤怒、同情的自我安抚、痛苦和悲伤，以此来解决痛苦[14]。

这个研究支持了EFT的观点，即表达"由衷的需求"（一种对于依恋、确证、个人自主性或者生存的愿望），这种需求被具体化并深刻地体验到，这是通往更深层的适应性情绪体验的关键[2,4,89]。A.帕斯奎尔-莱昂内对此模型的进一步研究考察了在治疗中逐渐积累的动态的情绪变化是如何产生情绪加工效果的[149]。他的研究表明，有效情绪加工以一种稳定连续的步骤朝向最终的解决，它的特征是"两步前进，一步后退"的模式。解决的标志是在后退方向上情绪崩溃的时间更短，而治疗效果不佳的标志则相反。

研 究 总 结

随着心理治疗实践的发展以及关于人们是如何发生改变的研究的开展，20世纪60年代被称为"触及你的感受"的革命的过度行为已经被克服。感受训练以及"让一切都表达出来的"会心团体的"触及感受"时代已经结束。基于循证的EFT时代已经开启，它既保持了心理治疗艺术的复杂性，又将其与科学研究的严谨性相结合。

来自EFT的研究证据表明，某些类型的治疗促进了情绪的觉醒和唤起，当在支持性关系环境中表达时，结合对情绪体验的有意识的认知加工，对于某些类别的人群和问题的治疗性改变是重要的。情绪也被证明既是适应性的又可以是非适应性的。因此，在治疗中，有时需要体验情绪并将其作为指导，在其他时候，情绪需要被管理和（或）修正。对情绪的认知加工在EFT中的主要作用是双重的：既帮助理解情绪，又帮助调节情绪。

一种整合生物和文化的辩证建构视角

前面提到的理论和研究都提出了一种辩证的建构主义的情绪观，在这种视角中，身体感受情绪的存在，通常用语言的形式进行反思，产生我们的感受，对其进行命名有助于容纳它们。因此，我们通过体验身体感觉并在意识中对其符号化来建构我们的感受，并且，我们的身体感觉为这个建构提供信息从而限制着整个建构过程[4,16,84,143]。情感体验如何被符号化影响着下一刻的体验。因此，治疗师需要同时处理情绪和意义，引发并促进情绪体验的改变，以及嵌入其中的叙事的改变[53]。

有两个情绪生成的基本层面被认为是重要的。一个层面涉及自动化加工过程，这个过程产生了原发性的反应，在简单的感知觉评估之后唤起情绪图式。这些情绪图式自出生起就在发展，并且被看作我们最初情绪体验的源泉，无论是在发展成长期还是成年期。

然而，需要注意的是，根据EFT的理解，体验不是由单一情绪图式或单一加工层面产生的。格林伯格及其同事[3,79,150]提出，体验的产生是由多种图式的综合以及多个加工层面的共同激活和共同应用来实现的[143]。这种多重图式的综合构成了当前自我组织的基础（我是处在某种情境中的自我），并且这种多重图式的综合将我们的身体感觉转化为体验感受，因此我体验到了自我[3]。

EFT的视角是，有意识的体验和个人意义源于通过聚焦和反思的过程来关注、探索和理解这些身体感觉到的隐含的自我组织。鉴于多图式和处理水平的综合带来的内部复杂性，体验总是多方决定和多个层面的。因此，我们总是处在一个不断建构自我的过程中，通过一个辩证的过程来符号化我们的身体感知，反思它，并形成解释性的叙事。通过反思，人们还将他们的所有文化和社会知识与他们的情绪感受进行整合。因此，决定如何对情绪性信号采取行动非常重要。思考有助于将情绪置于焦点中，并理解它。这就是人们最终在日常生活中创造出个人意义的方式。因此，当人们在早晨带着喜悦和兴趣醒来时，他们的生物性感觉表明一切都很好。这些情绪使他们开始以热情和灵活性来处理工作，并且很少需要反思。然而，如果一个人是带着恐惧或悲伤醒来的，这些情绪表明他偏离了他的生活之路或者在他身上发生了需要他加以注意的事情。然后，这个人开始利用他的所有知识有意识地重组他的世界。这种问题情绪的信号促进了对正在发生的事情的反思，因此这个人可以为不良情绪和行为问题的产生创造出带有文化意义的解决方案。因此，情绪指出了问题，这些问题必须使用理智才能解决。最重要的是，情绪所包含的有关生物体在其环境中发生的事情的信息增加了人们的智慧，就像思考和想象一样。情绪智力包括了巧妙地运用情绪、感受和心情来应对生活。

在这种辩证的建构主义观点中，EFT理论将情绪作为人类体验的基本数据，它认识到创造意义和连贯性叙事的重要性，并最终将情绪和认知视为不可分割地交织在一起[3,79,143,150]。归根结底，感受不是事实。相反，它们是让我们知道当下对我们有重要意义的信息并形成行为倾向的过程，因此我们需要在生活中使用它来适应世界、建构意义和发展叙事。我们需要理解情绪提供的信息和行动倾向，并决定做什么。

本 章 小 结

激情（passion）这个词与被动（passive）这个词具有共同的词源。这容易让人认为，我们在被动地接受情绪，而不是主动地创造情绪。来访者往往认为他们是情绪的受害者，因为他们日常的情绪体验，无论好坏，总是产生得无缘无故。很多情绪好像就是那么出现了。来访者需要学习如何聪慧地使用他们的情绪作为指导，并且学习如何调整情绪，以防被不想要的情绪所控制。要做到这一点，他们需要评估情绪为他们提供了什么。正如不一定所有想法都合乎逻辑一样，也不一定所有情绪都是智慧的或者破坏性的。人们需要学习如何进行逻辑推理，也需要学习分辨他们的情绪何时是健康和适应性的，何时在帮助他们过上充实而令人满意的生活，以及何时是非适应性和伤害性的。

◎ 第三章

辨别各种不同的情绪表达

> 在抵达纯粹的感受之前，我们必须探索多少！又要抛弃多少！
>
> ——克劳德·德彪西（Claude Debussy）

在这一章，我们将转向情绪出现的不同形式：原发的适应性的内在体验（在导论中说的纯粹的感受），被内在体验所触发的症状性的继发情绪或防御性反应，以及能够影响他人的具有操纵性的情绪表达。正如三个盲人和大象的寓言故事所阐明的，你所体验和聚焦的现实，决定了你相信什么。情绪评估作为一种对不同情绪状态的诊断形式，用以指导不同的干预模式。我们也会讨论在临床上有效的情绪加工，以及如何将其与无效的情绪加工相区分。

过去，情绪一直与理性相对，研究者为了对比的目的，已经将情绪作为单一的一类事件。但是，情绪并不都是一样的。首先，每种情绪有不同的形式和功能。正如之前提及的，愤怒会使人具有扩展和积极向前的行动倾向。愤怒的功能是设定边界，其程度也是有差异的：它可能只持续几分钟，也可能郁积好几天。相比之下，悲伤会导致人们渴望那些失去了的东西，如果过了些日子，客体依然没有出现，人们就会退缩以保存资源。其次，对情绪的不同类型和功能的区分，有助于教会人们使用自己的情绪智力。例如，有时候，愤怒可能是一种对于侵犯的有力量的适应性反应；而另一些时候，愤怒可能是在先前的受虐经历基础上，对当前处境的一种毁灭性的过激反应。愤怒可能是一个人的第一反应，或者它也可能只是在先前感受和想法链中最后出现的反应。男性往往会表达后一种类型的愤怒。可能他们的真实体验是恐惧，但是由于他们认为没必要害怕，所以可能会用愤怒来替代恐惧。人们也可能通过有目的地表达情绪来获得想要的结果，比如通过哭泣获得同情。因此，人们需要学习辨别不同类型的情绪。

传统的信念认为理性是指导人类生活的最好方式，这种信念严重低估了人类体验的复杂性。这种观点导致了过度简化的情绪控制——情绪要么需要被控制（心智高于心情的观点），要么需要被宣泄以消除（宣泄的观点）。为了有效地处理情绪，人们需要能够在每种情况下识别出正在经历的情绪类型，并确定在这种情况下处理这种情绪的最佳方式。

想象一下，在以下情况中，一个人会有什么不同的感受，以及可能的处理这些感受的最好方法是什么？

○ 刚刚和伴侣大吵了一架，并且两人互相不说话。
○ 刚刚被告知自己得到了想要的晋升。
○ 父母刚刚过世。
○ 想要给新老板留下好印象。
○ 未婚妻说，她对自己的感情变了。
○ 认为自己的前景一片黯淡。
○ 试图让他人接受自己的观点。
○ 在即将离开家去工作的时候，临时保姆打电话说不能来了。
○ 看到自己3岁的孩子跑到了路中间，且这时候一辆车正在驶来。
○ 想要摆脱门口的推销员，这个推销员刚刚打断了他的一个重要会谈。

这些是非常不同的场景，它们会带来不同的情绪体验。只是控制情绪，简单地去触及情绪，或者摆脱情绪，是远远不够的。人们是如何处理这么多不同的感受的呢？首先，他们需要辨别不同类型的情绪体验，然后他们需要学习如何恰当地处理每种情绪。情绪教练需要帮助来访者看到他们的情绪在不同的情境中的差异。他们需要帮助来访者看到一些情绪可以用来作为行动的指导，一些情绪需要面对，一些情绪需要忽视或探索，还有一些情绪需要被转化。他们需要帮助来访者去体验一些情绪并且向他人大声地表达出来，另一些情绪需要被控制、被反思，或被允许用来指导决策和行为。

促进还是抑制情绪？

在处理情绪时，情绪教练必须做出三个重要的判别。第一个判别是，来访者正在体验的情绪是太多了还是太少了[151]。以下两种人展现了截然不同的画面：一种是失控的、暴怒的、被泪水淹没的、羞耻得蜷缩在地板上的人，另一种是情绪高度抑制、情感隔离、理智化、克制任何表情、回避任何可能引发情绪的场景的人。问题的类型以及需要的干预类型千差万别。

第二个判别是，某个情绪是一种新的表达，一种之前被抑制、现在被释放的情绪，还是一种陈旧的、过度自由表达的重复性情绪。先前被过度抑制的情绪的重新表达通常是有帮助的，而已经被过度表达的陈旧情绪的宣泄并不是治疗性的，并且这样的宣泄不会导致表达的减少[152]。

第三个判别是，被体验和表达的情绪是痛苦的标志，还是痛苦正在改变的标志[153]。例如，感到不堪重负、难以应对时的哭泣，是痛苦的标志，这种哭泣需要和哀伤处理过程中的哭泣相区分。惊慌失措或羞耻，是面对失败时痛苦的标志。但是，对坚持冒险的恐惧，或者坦露某些新事情的尴尬，往往是面对改变的标志。

因此，情绪明显并不是统一的现象。在最普遍的层面，教练采用何种干预将取决于：①这个情绪是超出了控制还是被过度控制；②这个情绪是一种新的表达还是一种陈旧的情绪；③这个情绪是痛苦的标志还是改变过程的标志。表3-1列举了促进情绪和抑制情绪的标准，下方将做具体讨论[149]。

表3-1 促进还是抑制情绪

因素	促进情绪	抑制情绪
工作同盟关系	·安全并且同意聚焦于增强情绪体验的任务	·关系还不能够支持情绪
来访者	·回避情绪； ·非适应性行为：对于行为倾向没有觉察	·来访者已经不堪重负：不能促进帮助行为或者干扰行为； ·有崩溃或者攻击的历史； ·破坏性的应对策略（比如，药物滥用、暴食、自残）； ·有情绪管理的缺陷； ·在危机中
情绪	·改变过程的标志（对情绪的再加工和反思）； ·抑制适应性行为； ·新的表达	·陈旧的； ·促进了非适应性行为

促进情绪的首要也是最重要的标准是：①存在足够的关系联结以包涵将被促进加强的情绪，以及②对于加深情绪体验的任务达成一致认同和合作的关

系。在还没有建立安全关系的基础上，仓促地促进来访者的情绪体验和表达是不明智的，并且在来访者不愿意的情况下，唤起情绪可能会造成伤害。那么在工作同盟得到发展之后，能够聚焦在情绪上的迹象是什么呢？矛盾的是，一个主要迹象就是来访者在回避这种情绪。当一个人明显感受到一种情绪并且中断这种情绪的时候，或者当来访者通过理智化、转移话题和分散注意力来回避情绪的时候，帮助来访者触及他们的情绪将是具有治疗性的。此外，对由于缺乏情绪觉察而做出非适应性行为的来访者，可以通过增加情绪觉察和体验自身基于情绪的行动倾向来获得帮助。例如，没有意识到情绪所提供的信息的来访者，在被虐待的时候变得被动或者生气的时候变得沮丧抑郁，而那些过于压抑自身快乐或者悲伤的人往往缺乏生命活力。情绪教练可以帮助需要对创伤体验再加工的人们面对储存在情绪记忆中的感受，并且将这些情绪感受变成语言。最终，如果问题是因为情绪妨碍了技能的学习，那么探索恐惧或者其他情绪性的阻碍是有帮助的。

对于促进情绪还有很多的反向标志（禁忌）。当治疗关系中缺乏安全感以致不足以支持情绪体验的时候，或者当信任还没有建立，治疗师还不够了解来访者或来访者的境遇时，促进情绪体验都是不明智的。当来访者正在体验压倒性的情绪时，增加情绪唤起也是非常不合适的。在这种情况下，情绪不再能够指导或促进行为；相反，它会干扰行为。这是明显的需要下调情绪的标志。当一个人处在危机中时，更需要的是危机管理而不是促进情绪体验。如果先前有攻击或者崩溃的历史，促进愤怒或者脆弱的情绪体验也是不合适。对于有破坏性策略的人来说，情绪唤起往往也是不合适的，如果一个人通过使用药品、酗酒、暴食或自我伤害来应对痛苦，那么在他们学习到更好的应对技能之前，不建议激活痛苦感受[155]。最后，如果问题本身就是情绪管理缺陷，那么培养社交或者问题解决的技能要先于促进情绪。

原发、继发或工具性？适应性或非适应性？

为了帮助来访者理解他们的情绪，并从中获益，除了要区分是否要促进或者抑制一个情绪，情绪教练也要帮助来访者分清他们正在体验的是什么类型的情绪,以及他们何时在体验它。这将帮助来访者确定每种情绪中对他们有用的是什么。情绪教练需要教授来访者对情绪大致做出基本的区分,并且学习灵活地使用他们的情绪。来访者需要觉察并辨别他们的情绪体验是以下感受中的哪一种:

○ 一种健康的核心感受,一种"适应性的原发情绪"。
○ 一种受伤的核心感受,一种"非适应性的原发情绪"。
○ 用来掩盖原发情绪的反应性的或防御性的情绪,一种"继发情绪"。
○ 为了获取想要的某物时产生的一种影响性的或操纵性的情绪,一种"工具性情绪"。

任何一种具体的情绪,比如愤怒或者悲伤,都不能被直接放入任何一个类别中,因为一个人在特定时刻感受的情绪可以是原发的、继发的或者工具性的。因此,每当来访者感受到什么,他们的任务就是辨别确定在那种情况下正在体验的情绪是什么类型。在第六章中我将集中探讨,作为情绪教练的治疗师是如何帮助来访者区分愤怒、悲伤、恐惧和羞耻的——这些是在训练过程中最重要的情绪。我先描述原发、继发和工具性情绪的主要特征,作为对情绪教练和来访者的一个指导。

原 发 情 绪

原发情绪是人们对于情境的核心内在反应。它们是我们首先出现的、基础的、最迅速的本能反应。它们可能是适应性的,也可能是非适应性的。当这些情绪是适应性的时候,对于生存和健康有显著的价值;当这些情绪是非适应性的时候,就成了我们问题的来源。它们是对当下事情的即刻反应。

适应性原发情绪

适应性的原发情绪是自动化的情绪,包含了潜在的评估、语言或者非语言化的情绪性表达、行动倾向以及适合刺激情境的情绪强度,它可以使人们准备好采取适应性行为,以便帮助人们满足需要。例如,对失去的悲伤、对威胁的恐惧、对侵犯的愤怒、对不可挽回的丧失的哀伤、对于被冒犯的厌恶以及对无法得到满足的绝望。他们是对于当下刺激的即刻反应，当引发情绪的情境被解决或者消失的时候，情绪也会消退。它们出现得很快，消退得也非常迅速。它们可以是有生理基础的情绪，如愤怒或恐惧，也可以是复合的情绪，如嫉妒或感激，但它们一定是人们的第一反应。

这些情绪是情绪智力的主要来源。必须帮助人们辨认出这些情绪，并且将其作为指导，以便使他们从中获益。这对于帮助人们理解情绪是非常重要的一步。它需要有觉察地训练和练习。治疗师需要帮助来访者克服他们的防御性的、继发的情绪，并放下他们的工具性情绪，去觉察他们的适应性的原发情绪。这些原发情绪告诉人们他们究竟是谁，以及他们在特定时刻的最根本感受是什么。

非适应性原发情绪

非适应性原发情绪也是人们面对情境时首先产生的自动化情绪反应，但它们更多的是对于过去未解决议题的反应，而不是对于当前情境的反应。它们往往基于创伤性学习[89]，并且常常是源于早期对于情感二元调节的失败[38,156]。因此，它们并不是为了个体当下采取适应性行为而服务的。它们曾经是对糟糕环境的一种最具适应性的尝试，但当环境已经改变的时候，它们就不再具有适应性。这些感受依然是人们最基础的"真实"感受，但是它们不再是健康的，相反，它们是核心的受伤的感受。使人变软弱的恐惧、无意识的不安感、被抛弃的孤独的悲伤、羞耻和羞辱感、毁灭性的暴怒以及未解决的哀伤等，都属于这类情绪。

非适应性情绪是人们熟悉的旧的感受，但是对于适应当下的情境并没有帮助。人们因为它们体验到很多的痛苦。这些情绪会被外部或者内部的线索所唤起。不被爱的羞耻感、无价值感或者不够好的感受；因为被剥夺或者孤独而产生的悲伤；因为不安全或者不适而产生的焦虑感；由于委屈或者不服从而产生的愤怒感。人们感觉自己陷在这些情绪中。它们可以在产生这些情绪的情境发生之后持续很长时间。它们会作为未愈合的伤口跟随人们很多年。当这些创伤状态出现的时候，它们似乎有自己的自主性，不受个体所控。当它们被激发，人们会莫名其妙且无助地陷入其中。它们可能是旧的、熟悉的渴望，匮乏感，焦虑隔离感，羞耻无价值感，或者莫名的责备和愤怒。每次陷入其中，它们带给人的感受和上次一样的糟糕。这些就是囚禁着人们的不良情绪，并且人们迫切地想要逃离它。这些情绪通常是混乱的。它们没有明确的指向性。它们更多地揭示了有关个人的信息，而不是有关当前情境的信息。非适应性情绪可以是基础情绪，如恐惧和羞耻，也可以是更复合的情绪，如隔离感或者被排挤异化的感受。注意两种非适应性的恐惧类型是有帮助的。一种是创伤性的恐惧，来源于对危险的害怕，这种恐惧让人远离危险；另一种是对于被抛弃的恐惧，这种恐惧让人靠近恐惧的源头。每一种都是有核心创伤的。

每当个体陷入非适应性的感受，他总是期盼这次会改变，但是它从未改变。每一次，创伤依然在那里。当深层的焦虑浮现时，个体试图用语言将感受表达出来，他可能会说："我感觉我活不下去了，除非你给我我需要的，我正在分崩离析。"当熟悉的原发羞耻感和无价值感出现时，他会说："我感觉我要消失了。我就是一个错误。我就是不够好。""我真的不够格，我不如别人好"，或者"我的需求是个无底洞"。负性的内部声音和破坏性的想法往往伴随着这些感受，让人莫名地感到不确定和不安、渺小而笨拙、有缺陷或者无价值。这种糟糕的感受弥漫全身，这个人无法将自己的感受表达出来，他们感觉如鲠在喉，并绝望地被它吞噬。

情绪通常是经由创伤性学习（traumatic Learning）变成非适应性的情绪的，一种原本是适应性的情绪，比如对战场上枪声的适当的恐惧，会深深印刻在这个人的内心，然后泛化到已经不再危险的情境中，当不再危险的时候也会拉响警报。例如，这个人可能每次听到汽车点火声的时候，就会找地方掩护并想到恐怖的战争场面。在这种情况下，过去的情绪侵入了现在。它们对于人们日常生活有着不健康的影响，并且清晰可辨。它们往往会扰乱和破坏亲密关系，而不是保护这种情感性联结。

继 发 情 绪

继发情绪是对原发情绪或想法的反应或防御。它们与主要需求并无关联，并且是困扰性的，因为它们往往模糊了人们内心深处的感受。例如，一个来访者感觉到了绝望，但是这种感受可能掩盖了核心的愤怒感受。来访者报告说感到非常愤怒，但是其核心感受可能是一种受伤感，并且他害怕承认它。男性往往被教育要变得坚强，这使他们在承认自己的原发恐惧或羞耻感的时候，会遇到困难，所以，他们反而会变得愤怒。女性被教育要顺从，当她们其实愤怒的时候往往会哭泣。如果人们没有觉察和意识到他们的原发感受，那么这些感受很容易会转变成其他的感受。因此，愤怒经常掩盖原发的悲伤或嫉妒，保持冷静可能会掩盖原发的恐惧，悲伤可能会掩盖愤怒。

继发情绪往往是令来访者感到困扰并且想要摆脱的。它们是被掩盖的核心感受的症状。来访者寻求治疗，想要不再感受到如此的沮丧、抑郁、受挫和绝望。这些有困扰的感受往往并不是人们对于情境的原发情绪反应，它们是人们没有处理的情绪性症状。继发情绪的唤起往往源于试图评判或者控制原发反应。因此，焦虑可能是因为试图回避愤怒或者性兴奋的感受，或者是因为对这些原发感受感到愧疚。当来访者拒绝他们真实的感受，他们会对自己感到很糟糕。例如，压抑愤怒往往使来访者感到绝望或抱怨。否认悲伤使来访者感到愤世嫉俗和被排挤疏远。将他们自身的需要评价为"坏的"，这使他们感到愧疚。继发情绪可以是基本情绪，也可以是复合情绪。某个特定的情绪，如愤怒和悲伤，并不能被归类到原发、继发或者工具性的情绪类别中，所有的情绪，基础的或复合的，都可能是原发的、继发的或者工具性的。

来访者经常报告对一些情绪感受的感受。他们可能对他们的愤怒感到担忧，对他们的恐惧感到羞耻，或者对他们的软弱感到愤怒。这些感受是对于更原发的核心情绪的继发情绪。在治疗中经常出现这样一个序列，对于原发的愤怒产生一个继发的愧疚或焦虑。在这种情况中，这个人害怕愤怒或者担心会破坏关系，但是这种害怕也阻碍了来访者理解原发情绪感受。感受或者表达掩盖原发情绪的情绪，是一个元情绪加工过程。关于情绪的情绪需要被理解，然后被探索，以获得潜在的原发情绪。

继发情绪也可能因为想法而产生。在一些认知治疗中，处理自动化思维的时候，这些情绪需要被处理。这些情绪感受具有自主性，它们经常在永无止境地循环上演，没有任何明显的原因。例如，焦虑的担忧感可能会来来回回，因为每当个体想到痛苦的情境时，这种糟糕的感受就会再次出现。在这种情况下，感受是对想法的继发情绪。此外，当人们对自己有负面的认知时，比如"我是有缺点的"，他们往往会感到糟糕；或者当他们对未来有灾难化的想法时，他们会感到焦虑。这就是由有意识的想法产生感受，而这些感受反过来会强化糟糕的负面想法。对这些自动化思维的觉察，有助于理解源于此的很多糟糕感受。重要的是，探索所有糟糕的感受，并确定隐藏在其背后的是什么。通常，这里有一个复杂的链条，"想法—感受—想法—感受"链，我们需要追溯到它的源头。这就是治疗性探索的意义：沿着这条复杂链条往回追溯。这些被挖掘到的东西是引起继发情绪的根源。在情绪聚焦的功能性观点中，产生原发情绪的是核心的情感机制。

在治疗中区分原发和继发情绪

通常，来访者会觉得，要想区分原发的核心感受和继发的负性感受是有困难的。但是，他们需要学习如何区分这些感受，以便能够确认自己的原发情绪。作为情绪教练的治疗师需要帮助他们学会区分。这意味着需要涉及链条中所有的继发反应，这将会非常复杂。当来访者告诉治疗师他们的感受的时候，或者当他们有感受的时候，来访者又开始对他们的感受产生其他的感受。例如，来访者往往对自己的虚弱或愤怒感到挫败。这种继发的挫败感掩盖了先前的感受。需要帮助来访者区分各个层面的感受，这需要时间和空间，下面就是一个例子。

乔报告说感觉和自己的妻子有疏离感，但是不知道缘由。在治疗师的帮助下，他开始探索这种感受。他是在前一天从电影院开车回家的时候产生了这种感受。开车的时候，两人都非常沉默，乔记得这时候他感觉非常困惑（继发感受）。他说，在看完电影之后，他的妻子说："我太累了，不想散步了，我想回家。"他说，他挺期待一起散步的，但是如果妻子已经累了，那么他们应该回家。表面上看，他的反应是无伤大雅的。然而，有些事情让他感觉不对劲。他描述了两个人如何走向汽车，两人相距不远，当他将注意力集中在他的感受时，他说他当时感到一种模糊的愤怒（另一种继发情绪）。那时，他认为他的愤怒是因为不能够去散步（试图理解他的感受）。然而，乔回忆起他当时认为自己的愤怒反应是自私的，并且想要变得更体贴一些，他向他的妻子表达了关心（工具性的情绪）。他的关心是克制的，因为他感受到混杂的意图和感受。在治疗师的帮助下，乔搜索自己的记忆，并且开始回忆起一些早先发生的事情。在电影开场的时候，他们靠近彼此坐着。他向妻子询问电影中他错过的情节，妻子说她不知道。乔有一个自动化的想法，妻子并不关心他，并不在意他是否能够看懂电影。当时，他表达了一些生气，主要是在语气上，并且他对妻子随意的回复感到烦闷。在看电影之前，一切正常，但是当时他回忆起了前一天他们有一些争吵。这几天，他的妻子好像变得紧张和疏远。乔回忆起了他旧有的、熟悉的被妻子拒绝的恐惧和焦虑（原发非适应性情绪）。这种核心情绪感受使他认为妻子并不在意他。乔和治疗师一起厘清了很多继发反应，才抵达他被拒绝的悲伤和伤痛的原发情绪感受。尽管他的继发糟糕情绪反应并不愉快，但是它们标志着一些事情出问题了，并且需要他去关注自己的内在发生了什么。

在另一个例子中，在治疗的开始，德什说他对于和儿子的关系感到沮丧。治疗师让他聚焦在自己的感受上。一开始，德什表达了对于儿子的失望，说他儿子好像多么的没有担当和责任感，但是这些感受很快变成他的恐惧，他害怕儿子将来会失败、会受伤。德什对此感到悲伤，因为他无法保护儿子，无法避免让儿子经历自己曾经经历过的痛苦。在这个案例中，德什的沮丧标志着更原发的关心的感受。

模糊的悲伤或焦虑感通常是对潜在感受的反应，那些潜在的感受需要被破译。思考一下下面的例子。

比尔在清晨醒来，在半睡半醒之间，他感到心烦意乱。这种感觉打破了他日常的平静感。在他的内心有一种粗糙的感觉，心中有一个模糊的画面，是一段崎岖不平的地形。这与他平时醒来的感觉非常不同。他通常可能并不会意识到起床时的平静感受。但是，只有当它消失的时候，他才开始意识到。这种参差不齐、有褶皱的感觉，和平时平顺的感觉很不一样，这种感觉以一种不舒服的方式告诉他，并不是所有的事情没问题。他回忆起前一晚和恋人聊得并不好。礼貌而友好的态度概括了这一点，这不是他们通常结束一个晚上的方式。他们两个人都感到了受伤和距离感，不知道要怎么办，并且事情变得越来越糟糕。比尔感到焦虑和痛苦。这个感受告诉他"这段关系很不稳定，事情进行得不顺利"。

先前案例中的情绪性"问题"通常反映了内在的混乱。治疗师需要帮助来访者聚焦在这些状态上,以便能够探索它们,并且理解它们提供的信息。比尔粗糙、崎岖不平的困扰感意味着他想要得到安慰和关心。这些情绪是建设性的和不愉悦的,并且它们指导人们如何生活。

感到烦躁不安是一个普遍的标志,意味着有事情出问题了。术语"烦躁不安"意味着混乱、无序、困惑,并且感到痛苦、不安和被搅动。烦躁不安的状态通常掩盖着一种还未被识别的更原发的情绪感受,来访者通常感觉不到他们核心的愤怒和伤痛的感受,而只是觉得烦躁不安。但是,这种烦躁不安指向了原发的情绪感受。这种感受表明一个人需要花时间聚焦于自己的身体感受,以探索内在是什么在困扰他。

工具性情绪

工具性情绪是情绪的第三个类别。它们是习得的表达性的行为或者体验,用来影响或者操纵他人。这个过程可能是有意识的,也可能是无意识的。这种情绪可以是操纵性的或者继发获益的。典型的例子是,通过愤怒地表达控制、支配,即"鳄鱼的眼泪",来博得同情。

人们表达工具性情绪是因为他们学习到,他人会对他们的这种情绪做出他们想要的反应。通常,来访者可能不会意识到他们已经学会了使用这些工具性情绪来获益。例如,一个来访者可能学习到,当她哭泣的时候,人们就会对她更和善。现在,她习惯了自动地用哭泣来博得同情。用工具性情绪的表达来达成目标可以是有意识的,也可以是无意识的。一个来访者可能学习到,变得愤怒貌似能够威胁他人,或者哭泣能让他人更同情自己。工具性情绪通常是一般化的情绪,而不是即时的反应。随着时间累积,它们通常成为人格的一部分,例如变得更有主导控制性、过于戏剧化或者忸怩作态。

没有意识到自身意图的工具性情绪会给来访者带来问题。一个来访者通过叹气和泪如雨下来表达悲伤,因为需要得到关注和支持。他害怕主动寻求关注,所以就希望通过叹气来得到他想要的。一个来访者的不安和焦虑是通过犹豫不决或者外显的困惑来表达的,这吸引了助人者来接手她的事情。当人们过度频繁地使用这些工具性情绪,并且没有意识到他们在这么做的时候,往往会让他人远离他，因为人们感到被操纵了。一些家庭治疗师倾向于"展现"这些情绪，而不是强调情绪的工具性。例如，一个妻子可能表现得抑郁或者悲伤，而一个丈夫可能表现得愤怒或者厌烦。这种语言有助于强调这类情绪交流互动的方面，并且有助于聚焦在情绪试图造成的人际张力上。工具性情绪的更负性的术语是操纵性情绪感受。

工具性情绪的意图可能是有意识的，也可能没那么有意识。有意识地害羞或者表现诱惑可能是幽默和令人兴奋的，但是没有意识地做这些事情可能会造成困扰。当被侵犯的时候有意识地表达愤怒，和为了威胁和控制自动化地表达愤怒，是截然不同的。情绪训练包含了帮助人们觉察自己的情绪，以及觉察他们表达情绪的意图。然后，他们需要寻找更直接的方式来表达他们自身，以及说明他们的需要。

然而，工具性情绪通常包含了很多的情绪智力。人们需要足够的技巧，才能灵活地使用情绪达到特定的目标或者在社交场合进行交流。一个人可能会假装非常尴尬，来表明他知道一些社会规则却并没有遵守。在这种情况下，这个人灵活地使用情绪来影响他人对他的看法。例如，尽管一个男性可能并没有打算在出席会议的时候佩戴领带，但是他可能假装尴尬，以便令他人认为他只是犯了一个小错。同样地，人们可能会在与他人交流的时候表达道义愤慨，以表明他们的价值观是对的，他们是好人。一个人可能会低头垂目来表示顺从，或者通过俯视他人来表现自己的权力。社会角色扮演的艺术就在于在合适的时间使用正确的工具性情绪。

基本情绪和复合情绪

更进一步的区分有助于确认原发情绪。人们不仅具有基本情绪，例如悲伤、愤怒、恐惧和羞耻等，还具有很多复合情绪，比如爱、自豪感、愧疚感、尴尬、同情、嫉妒和狂喜等。这些情绪都可以成为情绪智力的重要来源，取决于它们是原发情绪、继发情绪还是工具性情绪。在人类早期历史中，当原始人类感觉到危险或者被侵犯的时候，他们的情绪大脑让他们感受到基本情绪，比如愤怒或者恐惧，并且他们仅仅做出战斗或者逃跑的反应。随着认知能力的发展，更复杂、复合的情绪感受出现了，例如愧疚、懊悔、怨恨和尴尬，以及更精细的情绪感受，例如惊奇、感激、怜悯和爱。这些复合情绪整合了很多信息，将情绪和认知混合在一起，并且给予人类一种关于他们自身和世界更高层次的感觉，但是它们不像基本情绪一样具有明确的行动倾向。复合情绪可以告诉人们他们是感到高高在上还是感到跌落谷底。这些复合情绪给人的信息超过了行动倾向。因此，在教授人们聚焦原发情绪的时候，重要的是，不仅同悲伤、愤怒、恐惧和羞耻等基本情绪工作，同时也要辨识出更复合和更具有特异性的原发情绪。这些复合情绪也需要被确认，以帮助人们了解它们所提供的信息。

"我"情绪和"它"情绪

最后这个区分是重要的，它帮助我们理解人的情绪。一些情绪感受是对于外部情境的反应，然而，另外一些情绪感受主要是因为内在的原因，是基于人们如何看待自己而产生的。人们当下体验到的很多情绪是对外部线索的反应，这些情绪赋予了事物意义，提供了与健康相关的信息。例如，害怕黑暗是在提醒人们，在黑暗中可能隐藏着危险。当对外部威胁产生健康的恐惧时，例如接近捕食者的时候，应该注意力集中并采取相应的行动。粗略地说，这些对于世界的健康的反应是在应对这个世界上真实的威胁，比如真实的侵犯。这些是基本的"它"情绪[157]。它们提供了如何行动的信息，人们需要有意识地觉察并体验它们，并且应该以一种合适的方式表达它们。因此，当人们被误解的时候，他们需要体验和表达他们当前的愤怒；或者当人们感到惊喜的时候，他们应该表现出他们的兴趣；又或者当他们被车撞的时候，表现他们的恐惧。这些是健康的体验和表达。

另外一些情绪是更内在的。这些是"我"情绪，它们往往涉及人们对于自我的信念。"我"情绪影响了人们如何感知自我，并且影响人们如何应对他们的情绪。所有与过去或者未来相关的情绪都被定义为内在的情绪，因为它们并不是对于当下真实情境的反应。它们是基于过去事件的记忆，或者是基于对于未来事件的期待。此外，特定的情绪，例如悲伤和羞耻，更倾向于是"我"情绪，而另外一些特定的情绪，例如愤怒和恐惧，往往更倾向于是"它"情绪。"我"情绪，例如，因为突出而感到尴尬，或者感到悲伤和绝望，这些情绪往往需要被探索以明确其意义及其背后的感受，而不是强烈地表达出来。然而，这里没有一个简单的公式。在情绪教练的帮助下，来访者往往需要辨别一种情绪是表达和转化成行动更好，还是探索和理解更好。来访者需要理解每一种情绪在对他们的生活说些什么，并且决定对于他们而言在每种情况下什么是最好的行为。"我"情绪和"它"情绪也可以是原发的、继发的或者工具性的。

有效和无效的情绪加工

在这本书的第一版出版之后，我的同事和我[15,158]基于对治疗中的情绪加工的研究，已经完成了一个新的重要的区分。我们的研究针对抑郁症、人际关系问题和夫妻问题的治疗，我们发现增加情绪唤起可以预测疗效好坏。尽管我们发现，高的情绪唤起预示着好的疗效，但是作为临床医生，我们知道有一些情绪唤起是有效的，还有一些情绪唤起是无效的，并且我们只想促进有效的情绪唤起。我们发现了在情绪唤起和疗效之间的相关是0.33左右，这里有很多方差变化是无法解释的。我们都知道，治疗师自身会区分治疗性情绪唤起和非治疗性情绪唤起，并且会尽量减少非治疗性唤起，因为治疗师的工作就是为了促进无效的情绪加工转变为有效的情绪加工。因此，从临床上来说，我们知道并非所有的情绪唤起都是好的。在情绪聚焦治疗中，治疗师通常需要决定是否以及何时促进更高的情绪唤起。当治疗师和来访者都觉得来访者当前的情绪唤起是无效或者有害的时候，治疗师需要知道如何处理无效的情绪，以帮助来访者实现更有效的情绪加工。因此，在过去十年，我们开始发展一个测量来辨别有效的情绪加工和无效的情绪加工。

在理论、质性研究和治疗师调查的基础上，来访者情绪有效性的量表得以发展并施测。来访者情绪的有效性被定义为，来访者以下列方式体验原发情绪：①一种适应性情绪的内在有用信息可以被提取，用来服务于问题解决（情绪的信息特征）或者②一种非适应性情绪可以以一种悲伤的方式表达出来，这展示了其可以被转化的潜能（转化的特征）[158]。换句话说，一个来访者应该可以判断情绪是适应性的还是非适应性的，是可能被使用的还是可被转化的，以此来处理原发情绪。

尽管触及原发情绪是促进情绪改变的本质，但是有效的情绪加工远不止激活原发情绪。为了能够更有效，原发情绪需要一种特定的加工方式，我们将其归结为有接触的或者专注的对情绪的觉察[158]。在我们的测量中，有接触的觉察被以下7个标准所定义，只有满足所有标准，我们才能将来访者的情绪体验定义为有效的：触及、象征化、一致性、接纳、管理、主体性、分化[15]。这些标志着有效情绪加工的标准，不仅帮助实践者辨别无效的情绪加工，也通过将他们的注意力聚焦在情绪加工上，指导他们进行更有效的干预。

触及

在最基本的层面，来访者必须意识到被激活的原发情绪，并且触及它们。这包含了聚焦在原发情绪体验上，并且允许和容纳与它的接触。来访者通常对他们的情绪性反应没有觉察，例如，他们可能没有意识到自己正在使用非语言的表达。一个来访者在空椅对话中，在和他有虐待倾向的母亲对话时，他紧握着自己的拳头，并且用愤怒的口吻说话，但是当治疗师询问他当时的感受时，他的回应是，他什么也没有感受到（详见第五章的空椅技术）。尽管来访者生动地表达了一些形式的愤怒，但是他没有意识到他的感受。在类似的案例中，治疗师可以帮助来访者增加他们对于情绪的觉察，通过聚焦在来访者非语言的活动上。例如，"我注意到你的手上有一些动作，它在表达什么或者它像是什么感觉"，或者"我听出你的声音中有愤怒，你有注意到你生气了吗？"治疗师可以指导来访者将注意力聚焦在非语言的表达、身体的体验以及内部生理性的感觉上。

符号化

一旦生理性的或者情绪性的反应被意识觉察到，它就必须被符号化（通常是以语言的方式，也可以以绘画、动作等方式），以便能够充分地被理解。标记和描述情绪性反应能够使来访者使用原发情绪带有的有价值信息。这也促进了对于情绪性体验的反思，以创造新的意义，帮助人们发展出解释他们情绪的新叙事。为了判断来访者的情绪性表达是否有效，需要着重注意的是，来访者不需要多么精确地描述他们的情绪感受，他们只需要有试图符号化他们感受的过程就可以。下面是一例有效符号化的加工过程：

来访者：我不知道我的感受是什么。我知道的就是，我对于发生的事情感到不开心。

治疗师：比如"我感觉有些失落，可能是伤心或者失望"？

来访者：是的，我想就是这个感觉。只是这并不是我期盼的。它以某种方式，把我的希望都冲走了。

通过对情感的共情，治疗师试图帮助来访者进入他们更具主体性的未成形的个人体验中。治疗师充当了代理信息加工者，并且不断地帮助来访者将他们的感受语言化。需要着重注意的是，在EFT支持的辩证建构主义的观点中，意义是在对情绪进行符号化的过程中创造的，并且虽然情绪性体验限制了它能被符号化的程度，但是并不会完全决定符号化。因此，如何将情绪符号化也影响着情绪。

一致性

某些时候，来访者对情绪体验的语言与非语言表达可能非常不一致。一个来访者可能会在谈论悲惨和无望的时候面带笑容，或者在表达愤怒的时候使用一种谦恭的语气。这样的不一致可以作为一个标识，意味着来访者并没有完全允许他们的情绪（比如，害怕会被情绪所淹没，或者害怕被治疗师评判和批评）。此外，由于治疗中的情绪表达是一个高度人际互动的过程，缺乏一致性表明来访者此刻并没有从治疗关系中获得充分的帮助。在这种关系中，最重要的是，治疗师通过共情来访者的需要来确证和接纳先前未表达或者被拒绝的感受。因此，当治疗师注意到来访者在语言和非语言表达上的不一致的时候，需要做的是帮助他们有意识地觉察到潜在的感受，而非质疑他们或者质疑这种不一致，例如，共情地引导他们关注非语言行为或者原发体验。

管理

有效情绪加工的另一个重要方面是情绪管理。被激活的情绪体验必须被有效地管理，以使它们不至于变得势不可挡。来访者需要发展和保持一种和情绪的工作距离[159]，并且能够将其作为信息进行认知加工，以便能够进行认知和情绪的整合。

要对强烈的情绪唤起和深度的情绪加工两个方面做一个重要的区分。EFT最主要聚焦的是深度的情绪加工,而不是单纯的激活强烈的情绪。管理过度的、分裂的情绪唤起在促进必要的深度情绪加工方面是至关重要的。尽管,有时候完全自由的情绪唤起可能是高治疗性的体验,但当来访者感到崩溃的时候,它会成为破坏性的负性体验。例如,当一个来访者在治疗中重新体验创伤情境,并且被强烈的情绪所淹没,来访者很难或无法维持和治疗师的联系,不能够回应治疗师的干预,这种情绪体验就可能变成二次创伤,并且是无效的。来访者在治疗中体验愤怒的时候也同样如此,治疗师需要时刻注意来访者是否不能够控制他的愤怒表达。因此,当激活来访者原发情绪的身体体验的时候,治疗师要注意那些预示着来访者被强烈的情绪所淹没的信号。如果遇到这种情况,治疗师需要将治疗工作转向帮助来访者管理那些不受控的痛苦情绪。这包括迅速地与过度的负性情绪(如与创伤有关的恐惧)保持距离,将注意力集中在呼吸上,并且发展自我安抚的能力来减轻和消除在治疗过程中的核心的羞耻感和焦虑感。

接纳

有效情绪加工的另一个重要方面是对情绪体验的接纳,尤其是对不愉悦或者痛苦情绪体验的接纳。接纳涉及了来访者对于自身情绪性反应的立场和态度。为了使来访者能够真正地体验他们的痛苦感受以及个人意义,他们需要以一种开放和接纳的方式倾听他们的体验。这包括:①接纳他们正在感受到的情绪,不对自己做负面评价,也不试图消除情绪;②接纳情绪体验,将其作为信息而不是负性的评价情绪,并且将辨识情绪作为一个获取信息的机会而不是试图压抑它。这些信息对于他们的健康生活是非常重要的。换言之,来访者应该对他们的情绪体验发展出探索的态度和方式。治疗师需要注意那些指示着来访者可能不接纳情绪体验的信号。缺乏对于恐惧情绪的接纳("我不想要体验它,因为我觉得我会出不来")可能表现为在面对情绪的时候表现出明显的不舒服信号(例如,来访者紧张地在椅子上挪来挪去或者泫然欲泣),或者在面对关于情绪感受的负面评价时,又或者在面对有关情绪的自我感受时(例如"我讨厌自己变得哭哭啼啼的")。例如,一个30岁的男性来访者,他是一个失业了的木匠，当他面对自己的羞耻和脆弱的时候，他说："我不想这样，平时都是别人来找我帮忙，我只是不想成为一个软弱的人。"治疗师可以通过提供一个安全、共情性的和确证的关系，帮助像这样的来访者接纳他们的情绪。此外，对于特定的不被接纳的情绪，共情地探索情绪潜在的认知，或者确证与这种情绪相关的负性"声音"，或许是有用的。比如，"所以对你来说，产生这样的感受是软弱的标志，并且你不可以软弱？"

主体性

有效的情绪加工也包括来访者对情绪具有积极的主体性，而不是情绪的被动受害者。这意味着，来访者对自身的情绪体验负责，并且将情绪作为对于自我和现实的主体建构。来访者需要承认，他人和他人的反应并不对来访者的体验感受负责（例如"我的老公总是让我感觉很糟糕"）。而是，来访者将情绪看作是他自己的，并且是基于特定的情境中主体的目标、需要和关注而产生的（例如"我对于我们关系上的疏远感到悲伤和孤独"）。因此，来访者应该感到的是他们拥有情绪，而不是情绪拥有他们。主体性也体现在情绪改变的过程中，来访者需要充当积极主动的角色，将自身看作感受改变的原始发起者，而不是将治疗师看成将会带走负面情绪的人，或者期待通过改变环境或者改变他人的行为来寻找解决方法。例如，一个受到情感暴力的妻子，她需要在治疗中触及对于暴力的愤怒，以便获得一种权利感（例如"我不应该被这样对待，我有权利受到尊重"），使自我转变为一种更坚决和有韧性的组织，而不是一直怀抱希望认为只要丈夫能够变得更体贴一些，她的情绪感受就烟消云散了。来访者必须展现出积极处理情绪的意愿和动机，特别是在体验非适应性情绪的时候。这包含了愿意探索情绪，将情绪作为信息或者积极地表达情绪。缺乏积极处理情绪的意愿有时候有一些信号，比如来访者聚焦在外部的因素上（例如"一旦我找到真正关心我的人，我就会感觉好了"），将自己放逐到情绪中（例如"我就是毫无价值的，这就是事实"），或者将情绪看作一个她想要摆脱的症状（例如，症状会说"不管我做什么，第二天醒来依然还是灰暗的。我只想它尽快停止。我已经太累了"）。情绪教练试图帮助来访者增强他们的主体性，通过让来访者说出"我"的句式（例如"我感到愤怒"而不是"它让我愤怒"），让来访者对情绪负责（例如"我感到悲伤"或者"我并不感到受伤或者羞耻"），将情绪和自我联系起来并且探索情绪中的原因或意义（例如"我感到这种羞耻感是因为我很难应对错误"），以及最终将情绪和他们的愿望或需求相联系。

分化

最终，为了能够引发情绪的利用和转化，来访者的原发情绪体验必须随着时间而分化。本质上来说，来访者并不是陷在同样的情绪中，而是探索和分化体验的新层面。这意味着来访者的情绪性觉察是在一个扩展的过程中，随着来访者使用语言的方式将原发情绪反应转化为更复杂的感受和意义，或者将其转化为其他一系列的感受和意义，又或者使新的感受或者情绪的新层面浮现出来[160]。换言之，来访者不再仅使用对痛苦感受的基本符号化描述，比如"感觉糟糕""感觉不好"或者"担心"。例如，一个来访者可能会说："当那件事情发生的时候，我感觉很糟糕……就好像我被剥夺了一些重要的东西，不只是感觉糟糕，它让我感到愤怒，因为我觉得这不公正。"然而，需要着重注意的是，分化不仅是指认知方面和创造意义的符号化语言过程中。分化也涉及情绪转化，情绪被更加充分地允许，或者情绪被更加自由地表达或改变。例如，当一个来访者在空椅子工作中，和对自己有躯体和情感虐待的父亲对话的时候，这个来访者一开始因为恐惧而僵住。然后，他开始哭泣，完全允许痛苦的体验，并且允许治疗师看到他的痛苦。在这种情况下，情绪加工在进行并且流动，来访者并没有精确地用语言分化他的体验。因此，在评估来访者的情绪加工是否有治疗效果的时候，一个情绪教练必须寻找一些"流动"的标志，无论是语言的还是非语言的，这些标志意味着来访者的意义加工过程并没有卡住或者被阻碍。情绪教练通过采用好奇的态度和高度探索性的风格，用语言的或者非语言的方式促进来访者的情绪分化。情绪教练可能会推测："听起来你不仅感觉愤怒，也感到被伤害了。"或者询问一个探索性的问题："你内心的感受是什么样的？"或者给予一个方向："和这个感受待一会儿，跟随着它。"

如何评估情绪？

我们已经讨论了许多不同类型的情绪：原发情绪、继发情绪、工具性情绪、适应性情绪、非适应性情绪、基本情绪、复合情绪、"我"情绪、"它"情绪、有效情绪和无效情绪。如何综合所有这些情绪类型来评估一个情绪呢？评估情绪涉及的是一个过程诊断。情绪教练需要评估一个来访者当前的表现是情绪性表达，还是一种人格类型或者人格特质。这涉及确认在治疗中被表达的情绪类型是什么。因此，过程诊断涉及的是每时每刻对情绪状态的评估，这些情绪状态可能是来访者进入情绪、陷入其中，或者离开情绪时的感受，以及评估这些状态的顺序。以下的信息可以用来评估情绪状态：

○ 了解适应性情绪的功能。
○ 了解一般情绪性反应。
○ 理解产生体验的环境。
○ 观察表达的影响。
○ 触及非语言的表达。
○ 协同的共情（设身处地为他人着想）。
○ 了解个体自身对环境的情绪反应。
○ 了解来访者及其议题，以及反应方式。

用来评估当前情绪状态的最重要信息可能就是了解健康的原发适应性情绪和适应性表达的功能。能够赋权赋能的愤怒、哀伤过程中的悲伤、帮助人逃离危险寻求保护的恐惧、驱逐有害入侵的厌恶感，这些都是健康的适应性情绪表达。这些关于健康的适应性表达的知识，在评估任何当前的情绪体验时可以作为基准线。如果一个来访者感到愤怒，那么询问这个情绪是否是赋权赋能的；如果一个来访者感到悲伤，那么询问这个情绪是否促进了对丧失的哀伤。需要着重注意的是，在情绪训练过程中，一个情绪的健康功能是帮助重新组织和动员自我。情绪通过组织和增加自我的回应（负责）能力，表现出治愈性。如果一个情绪性体验和表达过于失控，或者只是为了改变他人，那么它们似乎并不是原发和适应性的。毁坏性的或者抱怨指责性的愤怒，有别于能够赋权赋能的愤怒。近乎绝望的悲伤，寻求一个回应或者需要安抚的悲伤，有别于消化丧失的悲伤。导致惊恐和绝望等寻求保护的恐惧，有别于促进逃跑或者寻求适当保护的健康恐惧。

除了通过判断一个情绪是否具有健康的组织功能来评估情绪，情绪教练也可以使用他们对于一般人类反应的知识来评估正在发生的情绪是什么类型。情绪教练也使用引发情绪的环境信息来评估情绪是否符合当前情境，以及情绪是否符合在当前情境中那个人的需求。因此，如果一个人被侵犯而只感到悲伤，或者丧失后只感到愤怒，那么这些情绪可能是继发情绪，因为这些情绪并不符合情境，或者并不符合一个人在那个情境下的需求、目标或者关心。理解当下和过去的情境也非常重要。在治疗中，当下的情境是非常重要的。了解来访者刚刚说了什么，以及了解他们陷入了哪里，这有助于揭示出他们的需求是什么。如果一个人提到自己在童年的时候曾经被虐待，并且说自己对此毫无感觉，或者感觉已经听天由命了或者很绝望，那么情绪教练要知道，恐惧、愤怒、羞耻和悲伤等所有的感受对于这个来访者来说还是无法触及的。同样，对于一个困在令人绝望的婚姻关系中的顺从的女性来说，如果她只是在绝望地哭泣的话，那么她还没有触及自己的愤怒。因此，评估先前的情境，可以帮助人们看到可能错失了什么情绪，或者他们陷入了什么情绪中。

一个情绪即刻的影响也有助于评估它的功能。一个能够传递信息、鼓舞人心、促进更深入探索或者产生新事物的情绪，可能是适应性的情绪。一个令人困惑、压倒性的、重复的或者令人深陷其中的情绪，是非适应性的。因此，可以通过观察一个情绪是否具有适应性的功能，来评估它是否是适应性的。除了使用情绪知识和观察影响，评估情绪的方法还有解读非语言表达的协同性技能以及对于他人内在体验的共情性理解。理解自身的内在体验以及使用这些理解来知晓不同情绪的体验，有助于共情他人的情绪感受。最终，作为情绪教练，治疗师开始了解他们的来访者，了解他们独特的情绪类型以及一贯的回应方式，这有助于在特定的时刻对发生在来访者身上的事情形成一个过程诊断。此时，确认情绪序列是有帮助的。知晓一个来访者经常使用悲伤来掩盖愤怒，并且当触及愤怒的时候会感到愧疚，这有助于来访者和情绪教练理解到，在这种情况下，愤怒是原发情绪，而恐惧、悲伤和愧疚都是继发情绪，这些情绪都是在阻止愤怒的出现。

我们发现，情绪教练主要至少使用以下5种线索来评估一个情绪是原发的、继发的还是工具性的：声调、面部表情、身体动作信号、话语内容的含义以及他们对于已经表达情绪的情绪性反应。例如，如果一个人在哭泣，但是声调中透露着抱怨的意味，动作敏锐而迅捷，面部表情展现出愤怒，话语内容与不公正有关，治疗师的感受并不是想要安慰或者同情来访者，而是想要远离对方，那么这一情绪是继发的悲伤和原发的愤怒。

本 章 小 结

对于原发情绪和继发情绪的辨别，以及对于适应性情绪和非适应性情绪的辨别，是由EFT首先开始实行的，随后也扩及认知行为疗法和辩证行为疗法，同样的应用还出现在短程心理动力学治疗中。它是一个重要的综合概念，能够帮助治疗师和其他情绪教练跨越不同的流派进行交流。在心理治疗的早期，不同的传统主要聚焦在情绪很少的几个方面。本质上来说，人本主义治疗师聚焦在适应性情绪的潜能上，精神分析治疗师聚焦在改变非适应性情绪的需求上，而认知行为治疗师主要聚焦在处理继发的症状性情绪和改变创伤性的非适应性情绪。辨别不同类型的情绪，以及针对不同类别的情绪采取不同的处理方式，这对于人类处理复杂的情绪性体验来说，是一个进步。

现在，我们理解了情绪是如何工作的，以及不同种类的情绪体验，我们可以开始探索情绪训练的过程。下一章，我将给出情绪训练过程的一个概览，即帮助来访者提升他们情绪智力的过程。

◎ 第四章

治疗关系、情绪训练的步骤以及教练自身的情绪觉察

你能为另一人做的最好的事情，不是仅仅分享你的财富，而是让他看到他多么的富有。

——本杰明·迪斯雷利（Benjamin Disraeli）

逻辑永远改变不了情绪或感觉。

——爱德华·德·博诺（Edward de Bono）

正如在导论中提到的，本书使用"训练"这个术语，其目的是扩展情绪聚焦治疗（EFT）的应用范围，使其不局限在治疗中，并不是为了区分训练和治疗。情绪训练指的是处理情绪的一种方式，无论是在心理治疗中，还是在其他与人工作的形式中，比如行政培训、父母教育、夫妻治疗以及技能训练。情绪训练基于两个主要的治疗原则：建立一种治疗关系和促进治疗的工作[4]。训练整合了跟随和指导。跟随强调与情绪自始至终的协调性共情。跟随的风格是以人为中心[161]并且涉及进入来访者的内部参考框架，跟随来访者每时每刻地体验感受，并且进行共情性和非评判性的回应。同时，它也整合了来自经验主义和格式塔治疗的过程指导风格[162,163]，以加深体验。这形成了一种跟随和指导协同整合的方式，形成一种流动的感受。

这章讨论了前面提到的两个原则，治疗关系和治疗工作。治疗工作被划分为两个阶段，每个阶段有不同的步骤。这些步骤的具体方面将在第六章到第九章中详述。在所有步骤中都会使用到的标记—指导干预，将在第五章详述。

因为教练（治疗师）自身的情绪智力对于帮助来访者提升情绪智力是至关重要的，因此本章将继续讨论一些关于保持教练自身的情绪性觉察的建议。本章总结了一个临床梗概，来说明情绪训练的全部过程。

教练与来访者的关系

教练与来访者的关系,也就是治疗关系,是建立在真诚的评估、情绪管理和共情性关系上的,即治疗师完全的在场,高度的同调,并且对于来访者的体验有敏感的回应。治疗师的沟通交流也是尊重、接纳和一致的。在这种观点中,与治疗师的关系通过对情绪的共同管理,给来访者的痛苦情绪提供了一个有力的缓冲。与一个同调、回应性的、镜映的咨询师建立关系能够获得一种人际安抚,并能够发展情绪管理的能力。

盖勒(Geller)和格林伯格提出治疗师的在场性存在是同调和回应性的前提[17],因为这种存在为另一个人提供了一种特殊的感觉、视觉和倾听,这促进了对来访者当下体验的同调和回应。治疗性的存在包括全然地沉浸在当下时刻,没有评判和期待,为了来访者和与来访者在一起。治疗性的存在是指会一个人全部的自我与来访者相遇,在多个层面——生理的、情绪的、认知的以及精神性的——全然地存在于当下。

治疗性存在使治疗师有能力注意和觉察到来访者当下的内部世界痛苦的不同层面,并且提供了一种关系上的相遇,为来访者每时每刻的体验注入意义。这样,之前被忽略的就被触及并且被赋予意义。之前生活在体验荒漠的人没有和自身的体验取得联系,而在治疗中,人们突然开始倾听他们自身,并且将他们的体验看作是正当的,看作是在传递一种重要的事情。

除了治疗性存在,治疗师用不同类型的共情回应来访者,帮助他们触及和符号化他们的情绪感受[164,165]。这包括:共情性理解、共情性确证以及不同形式的共情性探索。共情性探索涉及唤起性的回应、探索性的回应和共情性的推测。共情性理解传递了对于来访者体验的理解,以及一种对于理解的验证。这些反应试图提取出来访者交流互动的本质。它们并不是试图推进探索,或者增加来访者的唤起,而是跟随来访者的叙事,待在当下,并且对来访者体验做出回应。通过这样做,治疗师试图反映出在来访者叙述中最重要的是什么。共情性确证比共情性理解更进一步,以确认来访者的体验感受。唤起性的回应是试图唤起来访者生动、有画面感的体验,以帮助他们触及他们的感受。治疗师使用意象性的和具体感知觉的语言,试图将来访者的体验变得更生动。

共情性探索的回应是试图鼓励来访者探索自身体验的边际。共情性探索被看作EFT的基本干预模式。不同于治疗师对于来访者谈话的简单反思，共情性探索的回应是治疗师试图捕捉来访者在觉察边缘的感受和意义——最鲜活的或者重要的或者隐含的——以便其展现出来。当一个治疗师的回应以这样的方式组织进行，最终聚焦在来访者最鲜活的体验中，那么，来访者的注意力就集中在体验的这个方面，进而，来访者更有可能分化这种处在边缘的体验感受。通过敏感地、每时每刻地触及来访者在语言和非语言叙述中的最重要的点，治疗师语言化的共情性探索可以帮助来访者捕捉到他们自身的感受，这些体验甚至比他们自身描述的更丰富。这样能够帮助来访者符号化之前隐含的体验感受，变成有意识的觉察。

共情性的推测涉及对来访者感受的猜测或预感，或者为来访者提供一种尝试。这些共情性推测来自治疗师的参考框架，与探索性的回应不同，探索性的回应依然在来访者的参考框架内。例如，一个推测可能是："在我的想象中你正在感觉，或者我的猜测是……"他们是实验性地尝试，试图表达来访者可能感觉到但是没有说出的感受。

治疗师共情性的回应需要聚焦于浮现的或隐含在来访者体验中的有成长可能性的方面，但它们同时需要处于来访者的最近发展区，集中在他们可能抓得住的地方。这意味着，不能比来访者太超前或者太靠后。共情性回应的最佳位置是在来访者前面一步的距离，这就已经足够靠近来访者了，便于为来访者提供一块垫脚石来帮助他们走出痛苦的状态。如果在前面两步的位置，那么就太远了；如果是在后面的位置，可能是有阻碍的。

总的来说，来访者和治疗师的真诚关系，以及关系的稳定性，是一种矫正性的情绪体验。这种类型的关系也创造了一种最具有治疗性的环境，使来访者可以充分参与到情绪加工、自我探索和新学习的过程中。治疗关系也是一种治愈性的因素，促进了情绪的转化和新意义的创造。

有帮助的关系的另一个重要方面是通过一同聚焦在目标和治疗任务上来建立一种工作同盟。这促使两个人在一起克服困难的体验。对目标和任务达成一致取决于对来访者的理解，以及理解什么可能是对来访者有帮助的，因此这是要遵循共情性原则的。EFT的共同目标一般是捕捉到来访者长期忍受的痛苦，并且达成一致以解决这种痛苦，而不是设定一个行为改变的目标。

◎ 第四章 治疗关系、情绪训练的步骤以及教练自身的情绪觉察

治 疗 工 作

除了治疗关系，治疗师还需要帮助来访者参与到情绪加工的治疗工作中。治疗工作的原则是使来访者在不同的时刻参与到不同类型的加工中，这取决于来访者的状态。在这个过程中，来访者不同问题状态的浮现是一个信号标志，这是采用不同干预方法的机会，帮助促进对问题状态的有效工作（详见第五章）。

治疗工作包含建议尝试，也就是治疗师提供"试试这个"，以及随后询问"你体验到了什么"。情绪训练中的建议尝试旨在通过连接原发情绪和需要，接纳和转化痛苦的未解决情绪，并且通过对隐含情绪和意义进行解释来促进触及体验。改变是一种动态的自我再组织的过程，首先是通过接纳完成的，然后继续进行，而不是通过直接的努力达成刻意的改变或实现一个特定的目标。

因此，情绪训练是跟随和指导的整合，但是跟随往往是先于指导的。教练可以被看作海洋中的岛屿，共情性关系是海洋，情绪性工作是岛屿。如果单独使用共情不能加深来访者的体验，治疗师可以转向聚焦，指导来访者将注意力集中在身体感觉上。这往往跟随着更具刺激性的干预，比如空椅对话技术和意象性的工作。在这样的工作中，情绪被强烈激活，变得生动，并被带入觉察中。

此外，有一些干预工作可以用来管理过度的情绪。对于被情绪淹没的来访者，教练帮助其发展更具有适应性的策略来包容情绪，通过使用一系列可能性的策略，包括观察和符号化过度的情绪（例如，通过采用观察者的视角描述恐惧，以创造一个安全的距离，比如，想象在胃部有一个黑色的球）。提供支持和理解，鼓励来访者寻求他人的支持和理解，也有助于管理情绪，鼓励来访者组织他们的痛苦情绪（例如，写一个问题清单）。帮助来访者进行自我安抚，这是应对高度唤起情绪的关键策略。这个时候，治疗师鼓励来访者放松、自我安抚、自我支持以及自我关照。当来访者处在过度的痛苦情绪中时，帮助来访者转移注意力也是非常有效的干预策略（例如，倒着数数或者想象一个安全的处所）。如果在治疗中来访者被过度情绪所淹没，指导他们进行呼吸，把双脚平稳地放在地上，让他们感觉自己坐在椅子上，看着治疗师，让他们描述他们看到的东西，这些都有助于调节过度的痛苦情绪。

矛盾的是，情绪一旦被激活，帮助来访者包容情绪的最有效方法可能是，让他们觉察到情绪、表达情绪以及决定如何应对情绪。这是因为，压抑情绪，或者

对情绪什么都不做，这可能会造成更加痛苦的情绪性入侵，这样会让情绪变得更加失控或吓人。来访者和治疗师的一大困境就是，不知道什么时候要促进觉察和体验情绪，什么时候又要调节管理情绪。一个有帮助的实践性指导是，觉察感受的强度，并以此作为应对的指导标准，特别是对于经常体验到过度破坏性情绪的人。当情绪在可控范围内时，比如情绪强度达到70%时，使用情绪体验和觉察；当情绪超过这个水平，变得不可控时，使用分散注意力和情绪管理的策略。

处理情绪的标记——指导性说明

有的来访者经常害怕自身的情绪，在和这样的来访者工作之前，和他们说明处理情绪的理由是有帮助的。这有助于建立共同的工作同盟。为什么一个人要聚焦在情绪上，不好的感受如何能够变成好的感受，以及探索过去的意义是什么，这些都需要和来访者说明。这样的说明，可以在一个教育的时刻进行，当为来访者提供一种贴近感受的理解时，解释为什么要处理情绪。

基于情绪理论的解释说明告诉来访者触及情绪是重要的，因为情绪传递着信息，情绪有助于生存，情绪帮助确认个体的需要，而且情绪可以改变记忆。

因此，一个治疗师可能会说，"愤怒在告诉你，你的边界被侵犯了""悲伤在告诉你，你丧失了某些重要的东西"，或者"当你没有意识到你的感受的时候，你也就不知道自己真正的需要是什么"。类似的话也是有帮助的："情绪就像是你汽车仪表盘上的小红灯，告诉你内部的引擎出了问题。"例如，"当你遇到某个人，并且产生一种内部的感受，你的内部感受在给你传递重要的信息——这种信息是你的理性思考无法提供的。"处理情绪的另一重要理由是，人们经常通过使用药品、自我伤害和沉迷于其他行为的方式来调节、回避和纾解他们的痛苦情绪（如愤怒和羞耻）因此我们需要面对我们的情绪感受，以便停止破坏性的行为。同样地，研究已经表明压抑情绪会增加痛苦，未表达的愤怒会导致高血压，愤怒会增加血压，而回避情绪会降低人的免疫系统抵抗力。

情绪训练的步骤

情绪训练基于9个主要的步骤来帮助人们处理日常生活中的情绪（详见下图）。这些步骤具体表现为两个阶段：抵达和离开。第一个阶段，抵达某种情绪感受，包含了以下4个步骤，以帮助人们觉察和接纳他们的感受：

1. 促进对情绪的觉察。
2. 欢迎和接纳情绪体验。
3. 促进情绪转变成语言。
4. 确证来访者的原发情绪体验。

第二个阶段，从抵达的地方离开，包含了以下5个步骤，以便进一步地加工和转化核心情绪：

1. 评估原发情绪感受是否健康。
2. 确认与非适应性情绪相关的破坏性信念或观点。
3. 重新拥有需要。
4. 触及可替换的适应性情绪。
5. 促进新叙事的发展。

> **情绪训练**
> 教授人们做以下事情：
> A. 抵达
> · 觉察情绪感受。
> · 欢迎情绪体验，允许、接纳和管理情绪体验。
> · 使用语言描述情绪感受。
> · 发现原发情绪是什么。
> B. 离开
> · 评估原发情绪是否是健康的反应。
> · 确认与不健康情绪相关的消极声音。
> · 触及核心痛苦感受中的内心需要。
> · 触及可替换的健康情绪。
> · 形成一个新的叙事，以挑战关于自我的破坏性信念。

第一阶段：抵达

情绪训练的第一个阶段，抵达，是帮助人们触及和接纳他们的感受。尽管一些感受是痛苦的，但是人们需要先感受到自身的情绪，才能够改变情绪。让来访者明白这点是非常重要的，那就是，他们不可能在抵达一个地方前，离开这个地方。

第1步：促进对情绪的觉察

首先，帮助人们觉察他们自身的情绪是非常重要的。情绪觉察有助于人们理解他们内在核心的真实感受是什么，并且帮助他们解决问题。在这一步上，获取觉察包括，帮助来访者将注意力集中在感觉上，并且触及感觉。这是以一种非语言的形式来知晓个体的感受。教练需要直接引导来访者的注意力，让他们专注在自己的身体上，以帮助觉察，例如，在胃部的兴奋感，或者眼中和脸颊上的悲伤。这种类型的情绪觉察并不是一种对情绪认知性的理解。来访者不应该感觉是在外部观看自己，相反，感觉是来自身体内部的——就像是牙疼时的感觉。来访者被引导着去关注他们身体特定部位上的感受的实际情况、强度和特征，以便他们能够集中在这些感觉上。例如，有人可能会体验到如下的感受："就好像我的胸腔中有一个炙热的、密封的球。"

除了帮助来访者聚焦在感觉上，情绪教练也需要帮助来访者觉察伴随这些情绪的想法，因为大部分的情绪都是包含感受和想法的。当人们感到情绪的时候，往往会伴随着情绪的内部对话。有些时候，情绪是有意象性画面的，并且往往会有一些评判。例如，如果一个来访者感到悲伤，他可能会想，"我为什么悲伤？我没有什么可抱怨的啊"，或者"我从来没有从他那里得到我想要的"。情绪教练需要指导来访者聚焦在这些伴随情绪的想法、画面和评判上。因此，情绪觉察包含了对于感受、想法和意象的觉察，这些都是组成情绪的成分。

第2步：欢迎和接纳情绪体验

情绪教练需要鼓励来访者，允许他们体验自身的情绪感受。情绪教练也需要告诉来访者，他们不需要依据所有的情绪进行行动。并且，不应该鼓励来访者回避或者忽视他们的痛苦感受，无论在多么困难的情况下。相反，他们需要欢迎他们的感受，和情绪感受待在一起，呼吸，然后让它们来。他们需要将自身的感受当作一种信息。人们需要将辨识情绪当作一次收集信息的机会，这对于他们的健康生活是至关重要的，他们的情绪在向他们传递关于他们真实感受的信息。只有他们能够触及一个情绪，他们才有可能放下这个情绪。情绪遵循着一个自然的唤起和消退的过程。如果人们允许它们，不试图阻碍它们或者回避它们，那么它们会在到来之后离开。教授人们觉察到他们是如何妨碍或打断自身情绪是有帮助的。询问来访者他们是如何回避情绪的，有助于实现这一点。

也需要教育来访者，情绪并不是理性的，也并不最终决定了他们的行为。如此，他们可以不用害怕令人恐惧的后果，去体验和感受情绪。如果一个人允许自己体验到绝望的感受，并不意味着他就是绝望的，也并不意味着接下来他就要放弃了。一种感受并不是一个人永恒的状态，相反，情绪感受是过程的一部分。情绪并不是结论性的事实，它提供的是关于个人价值观念和评判标准的信息。情绪传递的更多是关于个人，而非现实的信息。愤怒传递的信息是，他感到被冒犯，并不意味着现实中他人就是一个冒犯者。人们不需要因为情绪的隐含信息而感到害怕。情绪传递信息，而不是决定了事实。如果一个来访者对于伴侣感到沮丧，感受是"我恨他对我做的事情"，这并不必然意味着这段关系就要被毁坏了，这种情绪感受在告诉来访者，她感到多么的被疏远和愤怒。了解了这点，可以进入下一个步骤，她可以继续问自己，"我需要的或者想要的是什么？我该怎么做？"

情绪并不是行为，它也不是一个结论。人们可能会想要控制他们的行为，但是他们不需要试图控制他们的内在的原发体验。愤怒并不是有攻击性。人们会对他们的朋友感到生气，但是不会动手打朋友。他们甚至可能并不会告诉朋友他生气了，但是，他们仍然需要知晓自身的愤怒并且感受它。对自身说"我没有权利生气"，往往只会导致更多的困扰，因为愤怒可能会在内心积压，而不是被觉察和处理了。

此外，表达自身的感受需要适合当时的环境，并且需要被调节和控制。如果人们能够首先理解、感受和欢迎他们的原发感受，那么他们可以更有效地表达和交流自身的情绪感受。人们需要触及和发展他们的情绪体验，而不是一直压抑情绪直到爆发，或者一有机会就毫无顾忌地释放表达。一旦人们能够允许自身的情绪感受发展，并且理解它，那么他们就有能力决定是否要告诉他人自身的感受，以及何时告诉他人自身的感受。只有当人们发现自己的时候，他们才有能力用最适合情境的方式来表达情绪感受。

对于情绪过度的人来说，任务并不是允许和欢迎情绪，而是学习如何管理和调节情绪。我将在稍后的第7步中给出讨论和解释。

第3步：促进情绪转变成语言

在帮助人们聚焦和欢迎他们的情绪感受之后，情绪教练需要帮助他们使用语言描述情绪感受。人们通常并不需要语言化他们的情绪，但是当他们的情绪明显是痛苦的时候，或者当他们想要反思或者交流他们的情绪感受的时候，就需要语言化情绪。用语言描述一个感受，也有助于未来更好地回忆起这种情绪体验。例如，一旦人们知道自身的感受是悲伤，那么他们就可以思考是为何而悲伤，悲伤对他们来说意味着什么，以及他们应该做什么。这里有一个简单的情绪词汇清单，划分了一些基本情绪，如下[166]（附录中也有练习）：

- 悲伤——伤感、被忽视、悲惨、绝望、相思。
- 恐惧——压力、惊恐、歇斯底里、忧虑、焦虑。
- 愤怒——怨恨、暴怒、激怒、轻蔑、刁难。
- 爱——有吸引力、喜爱、激情、迷恋、向往。
- 愉悦——热情、欣喜、得意、渴望、欣快、乐观。
- 惊奇——惊讶、惊喜、吃惊、惊叹、敬畏。

比喻也有助于人们有效地符号化他们的内部体验。一些常见的意象，比如感觉陷在泥潭中，感觉很脏，或者感觉逆流而上，这些描述也都是有帮助的。新颖或独特的比喻，比如"一座火山在我的胸腔喷发"或者"一切都是尖锐和锋利"，这些都有助于捕捉到感觉。那些无法用其他方式表达的情绪，可以使用更复杂的意象来描述，例如，当一个来访者因为丧失什么而产生缩减感时，"就好像你的自我被挤压在你的身体边缘，而内部空空如也"，或者当另一个来访者缺乏稳定感时，"就像是，你只是在大街上的粉笔轮廓，随时会被擦除"。

给情绪命名，是管理情绪的第一步。借由语言，人们可以说出他们的情绪，而不是见诸行动。用词汇命名情绪，可以使来访者有能力再加工他们的情绪感受。有能力描绘自身的情绪感受，可以使情绪感受变得可控，并且有助于解决问题。因此，如果一个来访者讲述自己参加社交性对话时的困难，这样描述"我感觉，我是置身事外的"，那么他就是在以一种新的方式在理解自身的体验，他可能会表达说："我努力跟上对话，但是我发现自己真的并不感兴趣。这是我没有什么好说的原因。我真的不觉得它有意思。"现在来访者有了一个新的领悟：他发现并确认自己通常是对社交对话没兴趣的。一种新的意义已经浮现，这种新的视角使他不再聚焦在自己置身事外的感受中。新的可能性出现了，而这种可能性在"置身事外"的感受中是不可能产生的。另一个来访者接受了一个团队监管员的工作，她描述了她的困扰和困难，她说："每当我遇到我的组员，我都感觉屋子里有一个幽灵（原来的那个监管员），我觉得我做不到和她一样。"这个来访者接着说："我并没有做她曾经做的事情。试图变得像她一样是不理智的。我是不同的，我将使用我自己的力量。"在这些案例中，用语言描述情绪感受促进了新意义的产生。新的意义并不总是出现，但也是经常会产生的，情绪教练需要帮助来访者用语言表达自身的感受，并通过辨别和区分核心的含义来促进这个过程。

知晓自身的感受给了人们一种可控感，让他们相信自己有能力和力量对自身的感受做些什么。用语言标记情绪有助于和情绪感受的分离。通过将情绪转化为语言，人们同时创造了一种看待情绪的新视角，并且为情绪提供了一种标签，因此知道了自身的感受。"我"并不是"无价值的"，"无价值的"并不是全部的我，这创造了一种距离感。我现在感觉到，"无价值感"是一种我的"感受"，它并不是我。这种命名的行为使来访者感觉到自主性，有一种主动给情绪命名的感觉，而不是情绪的被动受害者。情绪并不代表现实或者真相，情绪感受被看作他们当前的一种反应。这样一来，人们主动和情绪感受保持了距离，这种距离提供了力量感和主体感。

将体验符号化也有助于克服创伤。如果来访者遭受了创伤或者经历了严重的痛苦体验，情绪教练可以帮助他们使用语言进行重新建构和加工。这有助于他们对发生的事情进行叙述[68,167]。描述情绪性创伤体验的能力有助于来访者理解他们的创伤体验。在此之前，他们没有将体验编码为语言，在情绪记忆中，那些体验仍然是图像、声音和画面。现在，在安全的环境中将创伤体验符号化，这能够使人们思考和描述他们的创伤记忆，并且因此对令人恐惧的体验有可控感。他们变成了那些体验的作者，而不是受害者。这种命名情绪的过程有助于整合大脑中的语言和非语言信息，并产生一种整合性的体验——同时感受和思考他们的经历。

第4步：确证来访者的原发情绪体验

情绪教练和来访者都需要不断探索验证来访者的情绪反应是否是他的核心

感受。因此，当一个来访者谈论和同事在工作中意见不同时，感到愤怒，她需要探索自己是否某种程度上在愤怒之下感受到了威胁。或者，当一个来访者生气地说，他妻子指责他太粗心大意了，他需要探索在他的生气背后，是否感觉到了不被重视。对于一个担心孩子去外地上学的母亲，情绪教练需要帮助她辨认出在担心的背后，她感到了悲伤。情绪训练的核心技能之一就是发展确认原发情绪的能力。教练不断指导来访者聚焦于他们的身体感受，并共情他们的感受，以实现这一目的。通过实践练习，来访者可以熟练地监控他们自身的情绪感受。

在生活中，监控情绪是否是核心感受并不意味着丧失自发性，也不意味着变得高度自觉或者高度内省。情绪觉察是一种自动化的技能，是在意识边缘进行的操作。这种隐性层面的意识，不断使人们知道他们自身的感受是什么，以及当一个情绪感受不是原发情绪的时候，也让人们知道，并不需要刻意去思考它。这种意识形式是一种隐性的知识，类似于人们在骑自行车拐弯的时候并不会跌倒，或者开车的时候不需要思考怎么开车一样[168]。在做这些事情的时候，人们自动地同时整合了很多线索。在情绪觉察中，这种形式的知识不再是防止人们从自行车上跌倒，而是觉察一个人的情绪是否脱离了轨道。人们的大脑监控着他们的整个身体，因此当身体有所感觉时，人们就会有所意识。举例来说，如果一个人抬箱子的时候，感觉对他的身体背部来说负担太大，他就会知道这箱子太重了。当发生的事情超过了背景感受的普通水平，大脑就会登记它。它会发送痛苦的信息，让人们意识到他们需要做些什么来应对这种痛苦的状态。它告诉人们，他们需要改变他们的行为，将事情带回可接受的范围内。这种一直进行的监控也发生在情绪上：大脑能够使用一种感受给人们发送信号，不需要一种明确清晰的想法，告诉人们那种他们正在体验的情绪并不是他们的原发情绪。这就是人们直觉自己还有一些其他的感受，或者知道这种情绪并非内心真实感受的机制。

原发情绪是基于一个人自动化对世界的首要评估，也是对于发生的事情及身体反应的评估。"认识自己"意味着认识自己的核心情绪，意味着认识自己对任何情况的最基本的评价和反应。这个过程可能是艰辛的，但是，一个人只有意识觉察到了自己的原发情绪，他才能有选择的可能性，来决定是否跟随这些情绪感受。随着练习以及对自己的坦诚，来访者将会越来越自发地体验到自身的原发情绪。他们会在丧失的时候感到悲伤，在被侵犯的时候感到愤怒，对自己怜悯慈悲，在和别人建立连接或者达成目标的时候感到开心。他们也会越来越容易辨别出他们的愤怒包裹着恐惧，或者他们的哭泣在掩盖愤怒。当来访者越来越能够理解他们的继发情绪在掩盖着什么，或者知道他们现在感受的情绪并不是最深层的情绪时，情绪教练就知道来访者已经达到了必要程度的觉察。有的来访者来找情绪教练的时候，已经具备了这些技能，那么第二阶段的步骤会更适合他们；然而，如果来访者不具备这些技能，那么他们需要大量的练习来学习这些技能，以达到自动化的程度。

第二阶段：离开

一旦人们抵达了那个特殊的地方，他们需要判断那个地方对他们来说是否是好的。如果那个地方看起来好像可以增加他们的幸福和健康，那么他们就待在那里并且用它作为指导。如果那个地方并不能帮助他们，或者损害了他们与他人的关系，那么他们就要离开那个地方，并且要找到离开的意义。因此，第二阶段的工作就是帮助人们判断，他们能否相信触及的情绪，并将其作为一个好的信息源，还是说触及的情绪是没有帮助的，那些情绪需要被转化。

第5步：评估原发情绪感受是否健康

一旦来访者确认了自己的核心情绪感受，那么第5步就是非常重要的。这个时候，情绪教练和来访者需要一起探讨这个问题："这个情绪感受是适应性的，还是某种基于创伤的非适应性情绪？"如果人们的核心情绪是健康的，那么他们需要基于此行动；如果人们的核心情绪是不健康的，那么他们需要更深层地加工以促进改变。

本质上来说，在情绪教练的合作下，来访者需要决定他们的情绪是否是对于当前情境的健康反应。这个过程虽往往是在潜在地进行，却是非常重要的：情绪教练不能够决定对于来访者来说什么是对的。最终，只能是个体本身决定他们的情绪是否值得相信。没有第二人能够或者应该替个体决定这件事情。个体在特定时刻感受到的情绪，是一种对于当前情境的自动化评估，这关系到他们的健康幸福。这是情绪第一层自动化评估,人们无意识地考虑着原发的情绪,并决定如何应对它。第二层评估,通过使用概念加工进行有意识的反思,也同样是情绪智力很基础的一个方面。因此,来访者需要反思并判断他们的情绪是否在提供有用的信息。情绪教练可以帮助训练来访者做这件事情,甚至可以通过探索情绪帮助他们判断,但是最终,还是由来访者自己做出这个决定。因此,一个来访者可能会清晰地知道他的愤怒是一个健康的、适应性的愤怒,并且说:"是的,我相信这种感受。我感到被误解了,并且需要得到补偿。"或者他确证了悲伤是他的核心情绪,并且说:"我失去了一些重要的东西,并且需要恢复。"来访者也可能判断说,一个情绪是无益的,并且他们的焦虑是不现实的,他们的羞耻反映了曾经的伤害,他们的愤怒对他们是没有帮助的,或者他们的悲伤在妨碍他们生活得更有活力。

一旦一个情绪能够被完全地接纳,人们就有能力辨识出这个情绪是否是有帮助的。矛盾的是,如果一个情绪感受不被接纳,那么,它就不能够被改变。只有一个情绪已经被接纳了,它才能被评估和改变。第二层的评估,判断一个情绪是否是适应性的情绪是一个非常复杂的决策过程。不仅是知道"我感到生气了",也是知道"这并不是一种健康的生气,但是它将会帮助我",这是需要平衡的智慧。这涉及了对激发情绪的情境的觉察,以及对个人的情绪发展史的觉察。为了锻炼情绪智力,人们不仅需要觉察自身的情绪感受,还需要觉察这一情绪感受是否是源于过去却依然伴随他们的非适应性反应。他们也需要将他们的情绪反应与他们的人格、文化和价值观相整合。当一个人的情绪智力功能正常的时候,所有的这些整合都会变成一种迅速而默认的决策过程,即判断一个情绪反应是健康的还是不健康的。当人们对于他们的情绪反应感到困惑的时候,他们就需要停下来进行反思。这个第二层的反思,不是评估情绪的合理性,而是判断它的适应性。如果一个情绪是适应性的,那么应该跟随它;如果一个情绪是非适应性的,那么需要管理它的表达,并且需要理解和转化它。

格林伯格和佩沃(Paivio)在对情绪障碍和童年期被虐待的患者进行治疗时进行的情绪研究发现,人们核心的非适应性情绪主要有两个基本的种类:羞耻和恐惧—焦虑[89]。它们涉及两个非常基本的自我观点:①无价值感,失败的自我评价——一种"糟糕的我"的自我感;②感到破碎和不安全,没有支持就无法整合在一起的自我感——一种"弱小的我"的自我感。在这样的案例中,

"糟糕的我"的核心是非适应性的羞耻感,"弱小的我"的核心是恐惧。因此,恐惧和羞耻往往是不健康的,尽管在一些情况下它们可能是对于当前情境的健康反应。要改变导致这么多的恐惧和羞耻的核心脆弱感,人们首先要做的就是触及它。接下来,他们需要确认对自我的基本负面认知,最终,他们需要治愈基本的错误,并开始建立一种更强大的自我感。暴怒也可以是一种非适应性情绪,特别是对于曾经遭受过暴力的人来说。这种核心的情绪图示包含了对于他人的负面认知。暴怒,往往是由恐惧引发的,但也有可能是一种用来掩盖底层脆弱感的继发情绪,还有可能是一种原发的非适应性情绪,这就需要被转化。

第6步:确认与非适应性情绪相关的破坏性信念或观点

确认非适应性情绪有助于人们触及那些情绪中的破坏性信念。非适应性情绪往往伴随着一些对抗自己或者指责他人的信念。如果想要克服破坏性的思维和信念,就需要先确认它们。这些信念,比如"我是不配的"或者"我不能靠自己活下去",往往伴随或者促发一种复杂的非适应性情绪状态。这些信念通常并不在人们的头脑中有具体的话语,也不是引发问题的原因。但是,清晰表达出这些信念,是一种将问题情绪语言化的方式。当信念变得有意识并且变成不断重复的想法时,他们就会促进和强化非适应性情绪状态。因此,相信"我是一个失败者"或者"我无法应对"等,会强化产生这些想法的情绪状态。

人们通常将破坏性的信念体验为在他们头脑中的负性声音,一种已经习得的、尖锐的、内部的声音,往往是因为曾经的来自他人的虐待,并且对于健康的自我是有破坏性的。这种内部的敌对通常导致了凶猛的自我攻击,使人们陷入不健康的情绪状态中。惠尔顿(Whelton)和格林伯格发现,对自我的轻蔑这一负性信念的强度预测了抑郁发生倾向[169]。而不抑郁的倾向指标是,对于轻蔑信念的自我韧性的强度。一个人越能够对自我感到确信和自豪,以此回应自我批评,他就越不易抑郁。为了改变轻蔑,这种破坏性的信念,以及它们所伴随的全部体验,一个人必须首先将他的这些信念用语言清晰地表达出来。这种使用语言清晰表达的方式,使人们可以有控制感,以应对这些情绪感受。情绪教练的工作包含了改变那些被清晰表达的信念,不是通过面质信念的合理性和有效性,而是通过触及可替换的情绪和信念,来挑战那些对个体无用的破坏性的信念和想法，而后者是个体之前唯一接收到的。

除了用语言将关于自我的信念清晰地表达出来，例如"我不配"，来访者还需要深入了解他们的复杂世界观，并且情绪性地学习影响他们世界观的模式。因此，来访者可能会意识到他们的信念，例如"他们不得不安抚他们的父母，因为害怕被伤害"，这种信念让他们将自己看成是错误或者无用的，而不是去挑战他们的父母。他们可能会看到，是他们自己认为不能去相信和不能去期待，这使他们觉得"如果不注意你的言辞，别人就会抓住你的错误不放"，这导致他们感到巨大的人际焦虑。他们可能会看到，这样的模式是如何起源自有敌意的家庭环境，在那样的家庭氛围中，家人从来不表达他们的感受。情绪教练需要帮助人们深入了解这些影响性的信念或解释，帮助他们改变。

并不是了解了就会产生改变。而是，一旦能够清晰表达，并通过触及可替代的体验来消解它们，这些关于自我、世界和他人的信念才能改变。这些信念和解释是核心情绪图式的有语言基础的表征，这是需要被改变的。将这些信念或解释语言化，使它们可以被讨论、被再次观察，并且能够被挑战。触及非适应性的情绪感受，并确认破坏性的信念，可以促进改变，这个过程看似是矛盾的。首先通过触及需要被暴露的情绪，获得新的体验，然后，通过一种相对应的情绪机制，来激活自我更健康的一面。现在，我们将看看如何触及人们相对应的内部情绪资源，并且看看如何利用这些资源来挑战功能不良的信念。

第7步：重新拥有核心痛苦情绪中的需要

触及需要和情绪感受，将会有助于产生新的、更具有主体性的情绪和自我组织，并且这个过程将会拆解任何关于自我、世界或他人的负性信念。这一步骤是离开阶段的核心，包括用情绪改变情绪的过程。至关重要的一个问题是，当一个人已经触及核心痛苦情绪，容忍了它，并且对它进行了符号化，那么，一个情绪教练要如何帮助这个人触及另外一种更具适应性的情绪反应呢？那种更具适应性的情绪将有助于形成更有韧性的自我感，并且可以挑战非适应性的状态。一个关键的方法就是，通过聚焦于他们的需要、目标和关心的事情，情绪教练可以帮助来访者触及他们更健康、更有韧性的情绪。关键在于，询问来访者："当你感受到这种体验的时候，你的需要是什么？"这是一个很好的方法，将需要或目标带入觉察意识中。一旦人们意识到他们的需要或目标，情绪教练就可以帮助他们确定自身的需要，并且使用这些需要潜在地或者直接地挑战他们的负性信念。聚焦于需要、欲望或目标，有助于增强他们改变的动力。人们的目标（目的）会影响他们对于自身情境和行为的解释。一旦来访者的需要变得清晰———一旦目标被清晰定义——那么，他们自己就能够激活内部的资源来达成目标。鉴于情绪其实是对需要是否被满足的评估性结果，那么当澄清需要或者目标的时候，就会激活新的情绪以及相关的反应，这将促进目标的达成。因此，当一个人感到孤独、被抛弃或者无用的时候，相关的情绪感受是恐惧、羞耻、内疚或悲伤。这个时候的需要或者目标通常是想要获得安全感、被接纳和想要自己是有用的。那么，澄清需要或目标如何产生了改变呢？首先，一旦自我组织中产生了需要，情绪产生系统和评估系统就运作起来。当需要没有被满足的时候，由于追求满足或达成的受挫，情绪系统就非常有可能自动化地产生愤怒，或者对于需要事物的丧失而悲伤，又或者对于需要被剥夺而同情悲悯。这会导致健康的哀伤，以使人们对于未被满足的需要不再执着，或者带来赋权的愤怒从而令人坚持自我或者进行自我安抚。通过对转化阶段治疗的观察，研究者发现人们核心的非适应情绪通常是退缩的，如恐惧和羞耻，激活了大脑右半球；而核心的健康情绪通常是进取的，激活了大脑左半球，如对于被虐待的愤怒、捍卫自身边界的愤怒、对于对错的愤怒，对于丧失感到悲伤，寻求安慰，或者对于个人遭遇的自我悲悯和自我安抚。

此外，戴维森关于老鼠的情绪和大脑的研究[115]提供了有趣的证据，可以帮助我们理解需要是如何激活另外的情绪的。将需要或目标意识化，因为期待目标的达成，可能激活了工作记忆中另外的相关特定表象。这促生了积极的情绪，并维持了与其相关的行为。因此，将目标或者需要意识化，似乎可以激活一个自动化的加工过程，即这个过程能够增加与目标达成有关的积极情绪记忆。这个过程是自我调动起来的，并且它产生了与达成目标相关的积极情绪。这种积极情绪能够抑制应激的杏仁核。将目标或需要意识化还可以激活与达成目标有关的记忆和行为。因此，一个人说"我需要安抚"，特别是在一种支持的治疗关系中，可以将一个人的记忆和体验大门打开，找到曾经接受过安抚的事例。对于调动内部资源来说，这是必要的状态转换。这种大脑加工过程促发了更多的亲社会行为[115]。通过这个过程，人们能够使用他们大脑皮层——思考和计划的中枢——来管理自动化的情绪，并不是控制它们，而是通过想象可能的其他积极情绪。情绪能够改变，并不是借由理性，而是通过激活其他更积极的可替换的情绪表象。

因此，情绪教练需要帮助人们聚焦于他们的健康需要，例如在被侵犯时想要得到保护、安抚和情感关照的需要，以及他们的自主和能力的需要，以便将他们从压抑的绝望中解放出来。帮助来访者确认他真正的需要是什么，通常与来访者原发的动机系统（依恋、情感和掌控感）有关，情绪教练需要询问来访者，他们能够做些什么以开始实现他们的需要。对于开始一个新的、更健康的情绪加工过程来说，确认需要是最好的方式之一。它有助于人们找到与之前不同的感受、存在和行为。对于其他健康感受和需要的确认，可以将其他的目标带入聚焦中，并且这是触及健康内部资源的基础方法。

当人们能够体验和命名它们核心非适应性的羞耻感受（而不是回避它）的时候，他们能够立刻获得一些掌控感，并且他们接下来能够观察它。他们能够确认与之相关的破坏性声音，并且能够意识到，这些由自我贬低产生的羞耻感可能是过往被虐待经历的结果，或者是习得的。当情绪教练帮助人们理解到，羞耻是因为他们过去一直自我贬低或自我威胁，这时他们往往就能聚焦于健康的需要。通过治疗师对于他们需要的确认，他们发现可以更轻易地感觉到，自己是有权利拥有这些需要的。这种对自我更健康的感觉重申了自我的存在。

人们在应对自身痛苦的情绪时，激活了他们更健康的、更有生命力的情绪，这样的案例，我在治疗中见得非常多。人们具有惊人的心理韧性（心理弹性），特别是当他们在一个支持性的环境中时。每个人都有"反弹"回去的能力。最终，他们有能力照顾和支持自己，用一种健康的方式面对痛苦。人们能够唤起这种心理弹性，并且将其作为一种具有生命力的资源。当人们遭受或者体验到痛苦的时候，他们通常知道自己的需要是什么。当他们被伤害的时候，他们知道自己需要安抚；当他们感到失控的时候，他们知道自己需要掌控感；当他们感到害怕的时候，他们知道自己需要安全。知晓自己需要什么，有助于他们触及自身的资源以应对当前的情境。教授人们和自己的痛苦体验待在一起，这有助于让他们清楚自己的需要是什么，以此激发改变。

第8步：触及可替换的适应性情绪

情绪教练需要转换来访者的聚焦点，聚焦到新浮现的情绪感受上，这些新浮现的情绪感受可能是当前激活的没有被注意到的背景性的感受，也可能是由于确认了需要而产生的已经进入意识的新情绪。例如，在被虐待时，来访者感受到了自己无用的羞耻或者恐惧的核心情绪，情绪教练需要指导来访者聚焦于自身更健康的愤怒情绪，这些愤怒是隐藏在占主导的羞耻感之中的。这些愤怒可能会出现在来访者的面部表情、语调或语句中。类似的表达包括："他怎么能那么做？"或者"那真是太可怕了！"人们可以通过这类略微有些愤怒的说话方式，触及被误解时的愤怒感。接着，来访者聚焦并且强化了这种原本不占主导的感受，然后开始诉说自己有多么的愤怒。或者当来访者的面部表情和声调已经显示出对于丧失的悲伤时，这时候也是需要聚焦的。正如我之前提到的，大部分健康的情绪是能够赋权的愤怒、哀悼的悲伤以及自我悲悯，这些都是具有进取倾向的情绪，有助于帮助有机体实现他们的需要。

　　显而易见的是，不高兴的情绪可以被高兴的情绪所转化。这个过程在治疗中能够发生，并不是通过简单地说"试试多看看光明的那一面"来实现的，而是通过一种有意义的具体的形式。比如，在哀伤的案例中，笑容被看作恢复和治愈的一个预测因素。因此，能够回忆起快乐的时光，能够体验到愉悦感，是悲伤的解药[113]。温暖和喜爱的感觉是焦虑的解药，甚至也是被拒绝感的解药。情绪教练能够通过指导来访者找到他们内心的需要和渴望，引发继发的渴望被保护的感受，从而转化无价值的感觉。那种需要和渴望能够将他们从牢笼中解放出来，使他们触及对生活的愉悦感和兴奋感，以此来解除人们对被拒绝的恐惧感或羞耻感。有一个假说提出，影响积极愉悦体验的神经递质，与影响目的性思考的特定脑区是有关联的。轻度的积极情绪已经被证明有助于问题解决[114]。因此，情绪教练需要帮助人们聚焦并且感受健康的适应性情绪。他们需要帮助人们向他人表达这些适应性情绪——有些时候是对情绪教练表达，有时候是在空椅子技术中向想象的他人表达，有时候是向自我的另外一部分表达，还有时候是向另外一个人表达。这有助于人们思考他们的健康体验和表达。

　　福沙（Fosha）提及了一类关键的积极愉悦情绪，并将其命名为"转化性的情绪"，它们有助于转化负面情绪[170]。它们是接纳性的有活力的情绪，如和平、平静、安抚、和谐、光明感、清晰感、有力量感、有活力感、温柔、亲密以及感激。在我的经验中，这些情绪往往在经过了一系列的加工之后才会出现，这一系列的加工包括对于痛苦情绪的加工，需要被触及和确认，并触及健康的悲伤、愤怒和自我悲悯。第九章讨论了进一步获取替代性情绪的方法。

第9步：促进新叙事的发展

在触及适应性的情绪和需要，并且发展了一种健康的内部声音之后，来访者需要做最后的一个改变。第9步，也就是最后一步，涉及了帮助人们发展一种新的叙事，来改变旧有的故事和信念[16]。通过将情绪填充到故事中，讲述未被诉说的情绪，并且使用新的情绪感受发展新的故事，以此来改变人们原有的旧叙事。当情绪教练帮助来访者将他们体验中的所有部分整合到一个新的自我感中，并且让他们感觉越来越自我接纳之后，这种具体的转化需要一个新的故事来巩固和储存。现在，关于自我、他人和世界的故事充满了新的发现和结果。这种新的叙事使改变变得具体、清晰。

情绪教练自身的情绪觉察

为了帮助他人处理情绪，情绪教练必须触及自身的情绪觉察过程。情绪教练和来访者可以进行附录中提供的练习，来实践这个过程。对于情绪觉察过程最好的训练或许就是体验它。一个人只有处理过自身的情绪，才能够帮助他人处理情绪。一个人只有允许和接纳自身的情绪，才能知晓情绪所传递的信息以及它们是如何组织人们的生活的。一个人只有能够容忍自身的不愉悦情绪，才能体验到这些情绪来来往往；也只有经历了自身的痛苦和胜利，才能真正地知道这对于另外一个人也是适用的。因此，可以将"临床医师，疗愈他们自己"改述为"情绪教练，训练他们自己"。情绪教练应该训练他们自身，或者接受训练，以确证自身的情绪，并和自身的情绪待在一起。他们需要学习使用语言符号化自身的情绪感受，评估情绪的本质，确认他们自身的非适应性情绪。最重要的是，他们需要学习如何触及他们自身积极的情绪资源来转化和抚慰非适应性的情绪。

情绪教练自身的情绪觉察，让来访者在学习掌控自身情绪的时候也非常受益。当处理来访者的情绪时，情绪教练需要真实地在场和真诚一致。情绪教练自身的情绪觉察和坦诚，有利于来访者对自身情绪的觉察和坦诚。然而，真诚一致是一个复杂的概念。因此，关于当情绪教练触及他们自身的情绪时，应该如何使用这种真诚一致，我提供了一些要点[171]。

从最初的层面来分析，真诚一致能够被分解为两个部分[172]：①觉察到自身内部体验；②坦诚，有意愿与他人沟通交流自身内部的发生过程。因此，真诚一致显然有两个组成部分：一个是内在的部分，涉及对自身体验流的觉察和坦诚；另一个是外在的部分，涉及对外的沟通交流。

"真诚一致是具有治疗性的"，需要具备一系列特定的前提、信念、意图以及态度才能使其有效。只是简单地教育年轻或新手情绪教练说，你们应该真诚一致，并不总是有帮助的。这是因为，真诚一致需要一个人有一定的人格发展水平，以及一定的智力和价值承诺。因此，真诚一致并不能单独作为一个治疗性的因素。治疗性的真诚一致，涉及觉察和坦诚，需要治疗师在不伤害来访者的态度、信念以及意图的基础上产生内部体验，并促进来访者的发展。这是心理治疗的希波克拉底誓言。

意识觉察到自身内部的体验流，并且能够和自身感受的本质相联结，这是真诚一致的两个核心组成部分[173]。内部觉察的部分被认为是具有普遍治疗性的。这对于情绪教练觉察他们自身的情绪和反应是有帮助的，因为这种觉察指导着他们，并且帮助他们在关系中变得清晰和值得信赖。这种内在的觉察和联结涉及包容性的开放、对自身每时每刻的敏感、改变体验以及完全沉浸在当下。在具有了这种当下的存在和情绪觉察之后，会更少出现语言和非语言行为的不一致，来访者会了解到他们看到的就是他们感受到的。他们学习到，情绪教练并没有隐藏什么。这有助于使来访者感到安全，降低人际焦虑，进而能够忍受更多的内在焦虑，并且因此自我探索得更深。如果情绪教练在与来访者互动时没有意识到自己的感受，那么他们可能就不会成为有效的帮手，因为他们无法触及关系中产生的重要信息。这就像在黑暗中动手术一样。治疗师知道，只有当他们对于自身的内部体验有清晰觉察，特别是当那些内部体验产生于和来访者每时每刻的互动中时，他们才会是最有效的助人者。

坦诚的例子，或者说是真诚一致中交流的部分，比起自我觉察的部分来说更复杂。有益的坦诚涉及很多人际技巧。这种坦诚并不仅是表达一个人的真实感受，更是以一种促进性的方式表达感受。因此，坦诚是一个概括性的概念，它包含了一系列的人际技巧，以及一系列的治疗性态度。这种技巧取决于三个因素：①情绪教练的态度；②特定的加工过程；③情绪教练在关系中的立场。

首先，也是最重要的，真诚一致的回应需要一种人本主义治疗师的态度，以及需要非评判的交流沟通。在生活中，一个人的真诚一致可能是破坏性的。治疗师们知道，这种破坏性的真诚一致和治疗中的真诚一致含义并不相同，因为当前有大量的关于如何真诚一致的信念和观点在定义着真诚一致。因此，我发现使用"促进性的"来定义"真诚一致"会更有帮助。情绪教练对于自身的表达，要以促进来访者的利益为出发点。

当情绪教练真诚地表达自身时，他们需要遵循一定的原则和方式。并非所有感受到的情绪都要冲动性地表达出来，而是要交流重要的核心感受。要做到这件事情，他们首先需要觉察到自身深层的体验，并且可能需要花费时间来进行反思。然后，他们需要清楚自己分享体验的意图——是为了来访者或者治疗关系，而不是为了他们自己。同样重要的是，治疗师要对表露的时机保持敏感，感知来访者是否愿意接收你提供的信息，或者是否太过脆弱而无法接收。因此，治疗师遵循的原则包括：①不仅简单地表达所有自身所感受到的；②明确表达的情绪感受是核心的或者原发的感受，而不是继发的情绪感受。另一个有助于澄清真诚一致的概念是"综合"，意思是"说出全部"。情绪教练不仅要表达体验到的核心方面，还要表达元体验——对于自身体验的体验，并交流这种感受。因此，说自己感觉烦躁或者无聊，并不是一种综合性的交流。情绪教练需要传递出对他们的表达可能会伤害来访者的担忧，并且传递出这样表达是出于澄清和提高关系的愿望，而不是破坏关系的意愿。这就是"说出全部"。

真诚一致还包括，治疗师说出他们当下的身体感受。这种感受可能会随着时间的流逝而持续存在，尽管目前尚没有以任何内在躯体的方式被感受到。同样，真诚一致还包括，治疗师说出自动捕捉到的当下的感受。这种真诚一致的表达当下或者一般性情绪，涵盖了同情以至愤怒，威胁感以至喜悦。这取决于正在被感受到的情绪是什么，它会以一种特定的方式被表达，并且带有它自身的意图。比如：愤怒，可能是在表达设立边界的意图，并且有助于解决被误解的情况；同情，可能是表达分享和安慰；恐惧，可能是最常被表达的一种方式，它告诉了另一个人自己对他的反应是什么。

除了表达自己的感受，真诚一致还包括说出自己的想法，说出自己的想象，分享自己过往的经历或者评论治疗师和来访者之间的互动。这种表达的意图可能是，传递一种理解或者处理一种关系上的困难。一个高度整合或者训练有素的情绪教练相较于未受训、自我中心的或者新手治疗师而言，可以对不同种类的情况都产生对咨询有帮助的真诚一致反应。因此，治疗性的真诚一致可以看作，涉及了一系列复杂的人际技巧和内在觉察技巧。

最后要说明的是，情绪教练在关系中的立场对于理解促进性的真诚一致非常重要。确认和揭示的立场对于促进性的真诚非常关键。确认的回应在支持性的治疗中是基础性的回应。当一个治疗师感觉到的并不是想要确认来访者的感受，而是愤怒、想要评论和拒绝时该怎么办？当治疗师无法克服这些感受时怎么办？要使真诚一致回应具有促进性，情绪感受需要以揭示的方式被表达。在促进性的真诚一致中，重要的并不是揭示的内容，而是揭示时在关系中的立场。含蓄的或者直接的揭示需要包含一种意愿或一种兴趣，即愿意和另一个人探索所揭示的内容。例如，当情绪教练被攻击或者感到愤怒的时候，他们并不是攻击回去，而是揭示性地表达说，他们正在感到愤怒。情绪教练不使用指责性的"你"语句；相反，他们对自己的情绪负责，使用"我"语句，这有助于揭示和表达他们正在感受到的情绪。最重要的是，他们并不是站在胜人一筹或者更高的位置上进行交流，而是开放性地揭示恐惧、害怕或者受伤的情绪感受。当治疗师对于来访者的经历体验到非亲和的感受、拒绝的感受或者一种丧失兴趣的感受时，就需要在真诚的交流中使用必要的技巧来表达出这样的意思，即治疗师并不想要体验到这些感受。或者治疗师可能揭示这些感受，并表达说这些情绪是阻碍咨询的问题，并且告诉来访者，他在努力拉近与来访者的距离，为了能够更好地理解来访者并感觉与来访者更亲近。在促进性的真诚一致的表达中交流负面情绪时，治疗的关键在于治疗师在揭示和表达时，立场是非主导的和亲和的。因此，当情绪教练感到愤怒的时候，一个促进性的真诚一致的方式包括，首先检查这个愤怒是否是自身的核心情绪感受，如果是，那么它需要以一种非指责性的、平等的方式揭示表达；如果不是，情绪教练在愤怒背后感受到的是受伤、贬低或者被威胁，那么真诚一致就涉及觉察这些感受，并且以一种有效的方式揭示表达出来。

例如，一个非常脆弱和易激惹的来访者在一次激烈的咨询谈话中告诉我，她讨厌我，因为我太虚伪，并且自大地以为自己理解她的感受。她说，她觉得我是试图汲取她情感的吸血鬼，尽管我自称善意，但是我确实是在毁灭她。在这种持续不断的无情攻击之下，我首先感到防御性的愤怒。但是，我成功地摆脱了愤怒，并触及愤怒背后的感受，并告诉她，我对于她的生气感到害怕。当我告诉她，我感到受伤的时候，眼泪涌上了我的眼睛。这样的揭示表达没有指责或者批评的意思，也没有直接的与权力或控制相关的意图——让她停止攻击，只是揭示和表达了那一刻我内在的感受。这种揭示表达帮助来访者停止了她的攻击，而我从她那里得到了一些对我的关心。因此，在治疗师处理自身困难情绪感受时，真诚一致的回应技巧包括，识别确认自身的内在情绪感受（这是觉察的技能），并且将这种内在体验转化为具有肯定性的表达。

治疗中的小片段：将所学用于实践

在一次咨询中，一个来访者说他感到抑郁，并且谈论到他的孤独感。我指导他将注意力聚焦在孤独感上，并对他做出共情性的回应，他感到了"巨大的孤独"。我的来访者承认了这种感受。我建议他体验这种情绪，这对于探索他抑郁背后的意义非常重要。他同意了。我继续与他的无望情绪共情，并且询问："你现在是否在你身体的任何部位感受到这种情绪？"来访者指着他的胸部。我让他把手放在那里，并说出那种感觉。他谈论了他深层的被疏离的孤独感。他说："我感觉很空，就像是我不存在，除非我向别人说些什么，或者做点什么事情。"他的孤独感泉涌而出，他开始哭泣。他清晰地表达了这种感受，并表达出他是多么渴望被触摸，他渴望有一只手可以放在他肩膀上或者胸膛上，这样就知道了他的存在；他渴望这种触摸带来的安慰和安抚感。在讲述这些的时候，他坐在椅子上轻轻地前后晃动着。我强调了他表现出来的这种动作，并且让他将其发展成为一种直接的自我安抚动作。之后，他描述了在他之前的婚姻中他感到多么的被疏远。在离婚前，他很多年都有这样的感受，并表达说，他一直感到被前妻忽视和不关心。我继续帮他探索、描述和用语言表达他的情绪感受，并帮助他共情性地反思被忽视的情绪以及希望被看到和被重视的需求。然后，来访者开始经历很多人都经历过的不可避免的过程：批评自己太软弱，太需要别人。他在这个自我贬低的过程中努力了一段时间，将他的批评用"你"语句表达了出来，假装自己是另一个人来批评自己；但是，他通过聚焦在自己更健康的方面克服了这些批评。他聚焦在婚姻中的那种孤独感所传递的信息上，并关注到自己的关系需求的正当性。这些情绪感受是非常有价值的信息，告诉了他，他想要的是什么，并且让他反思在一段相互照顾的关系中重要的是什么。他谈论到，当他的新女友想要亲近他时，他感到非常惊讶。

当来访者谈到女朋友主动亲近他时，他耸着肩膀，双手张开，肢体动作表示他对于女友亲近的反应是，不想让她靠近。我注意到他手部的动作，询问他，当女朋友亲近他的时候他是什么感受。他说，他一开始会感到焦虑，然后就会内心感到退缩。在进一步探索这种感觉时，我鼓励他首先承认这种可能不健康的恐惧，而不是回避或忽视它。他先是说觉得自己多么渺小，然后又说他不敢让任何人接近自己，因为害怕被了解和被再次拒绝。这又使他产生了被前妻抛弃的感觉——不是为了另一个男人，而是为了她的艺术事业。我跟他分享说，我能想象得出，这件事让他觉得自己是多么的无足轻重。当我让他想象他的前妻坐在他对面的椅子上时，他被拒绝的感觉被进一步唤起并变得强烈。我让他告诉她，这件事让他感到多么的不被爱着。当他体验到了这种情绪，并且忍受了这种痛苦的体验，我问他，他的需要是什么。他说他需要感到被重视和被需要，我确认和肯定了这一点。这帮助他体验到了被前妻虐待的感受。一种愤怒的感觉油然而生。他觉得自己更有力量了，因为他能对冒犯感到愤怒，而不是被拒绝和悲伤了。会谈结束时，来访者清晰地描述了他对于被爱和自我确认的需要，并且继续寻求与女友亲密关系的想法。他还说，当女友告诉他，她没有安全感，需要他的安慰时，他感到多么安心。他说他在她身上看到了自己的影子。当他对女朋友那么肯定的时候，她却没有安全感，这意味着她爱他，即使她内心也有同样的不安全感。因此，他对自己过去的关系、自己的价值以及自己在新关系中的能力进行了反思，并构建了一种新的叙事。尽管这是一个新的、暂时的观点，需要进一步验证，但它无疑标志着他对自己的看法发生了变化。这次会谈涉及我们已经讨论过的许多过程：

○ 聚焦在身体体验上。

- 聚焦在当下发生的感受上。
- 体验情绪感受。
- 克服自我批评的干扰。
- 承认不健康的情绪（恐惧和无价值感）。
- 触及自己的需求和愿望（被公平对待和被爱的需求）。
- 触及健康的情绪（愤怒）。
- 创造新的叙事意义。
- 情绪教练当下的存在和分享。

当人们探索、描述和表达他们的感受时，需要跟随他们当下的体验，就像前面的例子中的来访者所做的那样。情绪教练需要像艺术家一样工作，不断地强调和发展他们体验的各个方面，聚焦在一个用词上，聚焦在一个手势动作上，聚焦在他们头脑中的声音或他们说话的声调上。沉痛的情绪指明了一个可以深入探索的方向。一声叹息表明了一种悲伤；嘴部的形状可以表明他就要哭泣了。人们需要关注并允许自己去感受所有这些新兴的体验，直到一个核心意义出现，正如我的来访者在体验了孤独感之后渴望接触和安慰。因此，情绪训练主要是一个将注意力引导到内部线索的过程，以便来访者能够将其转化为语言，然后帮助来访者理解他们所说的话。在这个治疗的案例中，当孤独的情绪体验被唤起时，它就是鲜活的，存在于治疗室中，这时就没有必要再去寻找它。接下来的任务就是聚焦于这种情绪体验，而不是回避、控制或消灭它。来访者需要用语言把情绪表达出来，允许它的存在并理解它。这涉及确认他的情绪和需求是什么。在此之后，人们必须决定行动的方向，考虑所有重要的情绪信息以及所有的外部因素。然后，他们需要将所有这些信息整合到一个合理的行动过程中。

◎ 第五章
个案概念化和标记—指导干预

> 理性是，也只应该是情感的奴隶，除了为情感服务和服从于情感，它绝不能伪装成其他任何形式。
>
> ——大卫·休谟（David Hume）

个案概念化和标记—指导干预在整个情绪训练过程中都在使用。个案概念化是一个关于来访者核心痛苦情绪的工作假设。（这个情绪是什么？什么引发了这个情绪？有什么想法和行为在维持它？）这种假设可作为干预的临床地图。尽管它可以在整个情绪训练过程中进行修改，但作为一个总体的个案概念化，它在整个治疗过程中通常是保持一致的。

尽管在整个治疗过程中，个案概念化往往保持或多或少的稳定，但具体干预措施是基于在会谈中与来访者的即时互动来选择的。当情绪教练通过当下的存在、共情、接纳和确认创造了一个安全的环境之后，他必须聚焦于来访者呈现出的那些潜在困难的标记。然后，情绪教练对那个困难匹配相应的干预措施。来访者在会谈中呈现的问题状态被看作标记，基于这个标记选择最适合和最能帮助来访者解决问题的干预措施。这就是过程诊断的一种形式。

因此，过程诊断优先于人格诊断。这种过程诊断主要是通过对来访者的情绪问题标记进行清晰描述来实现的，这些标记表明来访者此时正处在一种特定的问题状态，而这种特定的问题状态适合特定类型的干预。例如，分裂的自我—批评标记，即一个人的一部分（批评者）正在批评另一部分（体验者），这一过程以一种富有情绪的方式进行。这个标记表明这个人此时正在努力解决这个问题，并且这个过程在当下是被激活的，因此需要被触及和解决。治疗师的干预创造了一种促进特定问题解决的环境，并且这样的干预是有助于促进来访者解决问题的，例如对于自我—批评的接纳和整合有助于解决这类问题[4]。

在本章中，我们将着眼于如何进行个案概念化，为干预提供一个框架，并介绍一些特殊的干预方法，这些方法可以在整个情绪训练过程中根据特定情绪标记，视情况而使用。

个案概念化

在情绪训练的第一阶段，在第1步和第2步，甚至在此之前（当情绪教练和潜在的新来访者第一次接触的时候），情绪教练就已经开始对案例进行过程—觉察的个案概念化。他们时刻关注来访者的体验，倾听来访者的核心情绪。个案概念化是一个高度的过程觉察，并不是只倾听来访者谈论的内容，而是要时刻跟随来访者最痛苦或最难过的感受，然后将其加入未来的加工过程中。个案概念化首要的和最重要的就是跟随来访者的痛苦，这会指导我们找到他们的核心问题。

格林伯格和戈德曼（Goldman）在2007年和2015年已经详细描述了个案概念化的步骤[18,174]，在这里进行简要的描述。在个案概念化中，过程优先于内容，过程诊断优先于人格诊断。这种过程诊断的个案概念化的核心是，治疗师使用"痛苦指南针"的隐喻。跟随来访者的痛苦，指导我们在过程中寻找到来访者的核心问题。

个案概念化一开始涉及的是：揭示来访者的叙事和观察来访者的情绪加工类型。这包含了以下的步骤：

- 倾听当前的问题。
- 确认痛苦和难过的体验。
- 触及和观察情绪加工类型。
- 揭示基于情绪的叙事。

个案概念化的过程从第一次见面，甚至是在第一次电话联系的时候就开始了，以便理解来访者当前的问题。只有进行到情绪训练的第4步，触及了核心痛苦情绪时，才能真正理解问题是什么。从一开始，治疗师就会倾听来访者的痛苦。当来访者的问题和相关的故事展开时，治疗师要在心里问自己这些问题："故事中令来访者感到最辛酸的是什么？"以及"最痛苦的是什么？"痛苦指南针指引治疗师将注意力聚焦于何处。这种对慢性持续痛苦[89,175]的确认指明了治疗的目标，这将成为解决问题的方法。

当来访者展开他们故事的时候，治疗师可以观察到他们情绪加工类型的各种方面。通过这个框架，治疗师触及并评估情绪加工的方式。在早期，治疗师会观察来访者的情绪是否被过度调节或调节不足，这些情绪是原发的、继发的还是工具性的[90]；并且评估这些情绪是有效的还是无效的[158]。这些评估在早期个案概念化过程中被看作关键性的，因为它们告诉了治疗师要如何进行干预。观察来访者的非语言表达有助于完成这种情绪评估，比如面部表情、说话的语调以及说话的方式。还可以评估其他方面，比如来访者的情感意义状态[14]、来访者的语气[176]、情绪唤起[177]以及来访者体验的深入程度[178]。这样，以情绪为基础的叙事就会更充分地展开，治疗师可以专注地倾听来访者的故事，并被故事中弥漫的情绪基调所打动。来访者的故事揭示了他们的感受是什么以及对谁有这样的感受，还有他们潜在的需要或担忧是什么，这些担忧可能已经得到了解决，也可能没有得到解决。

通过个案概念化来确认核心痛苦情绪，治疗师与来访者共同创造了一个聚焦点。在情绪训练过程的第4步，当情绪教练帮助来访者抵达原发情绪感受的时候，就开始了这种对于来访者核心痛苦情绪的个案概念化。当情绪教练帮助来访者评估这种情绪是健康还是不健康的时候，就开始了第5步。个案概念化有6个主要方面。为了帮助记忆，可以将个案概念化的6个方面的首字母缩写为MENSIT。

> Markers 标记
> Emotion 情绪*
> Needs 需要
> Secondary emotions 继发情绪
> Interruptions 干扰因素
> Themes 主题
>
> *核心图式

MENSIT过程帮助治疗师和来访者共同建构了一个叙事，这个叙事将当前的问题、触发的刺激以及行为的后果联系起来。回避性的行为后果是来访者应对他们核心痛苦情绪的一种方式。

当情绪教练在聚焦当下的基础上确认来访者状态、确认与核心议题有关的标记以及任务内的微标记时，个案概念化就贯穿在整个情绪训练过程中。此外，当新的意义浮现时，情绪教练可以评估新浮现的叙述如何与当前的问题联系起来，并且判断变化的程度以及是否准备好了结束[†]。

---

† 参见Goldman & Greenberg, 2015, 其中更详细地解释了个案概念化。

标记—指导干预

情绪训练方法的一个标志性特征就是标记—指导干预。研究表明，在治疗中，来访者会进入特定问题性的情绪加工状态，这些状态可以通过咨询中具有潜在情绪问题标记的陈述和行为来识别，而且这些状态为特定类型的有效干预提供了契机[4]。来访者的标记不仅表明了来访者的状态和可以使用的特定干预类型，也表明了来访者当前是准备好了针对这个问题进行工作的。正如我之前所说，情绪教练会识别出各种类型的有问题的情绪加工标记，并且以最适合这些问题的特定方式进行干预。每个标记—指导干预任务都经过了深入和广泛的研究，确定了解决之道的关键组成部分以及解决该问题的具体形式[4]。因此，这种真实变化过程的模型可以作为指导干预的地图。

总结在表5-1中的干预措施，可以帮助人们触及自己的核心不健康情绪。这些干预措施在第一阶段抵达原发情绪的第4步中应用得最广泛，在第二阶段的离开情绪过程中也很重要。它们有助于在第6步中识别与不健康情绪相关的消极声音；帮助在第7步中触及核心痛苦情绪中的内心需要；然后在第8步中帮助产生新的、健康的、情绪性的反应。以下各节将指明每一种标记最合适的干预是什么。

表5-1 标记、干预以及最终状态

基于共情的任务标记	任务	过程	最终状态
脆弱感（自我耗竭有关的痛苦情绪）	共情性确认	触底反弹	自我确认（感到被理解、有希望感和有力量感）
不清晰的感受（模糊的、外部的或者抽象的情绪）	聚焦体验	感受的象征化	身体感觉的转化；有意愿将这种方法应用推广到治疗之外
问题性反应（对于特定情境的过激反应）	系统性的激活展开	触及内隐的记忆	对于自我和世界的新观点
自我评价分裂	双椅对话	坚信自我和软化批评	自我接纳、整合
自我阻碍分裂	双椅扮演	解释一个人如何自我阻碍，体验主体感	表达、赋权

续表

基于共情的任务标记	任务	过程	最终状态
未完成事件	空椅工作	对于怨恨、未满足的需求释怀	确认自我；理解、原谅他人或者认清他人的责任
痛苦的情绪	富有同情心的自我安抚	哀悼未满足的需求，对自己富有同情心	平静、身体放松、有安全感

对脆弱感的共情性确认

当来访者呈现出脆弱感的标记（vulnerability marker）时，应该选择的干预策略是共情性确认（empathic affirmation）。这种脆弱感的标记表明，来访者正浮现出一种跟耗竭、弱小、自我羞耻或者无助有关的深层感受。这是一种原发性的耗竭状态。来访者第一次处在这样一种状态中时，往往可能不太情愿在治疗师面前表露出来，他会挣扎于强烈的脆弱感、绝望、无助或者个人羞耻感中。治疗师可以感觉到，来访者正在体验一种无所不在的枯竭感，并且耗尽了所有的情感资源。治疗师的任务是提供一种共情性的存在，接纳并确认来访者的体验，无论来访者正在体验到什么，允许来访者沉入自身的耗竭感、无助、绝望或羞耻感中。在共情性确认中，治疗师确认来访者的体验，并且非常明确的一点是，不鼓励来访者此时去探索其他的体验感受。治疗师与来访者的脆弱感同调，传递理解和接纳，并且试图不做任何事情来指导来访者，只是简单地跟随和理解。治疗师以这样的方式跟随和确认来访者的体验，有助于来访者深入体验，并且在来访者开始自发性地触底反弹朝向希望之前，触及这种体验的底部。在处理脆弱感的过程中，来访者展露了自我的一个侧面，这个侧面一直以来是被隐藏的。

丹尼尔·斯特恩（Daniel Stern）在描述照料者与婴儿的情绪同调时，讲解了一个儿童是如何从这种镜映式的情绪反应中建立强烈自我意识的[38]。他解释说，当婴儿很兴奋地敲击物体时，如果照料者可以通过声音和面部表情热情地镜映婴儿的兴奋感，那么这个婴儿将从内部和外部都感受到兴奋的体验，因此建立起强烈而清晰的自我兴奋感。这种互动增加了婴儿的自我活力感。然而，如果照料者情绪低落或者反应迟钝，未能镜映婴儿的情感，则婴儿会感到自己内部的兴奋感和外部无镜映反应之间的矛盾，对于正在发生的事情感到困惑，因此无法形成一种清晰的自我兴奋感。婴儿的体验没有得到确认，因此他的活力就会下降。这种情况同样适用于来访者，当来访者表达、诉说或者体验他们的无助和耗竭感时。治疗师的反应要在音调、节奏和内容上镜映来访者的体验（例如，"感觉就像是泄了气，什么都抓不住"），确认来访者的体验，这将帮助来访者建立清晰的自我感受，比如感觉无助。这种确认，匹配了来访者内部和外部的体验，有利于来访者感觉被看到和被确认。这打破了来访者的孤立状态，并且提供了再次开始行动的活力，并引发了充满活力的反应，例如来访者可能会说："是的，这正是我的真实感受。"

在这样的过程中，对于治疗师来说非常重要的一点是，要保持一种确认的立场，并且不急于改变什么。如果治疗师不是无条件地相信来访者的内在韧性以及反弹的能力，是很难做到这点的。这项任务的解决方案是，增加来访者的活力和自我方向感，同时降低来访者的隔离感。需要注意的是，当在处理其他任务的工作中，如果出现了脆弱感，那么处理这种感受是最首要的，因为如果没有处理这种自我的脆弱感，那么来访者就不会出现希望感和可能性，也就没有能量来处理其他的议题。

对模糊或不清晰的感受的聚焦体验

聚焦体验（experiential focusing），源自根德林（Gendlin）的工作[159]，是对恍惚、模糊或不清晰的感受进行的一种干预措施。这种不清晰的感受表明一个人正处在一种体验的表层状态，对这种感受感到困惑，并且不能清晰地理解这种感受，"我就是有一种感受，但是不知道它是什么"。此时，治疗师指导来访者将注意力放在体验的身体方面，并保持好奇心，体验这种身体感受并将其语言化。这样干预的结果是产生了一种身体感觉的转化并且创造出新的意义。

例如，一个来访者可能以一种理智的或者外在的方式说话，绕着圈子说个不停，但是没有触及其中的重点。这里有一种不确定的感受，并且不触及内部感受或者和内部感受保持着距离。这种情况下，治疗师建议来访者把注意力聚焦在这种不清晰的感受上。治疗师温和地建议来访者慢下来，并关注内在，让他们去关注身体上的什么地方有这样的感受，并看看此刻这个感受是什么，询问自己："我现在是怎么了？"然后看看会发生什么。当确定了这些主观的身体感受之后，治疗师可以让来访者确认一种感受或问题，这种感受是他们想要聚焦或体验的。当来访者涌现出一些词汇或者画面时，可以用来检验是否和内部的感受相契合。如果这些词语和画面的标签并不契合，来访者需要继续寻找更适合他们体验的标签。

在聚焦体验过程中，来访者被要求不断地根据他们的体验来匹配相应的词语，直到他们找到一种感觉："是的，这就是我体验到的。"这将会导致一种身体感觉的转化。最终的解决结果是，发展出一种对这个感受的准确的标签，伴随一种放松的体验，以及将这种"感觉转化"的学习带到治疗室之外的生活中去实践。聚焦在身体感觉上的方法很多时候可以加深体验，这种方法也可以用在其他的干预中。

对问题性反应的系统性激活展开

当遇到有问题的反应时，使用系统性激活展开（systematic evocative unfolding）的干预措施。在这样的例子中，当来访者遇到某个特定的情境时，会对自己的反应感到困惑[4]。例如，一个来访者说："在来治疗的路上，我看到了一只耷拉着长耳朵的小狗，我突然感觉很悲伤，我不知道为什么。"问题性反应是系统性激活展开的一个契机。这种形式的干预包括，激活生动的感受来促进对于当时情境和反应的重新体验，以此来建立情境、认知和情绪反应的连接，并最终抵达情境中隐含的意义，使来访者理解自身的反应。最终的解决结果是，对自我的运作有新的认识。

系统性激活展开任务包括，帮助来访者直接而生动地细化之前的浓缩叙事，这样扩展了那个时刻，以便能够展开体验中的微小要素，这些要素编码在我们的记忆中，但并不出现在一开始的浓缩叙事中。我们知道的往往比我们说出来的要多，因此，当我们在进行情绪训练时，我们慢速地并带有好奇心地重新激活那个情境，从而触及那些记忆中已经存储的体验性的时刻。

这种激活是为了触及来访者关于某个特定事件的记忆，以便重构那个事件、唤起感受并对发生的事情进行主观解释。首先，让来访者详细描述那个事件或情景。这样做的目标是让发生的事情就像是电影一样在眼前发生，治疗师和来访者就对于发生的事情有了一个鲜活的感觉。治疗师在建构的过程中就能有所帮助。当来访者对事件进行具体而详细的描述时，治疗师可以帮助来访者时刻追踪他的情绪反应，以此来准确定情绪反应发生改变的时刻，这样可以确认事件中的触发点或者刺激，并了解它是如何被解释的。

当来访者出现一个问题性的反应时，治疗师指导来访者转述这个令人困惑的时刻，找出这个时刻的前因后果以及来访者是对其中的什么有所反应。治疗师帮助来访者探索先前的情景和在这种情景下的内心情绪反应，交替地进行这两种探索。治疗师会说一些话使来访者回想起当时的情景，比如，"你在那里，穿着西装打着领带，站在楼梯的底部，手里拿着公文包，准备去上班。你的妻子站在楼梯的顶部，还穿着睡袍，低头看着你。"通过来访者告知的元素，治疗师描绘了一个画面，然后让来访者进入画面的中心，指导来访者将注意力聚焦在当时自己的身体感觉上。当来访者重新进入那个情景时，他重新体验到了他的反应。治疗师鼓励来访者在体验中寻找问题反应发生的确切瞬间，以及它的触发点。来访者和治疗师寻找在情境中最明显的刺激是什么，并看看它是如何被解释的，比如他的妻子站在高处眼神往下通过鼻子看着他，他将这种注视看作一种蔑视，并引发了他的羞耻感。以此来探索他的羞耻感，并发现它的源头是父亲曾经羞辱过他。这个处理的结果是，可以让来访者理解自己感到困惑的反应。然而，这样的理解通常只是一个自我反思的开始，之后来访者会触及核心情绪图式以及与此相关的自我，例如这个男人，他与父亲的关系中的羞耻感和无能感，在妻子的注视下被激活，并将妻子的行为解释为是在轻蔑自己。这种解决方案的最终结果是，产生一种清晰的自我转化，伴随一种自我赋权感，并将这种新观点应用到生活的改变中。

对自我批评分裂的双椅对话

当来访者表现出一种自我分裂时，可以使用双椅对话（two-chair dialogues）[179,180]。在自我分裂的时候，自我的一部分和另一部分相冲突。最经常需要处理的是自我批评的部分，在这种类型的分裂中，来访者自我的一部分批评另一个部分，例如批评体验性的自我。举个例子，一个女性感到无助和失败，同时她对于自己的退缩又感到非常生气，"我失败了，并且我不如我的同事好"。这种自我批评的分裂，为双椅对话工作提供了契机。在这个过程中，自我的两个部分被置于不同的椅子上，以进行相互的交谈，从而使这两个部分保持在一种鲜活的连接中。在这样的对话中，治疗师首先辨识出自我批评的声音，然后鼓励来访者坐在一张椅子上用自我批评的声音开始批评自己。之后，治疗师指导来访者在两把椅子之间来回移动，由此鲜活地呈现了批评性的部分和对批评有情绪性反应的部分之间的内部对话。

在对话的一开始，来访者觉察到持续不断的自我批评的声音，以及这种声音带来的无助或羞耻。此时，来访者可能会对自己用一种严厉刻薄的声音说："你这个懦夫，你是个卑劣的、没用的人。"表达这种批评的关键是要尽可能具体，比如，"你昨天和女朋友的谈话完全被你搞砸了"。这样做是为了能够尽可能激活特定具体情境下的自我情绪反应。之后，来访者被要求坐在另一把自我的椅子上，询问被批评时的情绪反应，不是那种一般性的继发的情绪反应（例如"我感觉很糟糕"），而是此刻真实发生在身体上的分化的感受，一种原发的感受，例如，"我感觉整个人瘫痪了，想要钻到地底下"。越是对特定具体事件中批评的体验（例如，昨天会议上的失败和退缩），越能够激活情节性的、情境性的和情绪性的记忆。当治疗师帮助来访者辨识了这些批评性的声音之后，就更容易帮助来访者分离出一个更健康的、自我支持的声音。一旦这些恶毒的、轻蔑的内部声音被辨识出来，人们往往会认识到，这些声音与所发生的事情并不相称。这有助于来访者克服它。

有些时候，这种内部的声音可能会自发地表现为过度保护的抑制。它可能会说："小心点，你可能会受伤的。"或者它可能像一个有帮助的老师一样说："你应该更努力一些。"不幸的是，随着这种声音的发展，它往往会变成具有高攻击性的、恶意的和自我贬低性的。情绪教练的工作就是帮助来访者觉察到这种声音，并且理解这些破坏性的想法给他们所造成的痛苦。这些自我批评性的态度听起来往往很像是曾经的照料者对他说过的话，而现在，这个人已经接受了所有的那些批评，并对自己重复这些批评。这就好像是一个消极的父母或者重要他人活在这个人的脑子中一样。当这些核心的批评被清晰地表达出来，并且被认为是源自他人的攻击时，这些破坏性的想法才会被克服。这样，人们就能更容易地使用他们内心中的另一种声音来与之对抗。

在一开始的对话中，目标是帮助来访者意识到不断出现的自我批评的声音，以及它的影响。伴随这些批评而来的对自我的轻蔑，唤起了最糟糕的情绪感受，通常是无力感、无助感和绝望感，最终会引发更原发的核心羞耻感[181]。

通常，在面对自我批评时，体验性的自我最初的反应是陷入一种没有心理弹性的绝望中。对话非常关键的一步是，唤起核心的非适应性感受，通常是对自己的缺点感到羞耻，或者对自己独立生存的能力感到焦虑或恐惧。然后，治疗师帮助来访者触及在非适应性情绪中和新产生的体验中的需求，并对批评性的声音表达这种需求。这将会导致一种对自我的坚定，并引发与批评性声音的抗争[182]。这是具有心理弹性的自我开始浮现的时刻。适应性的需求是自我心理弹性的核心，这对于生存和发展至关重要。这些需求与行动倾向相关，并指导来访者实现与自身福祉高度相关的目标，帮助来访者调动新的情绪以满足需求。最终，批评性的声音软化为更有同情心的声音，以此来解决自我批评的分裂，这种声音中的需求得到承认并且被整合，变得更加自我接纳*。

其他形式的自我冲突分裂也已经被描绘出来。自我决定性的冲突是指一个人在两种不同的行动决定之间摇摆（例如，结束这段关系还是继续这段关系）。在自我批评分裂的归因形式中，来访者对于他人的批评或控制是非常敏感的，来访者会说"他们认为我是笨蛋，觉得我太自私，认为我敏感多事儿"等。这种情况可以理解为，来访者将对自己的批评向外投射到了其他人身上或者外部情境上。在这种情况下，来访者被要求在对话中扮演那个批评他的人或者那个外部的情境。自我批评的分裂也经常演变为一种与内摄性的批评者的对话，通常是内化的批评性的父母的声音，但是来访者现在对自己说这些话："你乱七八糟的，你没有责任感。"这种情况下，来访者被邀请扮演"头脑中的母亲"，并坐在批评的椅子上作为母亲批评自己。此外，在焦虑或者抑郁的来访者身上经常可以发现焦虑分裂和抑郁分裂的形式。在抑郁的时候，批评者通常是高度轻蔑的，而在焦虑的时候，批评者往往是灾难化和过度保护的。最后，意识到训练过程将两个部分分割开是有帮助的，但最好不要沉浸于这种分裂中。在这个过程中，另一个部分会指导或鼓励自我去做一些事情或者去体验一些不同的感受，例如，"你应该更加有自信，不要这么抑郁沮丧，开始行动起来"等。指导者的分割是一种次级的加工，是一个人试图让自己恢复正常状态的过程。尽管这并非一个很容易看到效果的工作，但是，它可以帮助来访者

---

* 详见Elliott, Watson, Goldman, & Greenberg, 2003; Greenberg, Rice, & Elliott, 1993。

确认正在挣扎的真正困难是什么，并触及更基础性的自我分裂带来的痛苦。真正的困难是这个人感觉自己没有信心，感到抑郁沮丧，或者一直拖延。这是一个好的时机，来触及导致低自信、抑郁或拖延的自我批评分裂加工。如果来访者只是对自己说，"你应该更有信心，不要那么抑郁沮丧，或者就是因为你什么事情都没有做所以才感觉自己没用"，那么批评者的自我部分也会发出批评，例如，"你真笨，你真丑，你太烦人了，或者你太不完美了，如果你去尝试就会失败的"，等等。

在抑郁型的分裂中，自我批评的声音主要是对自我的负面评价。而在焦虑型的分裂中，那些声音并不是批评自己，而是对未来有灾难化的想法。焦虑的根本目的通常是保护个体不受潜在的灾难、伤害或失败的影响。对焦虑型分裂运用双椅对话时，尽管整个过程是相同的，但还是会遵循一些稍微不同的路径，也有一些不一样的组成部分。在另一把椅子上坐着的是一个容易有灾难化想法的人*，而不是一个批评者，这个灾难者担心在不久的将来会发生什么事情，或者觉得有一个评判者一直看着自己。当这种类型的对话解决的时候，自我变得坚定，灾难化的想法软化成恐惧，这时往往需要不断成长的自信心保证自己将不会再受伤，不再那么鲁莽行事，也不会那么冒险。在这个过程中，倾听自我的焦虑是非常重要的，同样重要的是让恐惧的部分放松下来。

值得注意的是，双椅工作可以在没有对话的情况下完成。当批评者非常苛刻，或者来访者发现很难进入扮演的状态，自我批评的工作可以完全通过提问和情绪反映来进行。一次只处理自我的一个部分或者一个声音，然后依次处理其他部分。但是，双椅对话的扮演更有优势，它更能够活化冲突，并且更能触及内在对话的非语言元素。

对自我阻碍分裂的双椅扮演

针对自我阻碍（self-interruption）分裂标记的双椅扮演（two-chair enactments）可以用来处理即时的、咨询中的情绪性回避或情绪隔离议题[4]。来访者经常主动地阻断或者压抑自己的感受，这种自我阻碍的一个标志就是，一部分的自我打断或者限制了情绪性的体验和表达："我能够感到眼泪涌上心

---

*　后文将其称为灾难者。——编辑注

头,但是我只能绷紧自己,把它们吸回去,我没有办法哭出来。"在处理这种对于情绪的阻碍时,特别有效的干预是,来访者进行一个想象的阻碍者和被阻碍者的对话,并在对话中扮演出阻碍的过程[4]。这种扮演与之前批评者的双椅对话有所不同。相比于自我批评分裂,自我阻碍分裂的标志是反对自我,而不是对自我的评价,它们通常会有更多非语言层面、身体层面的表达,或者有时纯粹是非语言层面的表达,例如头疼或者胸闷。在处理自我阻碍分裂的工作中,治疗师的目标是提高来访者对自我阻碍过程的觉察,并且帮助来访者处理被阻碍或被否定的内在体验。

在双椅扮演中,来访者通过扮演来使阻碍者的部分变得清晰化,从而对于如何被阻碍有所觉察。治疗师指导来访者进行扮演,通过身体行为(窒息或者不让说话)、隐喻(关在牢笼里)或者语言("闭嘴,不要去在意感受,安静,你不这么做就会死")等,感受到被阻碍者的主体部分的体验,然后可以对阻碍者的部分进行反应,并挑战阻碍者的部分。最终解决的结果是将先前被阻碍的体验表达出来。

自我阻碍最常见的标记是,顺从放弃、感觉被阻碍、感觉深陷其中或者普遍的没有感觉。这些表现通常伴随身体症状,例如感觉被压迫、压力大、受阻碍、胸闷或者脖子疼。在这些情况下,原发情绪或需要被完全阻碍,以至于来访者意识不到它们。在创伤中,例如关闭、麻木和解离这样的过程,在遭遇创伤性事件时可能是适应性的,但是在当下干扰了对于创伤性体验的整合。这些阻碍是非常需要被克服的。自我阻碍者的部分通常也是自我保护性质的,并且本质上受到恐惧的驱使,例如,一个人不让自己冒险敞开心扉,是因为害怕再次受到伤害。

在双椅扮演过程中,当出现自我阻碍的标记时,治疗师鼓励来访者演出他们是如何阻碍自我感受的,使来访者将其特定的禁令语言化,将在自我阻碍过程中的肌肉收缩夸大地表现出来,或者鼓励来访者采取自我保护行动[4]。最后,这种扮演激活了某种反应,通常是想要活下去的抗议,或者是对于压抑的反抗。然后,体验性地自我挑战那些禁令、压抑的想法或者肌肉的紧缩,被压抑的情绪突破限制而获得爆发。由此,治疗帮助那些具有阻碍性的活动去自动化。来访者通过将阻碍过程带入觉察意识,并扮演它们,来进行去自动化的过程。在这个过程中,来访者确认了阻碍中保护性的方面,体验到了控制感,这时，来访者已经准备好体验被阻碍的部分了。最终，治疗师指导来访者向让他生气的人表达那些被压抑的情绪。

当人们表达一种情绪时，肌肉组织会从生理学层面参与到这种情绪表达中。当人们抑制情绪时，肌肉组织也同样参与其中。一个人已经准备好了去表达某种情绪，但是控制住了自己的情绪。这些准备好了的、未完成的情绪中隐含了一种想要完成表达的欲望。然而，持续紧绷的肌肉组织会使这个人感觉不到悲伤、愤怒、绝望或者沮丧。自我阻碍工作的目标是提高对自我阻碍过程的觉察，帮助来访者触及并允许那些被抑制或被否认的内部体验。抑制情绪或者回避情绪，或者对情绪的防御，都被视为一种努力自我保护的表现。佩尔斯（Perls）认为，人们通过确认那些阻碍性的部分[40]，可以将其转化为助益性的部分。一个人通过承认他正在做的事情，可以重新找回自己阻碍者的部分，以及被阻碍的部分。这种对话涉及了自我的接纳，并增加了对于自我阻碍的觉察。一旦来访者这样做了，这个阻碍过程就变得意识化，变得可控。来访者不再是受害者，而是一个主体。重要的是，认识到阻碍过程的积极、保护性的功能，使来访者意识觉察到阻碍过程，进而认同接纳这个过程为自我的一部分。

对未完成事件的空椅对话

空椅对话（empty-chair work）的目标是帮助来访者处理对成长过程中重要他人（大多数是父母）的那些遗留的糟糕感受（通常是悲伤和愤怒）。这种标记被称作"未完成事件"（unfinished business），涉及对于某个重要他人的遗留的糟糕感受，通常是以受伤、责怪或者抱怨的方式出现。例如，在治疗的早期，一个来访者说："在我5岁生日的时候，我父亲忘记了来找我，没有把我接走，当时我就坐在我们房子外的台阶上一直等着他，但是他没有来，甚至后来我结婚，他都没有来。"这类未完成事件指向了一个重要他人，需要使用空椅干预。未完成事件的标记通常有：与被抛弃和不安全有关的依恋性情感，以及与自我认同有关的不被确认感和被贬低感。当来访者表示感到孤独、被抛弃、不被爱、被忽略或被拒绝时，或者在成长过程中被重要他人伤害并对其感到愤怒时，这就是邀请来访者进行空椅对话的契机。未完成事件的常见标记是继发的反应性情绪，特别是责怪或抱怨的情绪。例如，一个来访者在第一次会谈的时候表达了她对母亲的抱怨和无奈,她说:"她是一个糟糕的妈妈。她一直都是那样,只在乎自己。她太自私了,我不再想要试图修复和她的关系了。"

运用空椅对话时,来访者激活了他们内部的重要他人影像,体验和探索与重要他人的情感性关系,并理解它们。空椅对话是指来访者向想象的坐在空椅子上的他人表达未解决的情绪感受,这已经被证实对于解决未完成事件是非常有帮助的[127,183]。由此,来访者会触及先前未被满足的需求,并且转化对于他人和自我的看法。最终的解决涉及:澄清他人应负有的责任,或者理解、原谅他人。

空椅对话干预基于这样一种理念,即原发的适应性情绪(例如,丧失时的悲伤、被侵犯时的愤怒)需要被完全地表达出来,由此使来访者可以触及他们未被满足的需求,并确认与这些情绪有关的有用行动。在空椅对话中,愤怒和悲伤通常是同一枚硬币的两面,无论谁先谁后出现,它们都需要被表达出来。对于那些已经采用保护性的强硬外壳保护自己的人来说,需要表达的是悲伤和孤独的被抛弃感;对于更具有依赖性的人来说,需要表达的往往是愤怒。

在这项任务中,治疗师建议来访者想象那个他人坐在空椅子上,并且向其表达未解决的情绪感受。在适当的情况下,治疗师指导来访者扮演那个他人,并以那个人的消极的态度对自己说话。例如,治疗师邀请一个来访者想象之前提到的那个父亲坐在空椅子上,在几次会谈过程中,她充分表达了自己的受伤和愤怒,并哀悼了理想父亲的丧失,从而以一种新的视角看待父亲。她知道了父亲不懂得怎么爱别人,因为父亲也从来没有被爱过。由此,在空椅对话的过程中,她对父亲的态度开始软化,并感到更多的理解和释怀。在生活中,她和父亲的关系变得更融洽。最终的解决涉及:重建自我—他人的关系图式,产生对自我更积极的态度,对他人有更不同、更分化的态度。

在空椅对话开始的时候,治疗师必须确认来访者正在与想象的他人进行接触。通过唤起对于那个他人在场的感觉,确保来访者正在以直接的、即时的方式体验那个他人真实或想象的在场,这对于激活有问题的情绪图式记忆很重要。扮演那个他人,并模仿其做出伤害性的行为,对于激活情绪性反应也是重要的。这种扮演他人的目的是提高"那个他人"的刺激强度,从而唤起来访者对于"那个他人"的情绪性反应。一旦已经扮演出了那个他人的消极行为和态度，下一步就是触及来访者对此的情绪性反应。随着治疗师仔细的、同调的跟随以及镜映，来访者对于那个他人的相关情绪会浮现出来。

在空椅对话的整个过程中，治疗师聚焦于鼓励来访者表达对于那个他人的情绪。对话最重要的目标是，超越这些情绪反应，区分潜在的意义和感受，并鼓励原发情绪状态的表达。继发性质的抱怨情绪必须被分化为更基本的成分，如愤怒和悲伤。在空椅对话工作中出现的其他典型的继发情绪还包括：绝望、无奈、沮丧和焦虑。它们通常以一种外在的、直接的指责性的口吻表现出来。治疗师承认并帮助来访者处理这些继发情绪，但是更重要的是，鼓励"纯粹"原发情绪的表达，例如"我恨你"或者"我想念你在我身旁的时光"，而不只是说，"你是一个混蛋"或者"你为什么忽略我？"在一开始的体验和表达中，继发情绪和原发情绪通常是混在一起、乱七八糟的。例如，抱怨这种情绪，充满了愤怒和悲伤，通常是以发问的形式出现，"你为什么不能更？……"或者"你为什么？……我只是想知道为什么。"重要的是，帮助来访者超越抱怨的表达和继发的反应，使来访者可以向那个想象的他人表达原发的情绪，例如悲伤、愤怒、害怕和羞耻等。愤怒和悲伤经常一起被体验到，将这两种原发情绪分开，并分别进行体验、符号化和表达是很有帮助的。在被虐待的案例中，首先需要触及那些已经综合在一起的非适应性的恐惧感、羞耻感和厌恶感，并对它们进行确认和再加工，直到来访者准备好了之后再触及原发的愤怒和悲伤[2]。在这种干预中，表达原发情绪通常会遇到阻碍，需要处理解决这些阻碍，最终触及核心情绪，并且允许这种核心情绪被充分表达。

当情绪已经分化，表达的阻碍被解除后，原发情绪会被唤起，这是解决这类问题的先决条件。人们发现，原发情绪的唤起是改变对他人看法的重要前兆。如果没有原发情绪的唤起，很难会有对他人看法的改变[183]。在处理这个阶段的情绪时，治疗师需要知道，一旦原发情绪被充分、自由地表达，它们的进展会很快。愤怒和悲伤通常会依次出现。因此，当原发的悲伤被充分地表达之后，原发的适应性愤怒就会迅速地出现，并产生自我的界限感。同样地，当适应性的愤怒被充分表达之后，来访者会承认丧失和背叛的痛苦，并对丧失进行哀悼。

至关重要的下一步是，促进来访者确认和表达那些未被满足的基本的人际需求，包括依恋、分离或者确认的需求。在原生关系中，来访者从未表达这些需求，因为他们觉得他们没有资格这么做，因此这些需求也不会被满足。更有效的需求表达是，来访者认为这些需求属于并且来自自我，并且有一种这是自己应得的权利的感觉，而不是把这些需求当作被他人剥夺的，并指责他人。因此，这种需求的表达就是一种宣言，即这些需求理应得到满足，而不是一种绝望的、得不到的表达。这一步是非常重要的，它帮助来访者建立主体感，并与他人相区分。在这个阶段，治疗师只是跟随来访者，并鼓励他们表达情绪和需求。此外，治疗师还帮助来访者符号化和明确界限，例如，对于侵犯说"不"，或者重申他们的权利。治疗师发现，在来访者的早期体验中，他们经常感到必须否认自己的基本需求，因此他们不会自动化地关注和表达这些需求。因此，治疗师倾听来访者的需求，当他们形成自己的需求时，治疗师需要迅速地确认这些需求，并鼓励来访者表达它们。一个透彻的对情绪感受的探索，必然伴随着相关需求的表达。

　　当来访者表达了需求和新的情绪之后，治疗师邀请来访者坐到那个他人的椅子上，看看那个他人是否变得更有回应性了。如果那个他人变得温和，并且承认其造成的痛苦和伤害，那么这就开启了新的促进性的对话。有很多的方法可以使那个他人变得更有回应性，或者让那个他人变得不那么强硬：理想的情况下是通过触及正向依恋和认同，在那些对重要他人有确认性体验的记忆中，或者通过让那个他人对来访者的主体自我有同调共情性的回应。如果这样不行，想象那些能够满足来访者需求的有回应性的养育者的画面，或者触及一个慰藉性的、精神性的或者宗教性的形象也可以。此外，来访者可能会共情性地理解那个他人的内在世界，并因此改变对于那个他人的看法。

　　当来访者的需求无法被他人满足时，来访者必须意识到他们是有权利获得需求的满足的。这样往往可以使来访者对于"未满足的需求"释怀，这是一个重要的过程。在空椅对话中，治疗师支持并促使来访者对"未满足的希望和期待"得到释怀。当来访者表达了原发情绪后依然不能释怀时，治疗师可以帮助来访者探索和评估那些未满足的需求是否能够被他人满足，如果不能被满足，治疗师帮助来访者探索执着于这些需求的影响。在这种情况下，治疗师可以邀请来访者向重要他人这样表达："我不会放下你的"或者"我一直希望你能够改变"。释怀往往会产生新一轮的哀伤，来访者对不能满足他们需求的重要他人进行哀悼。这部分通常是最令人难受和痛苦的。一旦人们能够真正地对于他们未曾有过的父母进行哀悼，那么他们就能够释怀并且继续成长。

通过情绪的唤起和表达，并明确自身需求的正当性，来访者可以放下愤怒和伤痛，并扩展对于他人的看法。最终解决的结果是，来访者意识到自身的重要性，并且能够放下先前未完成的糟糕感受。这种释怀主要通过以下三种方式来达成：①意识到他人应该对侵犯行为负责并明确自我界限；②对未满足的需求释怀；③增加对于他人的理解并宽恕他人过往的错误。在非虐待性的案例中，来访者能够更好地理解他人，以同理心、同情心看待他人，甚至宽恕他人。在虐待性或者创伤性的案例中，来访者往往通过意识到他人应该对伤害性的行为负责，以此来释怀和成长，也有可能会产生对于他人的同情和宽恕。未完成的事件可以通过双椅对话或者使用意象来完成，并不一定非要用空椅技术。但如果来访者在直接面对施虐者时感到太强的压倒性情绪，可以尝试空椅技术。

对于经历过创伤的来访者，当前的困难往往会唤起不想要的记忆、情绪性痛苦和脆弱感。创伤性的情绪需要被管理，但是持久的改变不仅要处理创伤性的症状，还需要重组和加强自我[7]。人们在重新面对创伤的根源或者进行空椅对话时，往往会感到矛盾。一方面，他们在试图摆脱侵入性的记忆；另一方面，这种尝试可能会让他们体验到巨大的痛苦，以至于可能造成二次创伤。因此，只有具有了稳固的治疗关系，并且来访者感觉已经准备好面对他们的创伤之后，才建议使用空椅技术[7]。

空椅对话会引起高强度的唤起和情绪激发。当来访者已经处于高情绪唤起状态时，即使是对着空椅讲话，他们也可能会体验到淹没性的感受。当来访者一开始就情绪激动时，最好不要让来访者扮演对方的角色，而是坐在自己的椅子上，向重要他人表达那些未完成的情绪感受，或者向治疗师表达。一般来说，在空椅对话中，治疗师需要同来访者的情绪唤起保持持续的共情性同调，并且评估来访者和治疗师在一起是否感到足够安全，来决定暂停或者继续工作。

对痛苦情绪的富有同情的自我安抚

自我安抚的标记是情绪性的痛苦。典型的痛苦是，有强烈的人际需求（例如，想要被爱、想得到确认），却没有得到他人的满足。干预的方法是，想象重新进入当时未被满足的或者未被确认的情境，然后提供一些当时没有得到的安抚。邀请来访者想象自己作为成年人再次回到被激活的情境，并提供一个修复性的回应或者对话。在对话中，可以询问来访者，你作为一个成年人是否可以安慰一下那个受伤的小孩。目标是让来访者唤起对自我的同情。通过内化一个同调的共情性治疗师，来访者可以内化一些特质，从而出现自我同情和自我共情。这种内化可能需要花费数年的时间。这项工作可以直接通过建议来访者作为一个成年人来安慰受伤的自己来实现。

当一个人表达了大量的自我谴责或者自我责备，感到非常孤独和无助，情绪上很痛苦，并且没有任何自我安慰的能力时，这是最适用的。对于通过自伤或者擅自服药来调节情绪的人来说，这种干预方式往往是适用的。在干预过程中，情绪教练邀请来访者想象面前的椅子上坐着一个小孩儿，这个孩子遭受过来访者曾经的痛苦。情绪教练描述来访者曾经叙述的经历中痛苦的细节，以激活那个孩子的困难状态，并询问来访者："你会对那个孩子说些什么？当你看着这个孩子的时候，有什么体验和感受？"这通常会引起对那个孩子及其处境的同情，并且会重新认识到那个孩子的需求。例如，当一个噘着嘴的来访者说："我希望我能停止我的抱怨，那时，我妈妈忽视我，我爸爸情绪操纵我，我又能怎么样呢？所以，我应该停止我的抱怨。"情绪教练给这个来访者介绍这种方法时，可以这么说："请你想象一个8岁的小孩坐在这里，她的妈妈连看都不看她一眼，从来不和她说话。她的爸爸得不到妻子的爱时，就会向小女孩倾倒很多情绪，而当他不需要小女孩时，就拒绝这个小女孩。在你的想象里，这个小女孩是什么样的呢？"情绪教练可能会问："如果这是你的孩子，你会和她说些什么呢？"来访者可能会回答说："我知道没有人理她，她会感到很孤独。她应该得到更多。"然后情绪教练可以说："你能够给她一些她需要的东西吗？"一旦来访者重新认识到那个孩子的需求，并且以安慰的态度回应那个孩子，就可以邀请来访者也以同样的方式对待她自己内心的小孩。在这个干预过程中，重要的是从与一个陌生人或者一个普通孩子的对话开始，而不是从需要安慰的自我部分或者从来访者的内在小孩开始。尽管人们理解他们被邀请做的事情的含义，但是他们似乎更能够安慰一个普通的孩子。一旦来访者能够对于那个有需求的普通小孩变得温柔一些，那么就会比较容易将这种情感转化为对自己的态度。随着时间的推移，这样的工作，与情绪教练提供的富有情感的共情性同调抚慰相结合，就可以帮助来访者发展出自我安抚能力。

在人际关系中，由于暂时的关系破裂或者与他人的小冲突而无法自我安慰，会导致很多情绪困扰。例如，当妻子抱怨丈夫迟到或者没有洗碗时，丈夫可能会变得很焦虑，他无法忍受这些指责。然后，当妻子还在抱怨时，他想得到妻子的安慰，想强迫妻子不要再说了，但是，他得到的不是安抚，而是更多的情绪困扰。这会使这位丈夫急切地想要回避。如果这位丈夫能够安抚自己的焦虑情绪，或者他的自我安抚机制自动化地进行以至于感觉不到焦虑，那么这种人际小冲突就会更容易被容忍。情绪教练重要的工作之一就是，帮助来访者学习自我安抚的技巧以帮助他们改善人际关系。我将在第十三章更详细地讨论这个议题。

因此，情绪教练需要帮助伴侣学习情绪管理技巧，以应对出现的关系失调状态，特别是在亲密关系中。尽管大家都已经是成年人，内心没有孩子，但是照顾内在小孩的隐喻，能够帮助人们进行自我安慰。为了有利于解决夫妻伴侣之间的冲突，人们需要学会自我安抚，并且能够在伴侣生气或者伴侣不在的时候，安慰自己。这是一项可以被学习的复杂内在技能，当感到痛苦时，可以学习保持有规律的呼吸。如前所述，当一个人对于关系中的冲突感觉不好时，一些行为也可以起到自我安慰的作用，比如让自己做一些喜欢的活动，听音乐、放松、洗热水澡、散步或者给他人打电话以保持联系和寻求帮助。同情是自我批评的反面，表达对自己的同情，即用不一样的情感面对内在的痛苦情绪，是改变痛苦情绪（例如，羞耻、恐惧、悲伤）的一种方法。在这项任务中，治疗师首先帮助来访者深入体验他们的痛苦感受，这样才能使来访者触及核心的痛苦，并触及与之相关的未被满足的需求。然后，治疗师邀请来访者进行前面提到过的双椅对话，并邀请他们提供能够满足自己需求的东西（比如，确认、支持和保护）。通常来说，最好不要让来访者将自己看作坐在另一把椅子上的小孩，因为这会唤起负面情绪，或引发对内在小孩的谴责，不如将这种痛苦的感受隐喻为一个普通小孩或者一个亲密的朋友经历了同样痛苦的事情。安抚的部分会表现为一个强有力的、照料性的自我，或者理想化的父母形象，又或者其他的一些积极力量。这项任务的最终结果是，不仅对自我产生同情，还可以触及未满足的需求，对那些未满足的需求进行哀悼，对自己的那些丧失感到同情。

意象同样可以用来唤起情绪。视觉系统和情绪高度联系，因此可以利用想象来唤起未解决的情绪，在想象中进行对话，体验一种新的情绪感受，或者通过想象在情境中添加人物和资源，帮助人们以一种新的方式体验情境。因此，我们可以邀请来访者在想象中重新进入他们生命中的某个情境或者某个时期，通过表达需求或者将一个保护者带入童年的情境，来触及核心的情绪并促进痛苦情绪的转化。这个保护者可以提供之前所缺少的保护，或者维护孩子的权利，例如带来锁和钥匙保证孩子房间的安全，或者把令人害怕的人锁进笼子里。这有助于引发一种新的情绪来改变旧有的情绪。

在这类采用意象转化情绪的案例中，治疗师可能会说："试着闭上眼睛，然后回忆在某个情境中的感受。如果可以的话，尽可能地想象详细具体的画面，将自己带入这个画面。并把自己当成是这个情境中的小孩。请你告诉我正在发生什么，在当前情境中，你看到了什么？闻到了什么？听到了什么？你身体上有什么感觉？你在想些什么？"之后，治疗师邀请来访者转换视角并询问："现在我邀请你以成年人的视角看待这个情境。你看到了什么？你的感受是什么？你有什么想法？你看得到那个孩子脸上的表情吗？你想做点什么吗？如果想的话，那就去做。你将会如何干预呢？现在，在想象中试一下你想做的事情。"再次转换视角，治疗师邀请来访者变成那个孩子，并询问："你作为孩子，需要那个成年人做些什么？你可以向那个成年人提出你的需求或者愿望。那个成年人做了什么？你还有什么需要吗？可以继续说一说。你是否还想要找其他的人过来帮忙？接受那些关心照料和保护。"在治疗结束时，治疗师会说："请觉察一下你现在的感受。想一想，那个你，那些你的需求，这些对于你的意义是什么。回到当下，回到现在成年人的你。你现在感觉如何？可以暂时地和那个孩子说再见吗？"

其他的标记和干预

我们已经描述过很多其他的标记和干预，例如创伤叙事的再述、关系的破裂与修复、混乱与清理空间，以及其他更多的方式*。此外，还有一系列详尽的将情绪与叙事相结合的叙事标记和干预[16]。其中包括一些不太需要解释的标

---

* 详见Elliott, Watson, Goldman, & Greenberg, 2003; Greenberg & Watson, 2006。

记，例如一个不变的故事的标记，一个人重复性陷入同样的困境，最好的处理方式是重新体验特定的记忆事件；一个秘密故事的标记，可以通过共情性的探索触及浮现出来的故事；一个空洞故事的标记，一个没有情绪的故事，可以通过对潜在情绪的共情性推测来丰富这个故事；一个破碎故事的标记，在这个故事中，不可预见的结果冲击了一个人的安全感，最好的处理方式是促使其建构一个连贯的叙事。

本 章 小 结

情绪教练找寻特殊的标记，这些标记指示了来访者深层的问题。一个情绪教练通过最适合标记的方式进行干预，帮助来访者加深他们的体验，并触及与问题相联系的潜在的原发情绪。然后，情绪教练帮助来访者澄清和承认自身的原发情绪。最终，情绪教练帮助来访者以健康的适应性的情绪体验那些应该有的权利感。

情绪教练的干预是为了触及来访者的核心情绪图式，这是通过在共情性的关系中的标记—指导干预来实现的。尽管干预涉及治疗师不同的措施和来访者不同的议题，但它们都是为了促进一种核心情绪的转化。这个变化的过程包括，来访者的聚焦点由继发情绪痛苦转移到激活的原发核心痛苦的非适应情绪。在这些情绪中的未被满足的需求也与此同时被触及和确认。对于需求未被满足而产生的理应得到满足的权利感，会自动化地激发新的适应性的情绪，从而改变旧有的情绪反应[14]。所有的干预都是为了促进体验新的适应性情绪，从而转化旧有的非适应性的情绪。

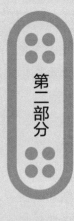

第二部分

抵达和离开原发情绪阶段

◎ 第六章

抵达原发情绪

> 所有拥抱、鼓舞着你的情绪都是纯粹的；那种只抓住你存在的一面，从而扭曲了你的情绪是不纯粹的。
>
> ——雷纳·玛利亚·里尔克（Rainer Maria Rilke）

抵达原发情绪是情绪训练过程第一阶段的终点。在抵达一种感受以后，教练和来访者必须共同确定他们是否到达了目的地（原发情绪），或者这只是一个即将被抛弃的中转站（一种继发或者工具性的情绪）。但是你们要如何得知你们已经到达了原发情绪呢？有哪些线索有助于表明一个状态是原发的、一个人应该停留的呢？本章将深入探讨第一阶段，着重评估一种感受是原发的、继发的还是工具性的。

克服情绪的中断

抵达原发情绪，无论是生动的还是模糊的情绪，通常都需要克服阻碍感受的障碍。有些人习惯性地限制他们的情绪体验和表达，隔离所有感受或者某些特定的感受。中断情绪的过程各不相同。帮助人们意识到他们在逃避自己的体验，以及他们如何逃避或者中断自己的体验，有助于使人们发现他们是这个过程的推动者，他们可以避免这种情况的发生。这些意识到"逃避体验"和"怎样逃避"所产生的中断的步骤是情绪训练重要的前奏，帮助人们了解他们在逃避"什么"。人们可以使用极端的逃避策略或者防御，比如麻木或者解离；他们也可以使用更缓和的逃避方式，比如忽视或者分散注意力；又或者他们还可能使用更温和的方式，比如憋住眼泪。帮助人们体验他们是如何压抑自己的情绪，吸收自己的情绪，并将自己捆成一个结，这样他们就不会感受到自己的愤怒、悲伤、羞耻、恐惧和痛苦，这是一个重要的任务。克服这些中断过程与情绪训练过程（帮助来访者意识到情绪）的第一步是相关的。面对可怕的情绪是有危险的，所以安全和合作是促进觉察中断过程中所必需的。合作提供了安全，并最大限度地减少敌对、错误或者僵局的形成。

因此，情绪教练首先需要提高人们对于他们的中断过程的觉察。这里的目的就是让来访者体验并理解他们是如何阻止自己体验潜在的适应性的情绪。情绪教练帮助人们减少防御的原理是，帮助人们看清在这些过程中中断是如此自发地发生，以至于人们无法控制它们。其目的是重新获得控制。教练要帮助人们理解他们如何压抑自己的情绪，这样中断就不再是如此自发地发生，他们可以对自己的情绪重获一些控制或者选择，这是非常重要的。

在提高了来访者对这些中断过程的觉察以后，教练可以让来访者练习，并演示他是怎样做的。或者，教练可以让来访者体会中断过程，并在自己身上实施，或要求他们停止愤怒，忍住眼泪，或当他们感到悲伤时把目光移开。这些都有助于恢复对中断的控制。教练应该帮助来访者意识到他们是怎样做事情的，而那些被中断的事情终于开始被体验到了。

在一项关于来访者情绪中断的研究中，对治疗过程的录像回顾揭示了来访者抑制情绪体验的各种快速的、有感而发的、认知的和生理的过程[184]。基于来访者在治疗中的表现以及他们随后回顾治疗录像时回忆当时那些时刻的体验的模型，研究揭示了来访者常常清晰地意识到了自己正在进行自我保护和自我控制。来访者的报告提示，中断过程是被一种恐惧的情绪所激发，这种恐惧让个体产生逃避的欲望。这种情况在逃避或者控制行为中达到顶峰，逃避或者控制行为导致放松和控制感，或者更常导致的是，不适、空虚、困惑、失去联结或者绝望。

部分来访者回顾自己的治疗过程后报告，当他们和治疗师交谈时，他们是多么主动和有觉察。来访者报告说，他们经历了对新出现的感受的反对，对情绪失去控制的恐惧，以及想要逃避情绪的欲望。他们这样说道："我试着让自己不去感到悲伤。这里有什么东西要冒出来了……对旧伤的旧反应……身体反应……在胸口，偶尔在胃……这是一种开始失去控制的状况，所以我的自然反应是去抓得更紧。"

关于恐惧，一个来访者报告说："我只是害怕，我不知道那里有什么或者将要通向哪里……我知道这很重要，但是我害怕我承受不了。"另一个来访者说:"当治疗师说'受伤'的时候,我很害怕,因为好像我并不想那样……就好像有一个咔哒声在说'离我远一点。我再也不想卷入其中了。'"

关于想要逃避情绪的欲望,一个来访者说:"我想离开那个空间……我希望我的身体能够离开,因为我看不到一切会变得更好。"另一个来访者说:"胸口变得越来越紧了……收紧,然后放松,我深呼吸一下,释放了我体验到的身体紧张感……我在控制着感受……感受随着叹息而消散,然后它就溜走了。"

从这些报告中可以看出,情绪中断的现象是多么的生动。来访者经常能够很好地觉察到他们正在这样做。尽管他们认为这些体验很困难,并报告说他们希望逃避情绪,但他们也都说,当治疗师聚焦于他们的中断或者情绪上时,对他们是有帮助的。教练需要通过询问来访者害怕什么,他们的内心正在做什么,以及他们是如何做的,来帮助来访者觉察到他们的中断和逃避过程。当来访者还没有觉察到中断时,教练需要询问来访者的主观体验,来帮助来访者更清晰地意识到他正在中断自己的体验。人们通常可以轻易地意识到自己正在做什么,比如看着地面、用脚打拍子,或者收腹。这是第一水平的觉察,即他们正在做某事。当他们将更多注意放到这里,他们会慢慢觉察到他们正在逃避或者中断一些情绪。他们最终将意识到他们中断了什么。

这将让来访者走向对情绪的接受(情绪训练过程的第2步)。比如,一个来访者报告了以下关于阻止了她的中断后,允许自己去感受悲伤的情况:

○ 一个波浪从我的肚子里冒了出来。
○ 眼泪形成了。
○ 眼泪从完全被关的状态中释放了出来,我体验到了惊讶。
○ 我感受到了脖子的放松。
○ 我内心对那些在我童年时不认可我的人感到愤怒。
○ 我内心很难过,因为我无法改变那些不认可。
○ 这是一种不同寻常的、非常柔软、脆弱的感受。
○ 我允许并给予自己许可去感受自己的悲伤。

在帮助来访者意识到自己的情绪(第1步),并允许、欢迎和接纳这些情绪(第2步)之后,情绪训练帮助来访者描述和表达他们的情绪(第3步)。

描述和表达情绪

情绪的产生有两种方式，情绪教练也有两种方式可以来帮助人们意识到他们的根本感受。第一种情绪是生动的、清晰的、强烈的。它通常指的是一种明确的情绪，比如愤怒、悲伤、害怕或者羞耻。第二种情绪出现在当人们能从身体上感受到某种东西，但这种感受并不清晰的时候。这更多的是一种感受的意义，目前还不清晰。就像一种不祥的预感或者一种"已经够了"但是尚没有明确的状态。对这两种情绪进行训练都涉及帮助人们通过身体来接收大脑的信息。关于第一种情绪，教练帮助人们理解他们的情绪正在告诉他们什么；关于第二种情绪，教练必须首先帮助人们形成一种身体感受，然后帮助他们具象化和理解。

第一种情绪是一种震撼人心的体验。它由人而产生，并掌控着人。人们没有必要去寻找这种情绪，它会很清晰地到来。一旦人们学习了表达情绪的词汇，他们可以很清晰地描述出这些情绪。比如："我感到生气、悲伤或者害怕。"说出这些感受让人们可以对其进行反思。他们可能会说，"我对她不停地打断感到很恼火，希望她停止"或者"我对他的离开感到难过"。当情绪很清晰的时候，人们可以很强烈地感受到它们，却不容易用语言表达出来。随着教练帮助人们注意这些清晰的情绪感受，并说出它们，描述它们，这些情绪的意义就开始出现了。人们由此开始表达这些强烈的感受，并说出"你说的话让我感到受伤"或者"我对明天的会议感到焦虑"。我将这个过程称为描述和表达情绪（情绪训练的第3步）。

在觉察第二种更复杂的情绪时，感受并不像第一种情绪那样已经完全升起来了；相反，它还含蓄地存在于人们的身体中。要促进对这些身体感受的觉察，就需要让人们在内心寻找他们的感受。我将这个过程称为情绪的体验性探索，它通常涉及对专注的使用[159,185]。在这种情况下，感受最初是不清晰的，甚至一开始并没有出现。当感受不清晰的时候，人们可以通过身体感知到一种感受的意义。他们知道有些东西确实存在，但他们还不知道那是什么。这就像是舌尖现象一样，只是这种感受是在身体的某处出现的。当人们终于能够说出它的时候，它通常不是像愤怒、悲伤一样的基本情绪，而是一种复杂的、有意义的、意味深长的感受，比如感觉"在走下坡路""疲惫不堪""心满意足"；或者感觉受到了伤害，感到失望，感到渺小，感到不被支持，或者感到陷入了困境。接下来，我将讨论如何处理以上这些情绪觉察的过程。

描述和表达清晰的情绪

当人们清晰地感受到一种情绪——比如说，感到悲伤——他们需要觉察到情绪，并给这些情绪命名。重要的是，对于那些无法说出自己感受的来访者来说，教练既要确认来访者的感受，又要对来访者说出共情性的语言，以便帮助来访者抓住这些感受。在命名自己的感受之前，一些人首先需要别人觉察到他们的感受。在一开始，他们可能没有办法给感受命名。这就是确认和共情性的理解能够提供帮助的地方。就像父母首先通过确认和共情来帮助孩子认识一种感受一样，情绪教练也首先需要帮助人们找到表达情绪的语言。

描述情绪的能力既可以在对话中获得提高，也可以通过在日记中写出情绪相关的内容而得到促进。有时候，使用更多的非言语手段也会有所帮助——比如，让人们画出自己的感受，把感受雕刻出来，或者用音乐演奏出来——然后，帮助人们用语言说出来。一旦人们可以用语言描述情绪，他们就可以处理情绪了。描述感受的目的就是去将被唤起的情绪转化成语言。教练希望帮助人们培养表达情绪的能力，而不是让人们只是简单地根据情绪行事。父母首先通过语言指导孩子。当约翰尼大喊大叫，并从另一个孩子手中夺走玩具的时候，父母会用"约翰尼很生气"来描述他的经历，之后会继续说"不要用你的小汽车打别的小朋友，约翰尼。你要说'我很生气'。"与之相似，治疗师指导来访者用语言描述他们的感受，然后对如何处理这些感受提供建议。

我们要认识到，重要的是，人们的感受总是部分地取决于人们如何描述它。命名一种情绪并不是简单地发现恰当的语言，它不像为锁找一把适合的钥匙，并不是只有一个词是正确的。感受并不位于人们的心中，完全形成和表达出来，而是正在等着被命名。通过描述感受的方式，人们非常积极地创造着他们的感受。帮助一个人表达他的感受，更像是看云和"看到"云中的一只兔子的过程，而不是看藏在树后的真实的兔子的过程。情绪命名和发现过程中都充满了创造。

即使是清晰的情绪也不会简单地以清晰的声音浮现，告诉人们感受到了什么，应该做什么；相反，人们的自我反思会立即开始与出现的感受互动，所以当人们把情绪表达出来的时候，它是被发现的，也是被创造的。人们的感受总是涉及他们如何向自己解释自己的体验。比如，清晰的、有意识的愤怒或者悲伤的感觉开始时是一种身体上的激动，可能涉及面部表情或者呼吸节奏的变化。一个人越多地意识到一些情绪浮现的元素，他就越会将这些线索放在一起来理解情绪。无数的线索或成分是一种情绪的潜能，当与相关的记忆、生活经历、图像、想法和信念相结合的时候，就会成为一种被意识到的情绪。人们的大脑会有预感地将所有的元素组合在一起，形成一种具有个人意义的复杂感受。有意识地体验一种情绪涉及一个自动化的过程，就像大脑将一组字母组合成一个单词。人们通过将他们感受到的感觉（本身就是更多基本元素的综合）转化为语言来创造最终的情绪体验。他们通过独特的标记方式将情绪添加到已有的内容中。因此，感受最终取决于人们用语言去描述它的方式所产生的意义，以及用于解释情绪反应所创造的故事[79,84,144,169]。教练需要意识到情绪体验中涉及的建设性的过程，并意识到他的存在和加入会影响这个过程。

首先，一个安全、便利的环境影响来访者的参与水平。其次，教练的共情性服务将有助于塑造来访者的体验。来访者有某种感受，但这种感受还没有完全形成。具有共情的教练不能将一种情绪转化成完全不同的东西，比如将悲伤转化成快乐。然而，一种身体感觉可以被称为疲劳或者可以被区分成一种失望感，甚至是绝望感。教练对于语言的区别性使用通常有助于人们构建更有意义的体验。数年前，简德林（Gendlin）首先描述了一种经验性反应，指的是教练可以通过充当代理信息处理员来帮助人们，并以共情的方式在他们抓住自己的感受时提供形象化的描述，或者建议人们集中注意力[159,186]。

一种特定的感受可以被描述为悲伤、失望、沮丧，或者甚至是挣扎得筋疲力尽。快乐并不适合这种内心的体验，但是愤怒可能部分符合。因此，感受并不只是坐在那里，完全形成了，只有一个正确的名字。某些词语确实一点也不适合，但很多其他的词语可能抓住并帮助表达了个人复杂感受的一部分。每种命名的含义都略有不同。因此，人们总是将很多感觉、知觉和想法的元素结合起来，形成一种感受。感受可以有多种表达形式，但只有一组特定的描述有助于抓住一个人当下的感受。即使当感受很清晰的时候，感受的内容也是复杂的。感受总多于任何描述所能抓住的内容。一个人可能会生气，但他也可能因生气感到抱歉。一个人愤怒的来源可能是对报复的害怕，也可能是毫不畏惧的坚定决心。人们通常也不会只感觉到一件事。在描述一种感受的时候，注意到所有的东西是很有用的。

聚焦、描述和表达模糊的情绪

第二个基本的情绪觉察过程包括帮助人们关注模糊的感觉，而这种感觉可能不只是一种情绪。通常，人们可能只是模糊地感觉到什么，而不是被这种情绪所压倒。在其他时候，他可能理性上知道一些事情——比如，最近的损失——这些事情是重要的，但感受不到，或者一个人可能在晕头转向地选择，不知道他真正的感受或需要是什么。为了帮助处于这些状态的人，教练需要引导他们进行内心的搜索，以便更清楚地了解他们的感受。接下来将描述这个过程。

想象一下，一个来访者对某件事有一种模糊的感受，比如没有获得想要的升职、研究生学校的录取、合同的投标、亲密关系中愿望的满足，或者甚至是约会的请求没有被接受。教练可能会向这个来访者建议，将注意力集中在感受上，再给一些集中的指导，如附录中的练习5[159,185]。教练可能会简单地说，"闭上你的眼睛，进入让你感受到这种感受的地方。和这种感受待在一起，再来看看你身体现在的感受，让一切顺其自然。"然后，来访者需要非常平和地保持这种感受，教练需要鼓励他欢迎这种感受，而不是试着不去感受它，让感受顺其自然。告诉来访者注意任何可能出现的画面，甚至那些出现在说话之前的画面，这可能是有所帮助的。这里有一个更具体的例子。乔纳森由于没有得到他申请的拨款而感到难过。他是在早晨知道的这个消息，从那以后他一直很忙。他整天都感觉到紧张和不安，但这是他第一次讨论这件事。他对教练说，他感到很震惊，因为他以为自己一定能申请成功。在讨论了一段时间，并说出他有多难过以后，乔纳森说他真的不知道他的感受是什么。教练建议他集中注意力。到达他的感受的过程是这样的：在他将注意力集中在胸口不愉快的感受以后，乔纳森说道："我感到很沉重。"教练反馈了"沉重"。这位来访者继续说："我真的感到很失望。"当他继续关注内心的感受时，他想象着审查委员坐在一张桌子旁批评着他的申请。然后，他感受到的是："我觉得自己是一个失败者，我也有点惭愧。"他的身体感受发生了变化。这种感觉带来了新的语言："我不确定这对我下一步的生活意味着什么。或许，我走错了路。"随着他与自己的身体感觉待得更久，他的感受发生了些许变化。乔纳森接着说："我真的感到非常沮丧。我有点尴尬，但更重要的是，我感到很累和灰心。我不想再尝试了，也不想再让我的努力得不到回报。就是这样！我感到如此无能力为。这就是为什么我会这么心烦。"

乔纳森身体上的紧绷感现在有所缓解了。他感到有些东西变了。教练鼓励乔纳森继续和刚出现的新鲜感受待在一起。然后从他身体的另一个地方出现的感受是："我对不公平感到愤怒。有太多的政治和形象管理了。"愤怒总比无能为力要好。之后出现的是："也许是我的目标太高了。我并不是真的想去做；那并不是我真心想做的。也许我需要重新安排我的优先事项。"注意，这个过程是多么的非线性：接近他的愤怒让他能够放弃或者重新组织已经失败的目标。在这一点上，这种新出现的感觉——没有得到拨款对他来说并不重要——他要么觉得对，要么觉得不对。如果乔纳森真的去听，他的身体感受就会告诉他这种意义是否恰当。如果恰当，他就会再次感到身体上的变化。糟糕的感觉将会继续出现并减轻。它将不再是一个紧实的黑球，它将开始移动，变得更加流畅，螺旋式地进入一个不同的模式，让更多空气和光线进入。事情将会开始发生变化。

相比于找借口、自欺欺人以保住面子，在这一转变中发生的情况截然不同。在之前的例子中，当乔纳森的内心还是那种状态时，他的表述"我真的不想要这个"可以被当作一个借口，他还在努力说服自己他不再在乎了。然后他的内在身体感受可能会改变，但是方式完全不同。可能会变得更紧绷：他的肩膀可能会紧绷，他的声音可能会紧张，即使只是头脑中的声音。他会让自己身体的某个部位紧绷，努力远离沮丧的感觉，以便支持自己的伪装，保护自己不被那些无法忍受的感觉所伤害。

值得注意的是，教练鼓励乔纳森参与的并不是一个轻松思考问题的过程。乔纳森并没有在脑子里胡思乱想，而是关注自己的身体。语言和画面都来自感觉。这与推理过程很不一样；它更像是看而不是做。在这个过程中，他更多的是感受的接收者，而不是积极的问题解决者。相比推理，这个过程和自由联想更加相似，但它是高度关注身体的。根据乔纳森在本例中的体验，现在出现了以下的情况。

他继续将这种感觉的转变表述为："我原来想要得到认可、接纳和物质上的收获。这就是我想要的，即使审查委员会没有通过，我也仍然觉得我应该得到。"现在，一种更为清晰的原发愤怒情绪出现了："我对自己的尝试被挫败感到愤怒。"这种合理感和愤怒感的结合让乔纳森进入了一个新的、更有力量的状态。通过巩固他的目标、需求和关切，这一重大转变出现了。另一个解决方案可能是，乔纳森认为自己的目标不合理。那么，可能会出现以下情况："我对错误感到愤怒""我对损失感到悲伤"，或者甚至"我对不必执行我的申请感到松了一口气。那可能有很多要做。我的目标太高了。"然后，他就可以放弃自己之前的目标，重新建立一个新目标。他将会说："我松了一口气，一切都结束了。我会把注意力转向别的事情。"乔纳森现在觉得解决这个问题的方法是采取一些积极的行动。他将会行动起来，因为他不再感到绝望了。他可能会开始寻求反馈，寻找改变他的方法，或者再次尝试，或者改变方向。无论他用什么方式解决问题，他的新感受导致了这种变化。感到愤怒和充满力量帮助他克服了绝望感，并明确了自己的目标。或者，对损失的悲伤会帮助乔纳森感到难过，接受损失，并放弃目标。然后他将会停止努力，挽回损失。后来他决定专注于一个新的目标。他可能会开始澄清："真的，我不想继续这么努力工作了。我已经达到了极限。也许我会退休。我一直想去旅行，读更多的书。或许这就是一个变相的机会。"或者，他可能会说："我要改变我的重点了。在那个申请里，我真的没有发挥我的优势。我需要重新定位自己。"无论出现的是哪种解决方案，都将通过基于身体的感受过程来实现，从而产生新的意义。

乔纳森的所作所为可以被视为符合之前描述的两个阶段：抵达和离开。我在这里重点描述这个过程的抵达部分，在第七章讨论离开部分。

在这个过程中，教练需要能够沉浸在来访者的感受中，能够与来访者坐在一起，让来访者去他们想去的地方。这对很多帮助者来说往往是很难的，尤其是在西方"解决问题"的文化中，人们更喜欢做些事情来解决问题。当另一个人处在体验消极情绪这种微妙的时刻中，比如感到失败或者无能为力时，教练的共情性倾听就是最有帮助的。然后，教练可以帮助来访者形成创造性的意义——不是通过提供建议，而是通过帮助来访者关注处在他意识边缘的内心替代性方案。

当治疗师不遵循这种共情聚焦的方法时，他们会让来访者从符号化他们的

体验转向更概念化的问题解决形式,常常转到了挫败感这种继发的情绪,就像下面的对话:

来访者:我感到难过,就像是下面有什么东西,但我不知道是什么。它是模糊的。

治疗师:好的。让我们试着找出是什么导致了这一切。让我们试着弄得更清楚一点。如果我们能够帮你找出原因,找出问题的源头,你就能更好地应对了。但是现在,你说你不知道那是什么。

来访者:是的,这真是太让人感到挫败了。就像我不能弄清楚那是什么,然后我就觉得自己失控了。这一切肯定是因为我缺乏自尊。

不去促进问题过早解决,而是通过高度同调来访者的感受,并帮助他们专注于自己的内心轨迹,教练可以更好地帮助来访者。回想一下,人们内心的情绪信号可能非常微弱,以至于要发现这些信号可能很困难。他们可能需要非常专注,让他们的教练作为替代体验者,通过教练去体验这些感受,并试着去找到描述这些体验的语言,以便让更多的注意力集中到这些微妙的信号上。教练通过提供安全感来帮助来访者获得更多的注意力。安全感可以减少来访者的焦虑,从而帮助来访者有更多的注意力。然后,通过提供支持和确认来访者的情况,教练帮助他们在内心集中注意力,捕捉和巩固新出现的、新感受到的替代方案。来访者自己或者教练提出的任何试图弄清楚的行为、重新的规划、新的观点或者解决方案,都必须在来访者的最近发展区或者有所准备的范围内。教练不应该试图让来访者专注于他们无法立即实现的目标,这只会增加他们的失败感或者能力不足的感觉。因此,当一个人感到绝望或者无助的时候,在承认这种绝望或无助之前,或者在他做好准备集中精力去应对之前,关注他可能的应对方案,都只会让事情变得更糟。

在前面的例子中,教练帮助乔纳森温和地与这种感受待在一起,欢迎它,并让这种感受顺其自然。在这种情况下,出现的感受是"我真的感到很失望"。然后,教练鼓励乔纳森沉浸在这种感受中,并能够一直处在其中,不管它是什么样的。正如我所提到的,这对很多人来说往往是困难的部分,尤其是在"解决问题"的文化中。乔纳森并没有试着修正自己的感受,而是明确地表达出来,用语言描述出了那种感受。最明显的是:"我觉得自己是一个失败者;我也有点惭愧。我要对别人说什么?我不确定这对我下一步的生活意味着什么。或许，我走错了路。"他完全接受了这种感受。一旦他这样做了，他就可以梳理出这种感受向他传递的不同信息。感受发展成了"我真的感到非常沮丧。我有点尴尬，但更重要的是，我感到很累和灰心。我不想再尝试了，也不想再让我的努力得不到回报。就是这样！我感到如此无能为力。这就是为什么我会这么心烦。"如果乔纳森在真正承认和接受这种感受之前就试图改变它，他可能会将这种感觉压下去，随之就会出现混乱。他会觉得："我只是感到困惑；我不知道我是什么感觉。我什么也感觉不到。"通过聚焦、描述以及表达他的感受，乔纳森可以到达他的原发或者核心的感受（情绪训练的第4步）。但有时对一些来访者来说，一开始并不清楚哪些感受是原发的，哪些是继发的或者工具性的。因此，教练必须帮助来访者评估一种情绪是原发的、继发的还是工具性的。

评估情绪是否是原发的

人们认识到一种感受是核心的，是因为它是新鲜的。它产生于对变化的环境的反应，无论是内部环境还是外部环境。它不是一种古老的、停滞不前的，挥之不去，动也不动的感受。它不是在想起两年前未能晋升而产生的陈年旧恨，也不是无法释怀的伤痛所带来的埋怨感。相反，它是一种非常重要的感觉，常常让来访者感到毫无掩饰，或许也会感到脆弱。这可以是来访者因为被利用而感到愤怒，对挚友因病去世感到悲伤，或者甚至是像在公共场所衬衫或者裤子的前裆开了而感到的那种尴尬。在治疗中，最重要的往往是以前未被承认的感受。

一旦来访者感受到了什么，来访者和教练，或者他们交流的过程，首先需要回答以下问题：这是一种掩盖了原发感受的继发感受吗？例如，这种愤怒是在掩盖受伤的感觉吗？这种受伤感是否在掩盖愤怒，愤怒的背后是羞耻还是恐惧，空虚的背后是否潜伏着痛苦，也许绝望中甚至还有更多的泪水？这种情绪是对另一种更加基本的感觉的反应吗？这个来访者是在因难过而焦虑，因愤怒而害怕，因脆弱而羞耻，因恐惧而焦虑，还是在因羞耻而悲伤？

为了识别原发情绪，教练必须促进探索的过程，帮助来访者穿过充满继发感受和想法的丛林，看看那里是否有更多的东西。当来访者达到原发情绪的深海，一种内心的钟声通常就会响起，并告诉他们："是的，就是它了。这就是我最真实的感受。"没有练习，来访者很难辨别感受的真假，所以教练和来访者都要集中注意力。作为共同探索者，教练可以借一对耳朵给来访者，专注地帮助来访者在寻找原发情绪时更加集中注意力。当教练大致了解来访者的情绪时，也会有所帮助。例如，当教练知道在来访者的抱怨声中往往有着未表达的悲伤和愤怒的结合，教练可以将每种情绪分别表达出来，来帮助来访者对情绪进行区分。

为了帮助人们抵达原发情绪，教练可询问来访者对某些重要事情的感受，或者讨论当下他们的感受。教练可以要求来访者关注身体的感受，帮助他们对其命名，然后问他们自己："这是我的原发感受吗？这种感受清晰、流畅吗？"如果答案是肯定的，来访者可能正在体验着原发感受。或者他们可以问自己："这是一种卡住的、糟糕的感受，纠结和紧张感吗？"教练可以问他们是否想要摆脱这种不对的感受。它是否充满了抱怨、责备或者无助的被动感？如果是这样的话，那很可能是一种糟糕的继发感受，它掩盖了需要进一步探索的更深层次的原发感受。

识别原发情绪既是一种艺术，也是一种可以学习的技能。原发情绪的感受是很好的：即使它们是痛苦的，它们也是对的；即使它们是不健康的，它们也帮助人们感到更加坚定。它们很显然就是人们最真实的感受。因此，一个来访者可能会说，"我觉得我失败了"，或者"我感到心碎或害怕孤单"。这么说的时候，来访者是没有恐慌的。原发感受提供了一个立足点，让人不会感到困惑或者焦虑。这个人会承认："是的，就是这样。这就是我的感受。"

在体验和探索感受之前，人们无法确认这种感受是否是原发的；正是来自体验和探索过程的反馈告诉人们这种情绪是否是原发的。在某种程度上，一种情绪乍看很明显，但并不是原发情绪。如果人们可以通过自律、聚焦和专注于自己的情绪来发现更深层次的情绪，那么最初的情绪就不是原发情绪。只有那个人能真正分辨出来。虽然教练有时能看到来访者表现出愤怒、悲伤、恐惧或羞耻的迹象，也可能帮助他们专注于最重要的事情上，但是教练并不能轻易评估来访者最深层的反应是什么。

例如，在治疗中，教练可以看到一个人是否参与了一个富有成效的探索过程。他们可以听到人们的声音中是否具有搜索和探索的特质，他们的眼睛是否转向了内心，并聚精会神地关注处在意识边缘的新鲜的感受。教练可以看到来访者是否正在试着将一些东西从模糊的背景带到清晰的前景中。当来访者表达得清晰而确定，当紧张的情绪得到释放，随之而来的是放松和自信时，教练都可以听出来。教练可以看出来访者什么时候眼睛炯炯有神，什么时候思路清晰，什么时候声音坚定。评估一种情绪是否是原发情绪的最好方法之一，就是观察它对来访者后续过程的影响。如果这种情绪帮助来访者敞开心扉，并采取进一步的富有成效的步骤，那就意味着来访者接触到了一种具有功能性的、有效的情绪，它有助于问题的探索和解决。因此，它就是一种原发的、具有适应性的情绪。情绪教练需要通过训练来掌握如何注意到所有的线索——包括表达性线索和后续过程的线索——以便帮助来访者确定一种情绪是否是原发情绪。

当教练帮助人们整理他们的原发情绪时，注意他们的情绪是对内部还是外部的反应是很有帮助的。来自外部线索的情绪通常更加具体，也更容易识别。它们可能是来访者对加塞的司机的愤怒，是他们独自走在漆黑的街道上时对走在身后的人的恐惧，或者是在母亲节或父亲节时在床上吃早餐的喜悦。这些对外部线索的反应有一种即时性：这种感受在瞬间膨胀，并为一个人的感受提供无可争议的证据。至于这是否是原发情绪，有一点很清晰：它是自发的、新鲜的、鲜活的。虽然可能会持续一段时间，但这种感受会随着环境的变化而消失。

对内在心理过程的原发情绪反应会略有不同。它们可能更像是慢慢淹没一个人，而不是快速地改变他。例如，这些反应可能包括记起孩子的周岁生日，或回忆孩子离开家的时刻，或在长期离开后想要见到所爱的人。这些感受仍然是原发的，但是它们不那么迅速，也不那么有行为导向。因此，当一个人站在炉火边做饭或者修剪草坪的时候，那天早先收到的关于损失的消息所导致的内心的悲伤可能会溢出来，而做饭、修剪草坪这些活动本身并不会让人感到悲伤。这些发自内心的情绪是深刻而充实的。它们在身体内部的某些地方甚至全部地方都可以感受到。当它们是柔和而令人愉悦的情绪时，它们可能会让人觉得光滑而柔软。诗人和作家，这些用语言捕捉情绪的专家，在骚动或狂喜过去之后，可以用"不要温柔地走进那个良夜"这样的诗句来描述这些感受，或者他们可能会用"愤怒于光的消逝"这样的描述来回应死亡，或者结合词语来描述一场离别的"甜蜜的悲伤"。正如第二章中所引用的，罗伯特·弗罗斯特说过，"诗歌就是当一种情绪找到了它的思想，一种思想找到了它的语言。"隐喻捕捉到了这些情绪，而优秀的演员将它们传达出来。

然而，当一个人很容易识别产生情绪的想法时，这种情绪很可能不是最原发的。这些想法可能包括"我在会议上就像个傻子，我完全没听懂"，或者内心一个消极的声音在说，"我没有给我的朋友寄慰问卡，我真是糟糕"。在这里，显然有先于感受的有意识的想法。这个消极的自言自语的例子仅仅是一种唠叨，而这种唠叨可以渗透到人们的意识中，并产生继发的不好的感受，这种感受可能会掩盖更主要的悲伤、羞耻或者愤怒。在这种情况下，教练的任务是帮助人们识别产生这些消极想法的原因。来访者可能要努力尝试，并真正嗅出隐藏在他们想法背后的东西。他们将不得不去发现是什么让他们的内心深处产生了自我批评的声音。教练可能必须帮助他们回到最初的情境，并清楚地记起他们在会议上试图发言但没有说出来的那一刻。他们需要的是对真实事件的记忆，而不是对体验的意义的一般性记忆。那些认为自己说话会被斥责或被发现有缺陷的来访者，需要回到那些产生这些想法的非适应性的经验中。例如，他们需要记起7岁时听到父母上楼时楼梯发出吱吱声，而那时他们躺在卧室地板上。这将有助于他们了解自己的真实感受。然后，他们将开始体验他们当时有多害怕。他们将不得不去挖掘和寻找当时感受到的、已被埋藏的一面。他们的原发情绪可能是害怕被抛弃，一种基本的不安全感，或者是羞耻和对失败的退缩感，甚至可能是愤怒。无论它是什么，都将和他们从消极的自言自语中得到的继发的、糟糕的感受极其不同。原发情绪更多的是对自我的核心感受，识别它就像是到达了一个目的地。然后，人们必须将注意力放在这一关键的原发情绪和与之相关的记忆上。

他们最初可能发现的是一块苦涩的松露。他们可能记起父母或者儿时的朋友不重视他们，或者被初恋粗暴地抛弃了。他们可能还记起多年前工作上的失败感。但是，无论这个伤口是什么，如果来访者用情绪智力来处理，它会显示出自我最脆弱的部分。只要用心，这个部分就能从暗疮转变为敏锐的、精致的自我，成为力量的源泉。通过深入自我受伤的部分，人们可以发现适应性的、本质的自我。对于努力与他人联结和变得更有效率来说，这种健康的本质是一个至关重要的部分。这个部分一旦被唤醒，只要有一点点机会，就会有韧性地进行自我锻炼。然而，这种本质的自我的出现需要来自内心和外部的安全感和鼓励的帮助。

评估情绪是否是继发的

　　继发和工具性的情绪与原发情绪有着不同的特质。继发情绪模糊了对原发情绪的理解。继发情绪太刺耳了，太不平衡了，太紧张了。它们将人撕成碎片，让人感到紧张不安。它们让人感到内心混乱，不完整，不顺畅，不清晰。继发情绪不会让人们更自由地呼吸。继发情绪首先是可识别的，因为它们让人感到糟糕。然而，它们不同于不健康的核心感受，虽然后者也让人感到糟糕。继发的情绪通常是整体的或普遍的。人们来接受治疗时，通常是感到不高兴、不舒服、绝望，或者只是有点烦。这些感受不同于原发的非适应性情绪，因为它们是全局性的、弥散的，更经常是对情况的反应，而不是关注自我。他只是感到困惑，莫名其妙地愤怒，或者沮丧，并且想知道自己为什么会有这样的反应。这些令人困惑的坏情绪需要被探索和理解。

　　正如我已经讨论过的，继发的情绪反应是对更多原发体验的反应。它们没有那么深刻，也不能定义自我。它们通常是抑郁症状的组成部分，比如，感到忧郁、情绪低落、受挫感、沮丧或悲观。它们也可以是焦虑症状的组成部分，比如，感到激动、心神不安、紧张、忧虑或者恐惧。它们也可以是愤怒问题的一部分，比如，感到持续的敌意、痛苦、轻视、恶意、焦虑或者不满。它们不是羞耻、恐惧、愤怒或悲伤的核心原发非适应性情绪——个体自我认同的可能组成部分。当然，任何不好的感受都可能是原发情绪，或者继发的情绪：不幸的是，这就是情绪的复杂性。每个人都必须学会判断自己正在体验的感受。

　　如果一个人的感受是一种继发的糟糕感受，教练需要帮助他去探索，以便找到原发的感受。首先，教练必须帮助人们意识到并命名继发的感受。其次，他们要放慢节奏，并试着去弄清楚是什么引发了人们的反应性或者防御性的情绪。情绪产生的原因可能是对特定行为或时间的消极想法或者觉得"应该"的想法，比如，"你们应该更加努力地写报告；你们都是些无聊的人，既不善于表达，又没有责任感"。最后，教练需要帮助人们从这种自言自语中找到他们最基本的感受。例如,一个人可能会告诉自己:"你应该更加勇敢和自信。"这往往会让他感到焦虑。他甚至可能会对自己说:"不要当一朵壁花,快说点什么!"这个命令让他感觉更糟了,他对自己这么没有自信感到很糟糕。这种焦虑和绝望是继发的情绪——这些情绪可能是痛苦而真实的,但是它们并不是原发情绪。像这样的继发感受通常来自人们告诉自己他们什么事情是做得不好的。这些不足的感觉都源自人们对自己进行"鼓舞"的话,比如"你应该更努力去变得自信"或者"你不应该感到抑郁、焦虑或者不自信"。

另外,人们的原发情绪是那些尚未被发现的情绪,它们深藏于情绪低落、不确定或者不自信的核心里。教练要帮助人们发现他们的原发情绪是什么。有时候,原发情绪是一种适应性的愤怒或者悲伤,或者可能是一种不健康的感受,包含着对于整个自我的破坏性的信念。原发的非适应性情绪可能是对被拒绝或者觉得自己不可爱的核心的恐惧或者焦虑;一种感到没有支持就无法生存下去的基本的不安全感;或者一种感到自己没有用或者很糟糕的羞耻感。对原发情绪的意识是通往智慧人生的第一步。识别原发情绪需要大量的训练。

评估情绪是否是工具性的

帮助来访者认识他们的工具性情绪有时甚至更加复杂。这些情绪让他们感到非常自然,正是他们平常交流方式的一部分。例如,一个人可能会反复感到愤怒或者常常觉得愤愤不平。另一个人可能总是抱怨或者用一种痛苦的方式交流,觉得世界是不公平的,或者事情太多,难以处理。人们用他们的声音或者面部表情传递着这样的信息:没有人关心他们。或者发出"我真是可怜"这样的信号。另一些人可能会因为不信任或者觉得没有人真正关心他们而显得冷漠和疏离。这些工具性的情绪表达在他们的生活中已经被证明是有用的;它们要么帮助人们获得了同情,要么获得了原谅,又或者是保护了他们。对于来访者和治疗师来说,认识到这些情绪不是原发情绪的一种方法是,认识到这些情绪不是对特定情境的反应,而是一个人态度的一部分,且出现在不同的情境中。它们代表了一种与人交往的方式,让人们可以得到他们想要的或者需要的东西。

由于工具性情绪是如此的熟悉和有规律，它们在无意识的情况下就会出现，因此，人们常常需要通过别人的反馈来识别它们。在这种情况下，教练的工作是以一种不带评价的方式，对来访者如何表达自己的感受给予观察性的反馈。一般来说，对人们而言，了解他们工具性情绪最好的方式就是去关注别人是如何觉察到的。教练可以鼓励来访者针对他们平时最常表达什么情绪，以及这对他们有什么影响，向合适的他人寻求反馈。更困难的是，来访者要向他最亲近的人询问，他们有没有感到被来访者的任何情绪表达所操控。一个人的受伤或者拉长的脸是不是总能让别人感到内疚或者迫使他们去照顾自己？一个人的愤怒或者提高嗓门会让别人沉默或者害怕吗？如果是这样的话，人们需要问自己，他们是从哪里学到的这种工具性的情绪表达的。然后，他们需要找到更直接的方式来满足自己的需求。识别工具性情绪的另一个方法是，一个人能够毫不费力地暂时将情绪放到一边。因此，如果一个人发怒的目的是控制局面，或者一个人流泪的目的是唤起同情，那么当电话响起的时候，这个人可以毫不费力地关掉自己的情绪。这种情况在原发情绪里是不会出现的。

寻找继发情绪背后的原发情绪

现在，我要来看一些不同的继发情绪的具体例子，试着去识别核心的感受。

继发悲伤

一个来访者说，"我感到很悲伤、沮丧和绝望。他从来都不去倾听。什么都不会改变。我们的关系是行不通的。我永远都不会被聆听或者得到我需要的。他总是在说'是的，但是'或者'我的需求比你的更重要'。我放弃了。"

这是一种压抑的、绝望的悲伤和放弃，来自一个人觉得他的愤怒将不会被听到，他的愤怒是无用的，或者是不会有什么影响的。悲伤其实是对一种无能为力的愤怒感的反应。在这里，悲伤是对潜在的核心愤怒情绪的反应，并掩盖了愤怒。情绪教练在意识到来访者的绝望感和受伤感的同时，会将来访者的注意力转移到来访者声音中的烦恼，以及没有被满足的需要，或者真正想要的东西上。这样做将使来访者坚定的愤怒情绪得到松动。

教练需要能够区分核心悲伤情绪的眼泪和痛苦的眼泪，以及对核心沮丧或者愤怒做出反应而流出的悲伤的眼泪。当人们长期陷入被伤害、被欺负，以及由于愤怒却无力让人知道所产生的悲伤中时，人们常常流下无助的眼泪。当人们失落的时候，否认自己的核心悲伤情绪，往往会导致挥之不去的抑郁。这种继发悲伤通常包括一种广义的绝望感，而不是真正接受了失去，而失去才是伴随着核心的悲伤情绪的。人们可能会听天由命，对自己说："有什么用，努力并没有意义。"当他们开始批评自己或者思考"应该"怎样的时候，他们可能还会感到绝望和悲伤。一个人的某一部分可能会责备另一部分没有达标。一个人可能会想，"我不应该生气。我没有权利抱怨"，然后开始感到悲伤和绝望。这种自我批评通常会让情况变得更糟，然后人们将更难以表达出他真正生气的是什么。下面的练习可以用来识别继发悲伤背后的原发情绪：

○ 找出一种情境，在这种情境中，你没有遭受损失，但是你的反应是某种悲伤。

○ 确定你最清楚的感受。或许你只是感到忧郁，或者你正在为自己感到难过，或感到受伤。

○ 然后问自己："我还有更基础的感受吗？在我的悲伤下面是否还隐藏着愤怒或者怨恨？"找到你最基本的感受，用语言表达出来。

继发愤怒

朱莉亚的男朋友批评她对他的感受不够敏感。他说他总是很细心，但是今天当他告诉她，他差点被一个精神不正常的青少年邻居袭击的时候，她很快把话题转到讨论她的考试焦虑上了。他愤愤地要求朱莉亚关心他，说他需要一个拥抱，而不是和她讨论她的焦虑。朱莉亚向他道歉，但是对于他如此挑剔和苛求而感到生气。她变得疏离。在这里，情绪教练会帮助朱莉亚和她的男朋友了解他们内心的非责备性的受伤感，以及他们对支持的需要，并帮助他们用一种开诚布公的方式，而不是责备的方式进行交流。

大多数愤怒的反应掩盖了潜在的受伤感或者无力感。上面例子中的两个人都感觉受到了伤害：朱莉亚的男朋友觉得需要安慰，他觉得自己对于她来说并不重要，而朱莉亚感到害怕和被拒绝。然而，两人都表达了愤怒，但愤怒是继发的，更核心的是受伤害的感觉。在处理愤怒的时候，有一个令人困惑的问题——愤怒往往是一种防御性的情绪，而不是核心的反应。在这些情况下，其他情绪或者压力引发了愤怒。一旦愤怒被激发，继而将会产生更多愤怒的想法。当人们处在愤怒的情绪中，他们通常会想到愤怒的想法，从而产生更多的愤怒。容易生气的人需要学习处理愤怒的方法。当愤怒还没有失控的时候，暂停和数到10之类的技巧将有助于调节愤怒。另一个调节愤怒的重要技巧是，在愤怒情绪加剧之前，学会及早意识到并且表达出来。这是防止愤怒不断引发生气的重要方法。

人们也可能会用愤怒作为一种方式来阻止来自其他感受的压力和痛苦。愤怒会让人忘记其他感受，比如恐惧或者受伤害，这些感受比愤怒更让人不舒服。表达愤怒可以帮助释放肌肉的紧张，降低与这些情绪相关的高唤醒水平。因此，受到惊吓的父母可能会对跑到街上的孩子做出愤怒的反应。这种继发愤怒是由于一个快速的连续事件，在这个连续事件中，父母注意到危险，感到害怕，责备孩子，生气，然后采取行动来释放他们的恐惧感。同样，当被批评或拒绝后，一个人会感到受伤，继而会认为这种情况是不公平的，并断定是对方做错了。同样，愤怒能暂时消除内疚、抑郁和无价值感；与其感到内疚或无用，一个人更可能去责备或者批评他人。这种情况在伴侣吵架和亲子争执中时常发生。人们对某些事或某些人不是感到悲伤或失望，而是感到愤怒，以此来消除痛苦的感觉和想法。

愤怒的发生通常与失去自尊的羞耻感，或者与对脆弱自我的恐惧有关，愤怒也常常掩盖了这些感受。人们常常在被拒绝或羞辱后感到羞耻，由于这些都是极其痛苦的情绪，因此愤怒掩盖了它们。很多婚姻暴力都源自羞耻—愤怒的循环，施虐者（通常是男性）无法应对自己的无能。当他感到无能的时候，他会感到羞耻，并爆发出愤怒，以掩盖他的核心羞耻感。同样重要的是，要理解最初健康的愤怒反应是如何通过一系列不健康的感受和想法逐步加剧和升级的。在这个系列反应中，每一个连续的挑衅——无论是一个想法，一种感知，还是一次互动——都成为进一步激起愤怒的新触发器，而且每一次挑衅都建立在前一刻的基础之上。没有理智的愤怒很容易爆发成暴力。因此，除了能够触及并转化导致愤怒的无能感或羞耻感，解开导致愤怒的想法也会有所帮助。区分核心的非适应性愤怒和因羞耻而产生的继发愤怒通常很困难。前者常常突然被触发，更像是一种对过去的暴力创伤的闪回和反应，而继发愤怒出现在羞耻或恐惧之后。只要情绪教练顺着来访者的情绪产生过程帮助他们意识到自己的感受，区分这两种愤怒就没有那么重要了。在这两种不同的愤怒情境中，人们的愤怒情绪都需要被调控，也需要去找到另一种更健康的情绪。

另一种常见的继发愤怒出现在人们对自己所做的事情或感受感到愤怒的时候。这种继发愤怒的通常形式是敌意的自我批评。对自己愤怒通常会进一步导致羞耻感、失败感、内疚感或沮丧感。人们可能会因为感到沮丧、需要关注或者恐惧而对自己愤怒。在这些情境中，他们需要绕过愤怒，转而关注自己的核心感受。

在治疗中，来访者会因自己不够自信而责备自己。她会因为自己不能拒绝别人的要求或请求，而觉得自己"幼稚"，像"一个懦夫"。治疗师要感觉到这种愤怒下其实掩盖了一种核心的不安全感。治疗师没有聚焦于来访者的愤怒，而是回应道："这就像你觉得自己像个小孩子，别人的不满会让你有一种非常可怕、非常糟糕的感觉。"这有助于来访者聚焦于自己的不安全感和想要被喜爱的健康需求。相比于关注愤怒，这样做更能促进来访者探索自己对不满的恐惧，以及与他人建立联结的需要。

下面的练习将有助于人们识别继发愤怒背后的原发情绪：

○ 找到一种你由于感到被拒绝而表达愤怒的情境，而不是一种你感到被不公平对待的情境。

○ 确定被拒绝时你所感受到的愤怒情绪的性质。

○ 然后问自己："我还有更基础的感受吗？我的核心感受是什么？"在愤怒之下是否还隐藏着恐惧或悲伤？

继发恐惧和焦虑

艾利克斯害怕和她的某个同事说话。她觉得这个同事在一件公事上对老板不诚实，而且让她颜面无光。她告诉情绪教练，她现在有多害怕这个同事，以及她是怎样在大厅里用虚假的微笑向他打招呼。很明显，当她说话的时候，她对他感到愤怒，却害怕与他对抗，因为她害怕失去他的支持和友谊。教练帮助来访者聚焦于她感到被不公平对待的核心情绪，而且她想要纠正这种情况。随着教练的确认，她意识到自己对被拒绝的恐惧会妨碍她维护自己的权利，这位来访者决定与她的同事谈谈。

当恐惧和焦虑是继发情绪的时候，它们并不是来自迫在眉睫的外部危险。也不是来自一种核心的情绪，即感觉自己像一个在偌大的世界中迷失的、不安的孩子；相反，当人们处在不安或者焦虑中时，他们的愤怒、悲伤或者脆弱的核心感受可能会破坏自己与他人的关系，此时恐惧或者焦虑的继发情绪往往就会产生。这导致人们试图去逃避体验自己的核心情绪。然而躲避愤怒和悲伤往往会让人们感到焦虑或者脆弱。在这些情况下，情绪教练可以指导人们去识别原发情绪。

人们经常试图逃避核心的脆弱感，害怕自己太依赖他人。他们不愿承认自己的依赖感，也不愿承认自己对这些感受的害怕；相反，当他们与别人分开，且不理解自己的焦急感时，他们可能会感到很焦虑。产生继发焦虑的另一个关键原因是，对未来抱有灾难性的预期。在这种情况下，人们的想法就是焦虑情绪的主要来源。人们可能会想象第二天的会议将会是一场灾难，或者他们会在第一次约会的时候被拒绝。他们今天的担忧、焦虑往往会影响到对明天的准备。以下练习可以帮助来访者发现继发焦虑背后的原发情绪：

○ 你因另一种情绪而感到焦虑，识别出这种焦虑，比如"我担心我太依赖伴侣了"或者"我害怕告诉伴侣我生气了"。

○ 把你正在逃避的核心感受用语言表达出来，比如"我的内心害怕孤独"或"我很生气"。

○ 让自己感受自己的核心感受。热情地接受它。在你的原发感受中识别出自己的需要、目标或关注点。

继发羞耻或尴尬

比尔没有获得他所期待的升职。他明天必须去办公室，人们将会问他发生了什么。他宁愿逃跑也不想面对同事。在治疗中，他需要处理自己的羞耻感。

对自我的消极看法和自我轻视的感觉造就了这种形式的羞耻。人们也许会对自己说，"我太无能了"或者"我太愚蠢了"，这些会引发继发羞耻。然后，人们会觉得别人也这样看他们，看不起他们。当人们认为自己在会议上没有坚持自己的想法是懦弱的时候，他们会感受到继发羞耻。在处理继发羞耻的时候，人们的消极判断以及对他人的推测是主要的问题。如果人们能够处理好自我批评，那么羞耻感就会消失。这与核心羞耻不同，核心羞耻会更加顽固地附着在自我上。在核心羞耻中，人们会觉得自己是一个错误，而不是自己犯了一个错误。在处理继发羞耻的时候，情绪教练要帮助来访者识别出内心的羞耻感，然后调动自豪感、坚定的愤怒感以及自我价值感来对抗羞耻感。

继发羞耻或尴尬的一大来源是想象别人用消极的方式来评价自己。在人们觉得自己很愚蠢或者没有安全感的社会体验中，通常都会想象别人对他们的看法：他们将别人作为镜子，把自己对自己的看法折射到别人身上。然后，人们会觉得其他人也相信关于自己的这些消极看法。因此，人们常常因为自己的想法而感到尴尬。正是这些消极的想法让人们觉得尴尬和愚蠢。比如，苏可能会因为在一次高级晚宴上犯了一个社交错误而感到尴尬：切黄油用错了刀。没有人真正注意到她用了什么餐具，但她还是觉得自己很显眼。

羞耻也可以是对其他核心情绪体验的一种反应、一种掩饰。羞耻可能会掩盖受伤感、软弱、渴望关注、愤怒或者害怕等核心情绪。这是关于内心体验和欲望的羞耻，是关于暴露和自我揭露的羞耻。当人们对自己的感受感到羞耻的时候，这种羞耻通常与无法接受的弱点和脆弱有关。这是大多数人都会遇到的重要问题。与核心羞耻不同，在这种掩饰性的羞耻中，人们因为自己的感受而羞耻。在人们想要避免接触的可耻的东西上通常也存在差异。他们独立于羞耻而存在，羞耻与人们的感受或所作所为有关，而不是与整个自我有关。因此，人们可能会因为自己的性幻想或面对批评时的软弱反应而感到羞耻。这样的人需要学习容忍自己的羞耻，承认自己的幻想，并面对自己弱点。下面的练习可以帮助来访者触及继发羞耻背后的原发情绪：

- 确定一个尴尬的情境。
- 保持尴尬的感觉，而不是躲避它。你是怎么丢脸的？你的内心是否有一个声音在批评你？
- 面对这个声音，从自我价值感的角度回应它。

继发绝望

人们在处理情绪的时候常常表现出绝望。他们可能会说自己想要放弃，陷入绝望。在这种状态下，来访者觉得未来或未来的某些方面是徒劳的或者无望的，更可能会失败或者屈服。绝望与继发悲伤有关，当来访者挣扎时，绝望是非常普遍的，因此讨论绝望本身是很重要的。与绝望相伴而生的通常是一种无助感，以及在自我应对情境时缺乏信心。绝望的表述形式包括徒劳、失败、感觉被打败、放弃、无法抗争、悲观，感到自己无法拥有或达成自己所想要的，顺从、屈服以及自杀倾向。反映无助和无力的表述形式则是，一个人感觉缺乏内在应对资源，缺少自信或能力，并且没有控制或改变自己处境的力量或权力感。此外，无助和无力可能也会有感觉渺小、窒息、麻木、无法动弹或被困的表述形式；有时也会导致毫无防备、疲惫、疲倦、被摧毁、被压碎、被压垮，或者被挫伤了的感受；或者自己是不足的或者一文不值的感受。还有一种适应性的绝望状态，这种状态告诉人们，努力已经不再有用，应该要放弃了。与其他适应性的感受一样，适应性的绝望会影响适应性的行动，而且一旦行动完成，人就能够继续前行。与此相反，继发的非适应性绝望状态会让人陷入困境，需要在做出改变后才能继续前行。

　　帮助人们处理绝望感或挫折感是一项重要的治疗任务。尽管绝望看起来非常核心，但它通常是一种继发状态，掩盖了其他更核心的体验，比如恐惧、羞耻或者愤怒和悲伤。情绪教练需要帮助人们找到潜在的感受。由于人们经常感到沮丧和困惑，需要一个"支架"来帮助他们走出这种状态，因此在这方面的指导是特别重要的。在一项关于人们如何在情绪聚焦治疗中处理绝望感的研究中，我们发现，人们在治疗师的帮助下完成了以下相关步骤[187]。

　　第一个步骤包括与来访者一起识别消极的、导致绝望感的想法和信念，并帮助来访者在体验绝望感产生的过程中同时体验到自己的主导感。让自我的两个部分进行双椅对话通常很有帮助。第5章中已经对这种干预进行了更充分的讨论。在这种干预中，人们会坐在一张椅子上，通过说"有什么用呢？""你永远都不会成功"或"你注定会是一场空"这样的话来扮演产生绝望感的角色。人们也可能会说"你真没用""你真是个懦夫""没有人会想要你"或者"你总是把事情搞砸"。因此，最初的步骤包括帮助来访者觉察和探索他们自己内心产生绝望感的过程。然后，来访者开始理解，他们是通过归因以及思维方式来维持绝望状态的，绝望不仅是外部环境的结果。最初，来访者通常不确定他们是如何产生绝望感的，他们可能会经历困惑期。然而，在一个良好的咨询关系中，人们通常愿意从混乱中厘清，并试着去理解整个过程。最终，来访者了解到他们自身参与了让自己感到绝望的过程，并通过自我对话来维持这种状态的内部心理过程。消极认知的内容通常围绕着无助，对自己的应对能力缺乏信心，自我贬低，对未来、价值观和标准的消极信念，以及自我责备等主题。以主导者的状态探索自我可能还包括看到不作为和回避，比如与伴侣冷战、孤僻或拖延是如何导致了绝望感。

在激活绝望状态后，实现改变的下一个步骤是获得新的、更核心的情绪体验（悲伤、痛苦和愤怒）。教练帮助来访者寻找更深层的情绪。来访者通常在识别产生绝望感的消极认知和诱因中，会发现新的感受。因此，当来访者被告知自己不好或者注定要失败的时候，他们可能会感到痛苦或悲伤。教练的工作就是引导来访者越过消极的想法和绝望感，转向针对导致绝望感的悲观言论的内心真实感受。来访者需要体验这种真实感受，但一开始他可能不能完全体验到。这种感受是无法区分的，来访者可能会表达一些困惑，说"我不知道我的感受是什么"。

教练和来访者合作，更充分地感受潜藏的痛苦、悲伤和愤怒。有一点非常重要，教练要帮助来访者从客观的体验描述转向更聚焦身体感觉的体验。对于那些具有一定心理弹性的人来说，帮助他们保持并体验绝望感而不是回避绝望感，有时是让他们重新振作的更好方式。触底，再加上教练的认可和共情，会带来反弹。在其他情况下，对那些处于更绝望状态的人，这种"保持并体验"的方式并不能带来心理反弹。通过将注意力转移到别的感受或心理需求上来获得替代性的情绪对他们会更好。在这种早期阶段所能体验到的心理需求可能是整体的、模糊的，但是，仅是教练提到心理需求往往就有助于来访者将自己的状态转变为更积极进取。绝望是对无法满足的心理需求的一种反应。一旦来访者开始真正地感受、接纳任何新出现的需求和伴随出现的适应性情绪，并能够用言语和非言语的方式来表达这些情绪，那种广泛的绝望感就会被动摇。通过更加聚焦并与当前的情绪体验建立联系，来访者开始更深入和更具体地探索情绪的意义。接纳情绪，感受情绪，这是非常重要的。

在某些情况下，来访者会接触到隐藏在绝望背后的原发恐惧——一种他们活不下去了的恐惧感，"我只是真的很害怕，我觉得自己没有力量"或者"我害怕那将会一直持续下去，我将无法应对"。非适应性恐惧可以表现在个体内部（intrapersonally）（例如，与无法应对相关的恐惧，对崩溃的恐惧，对失败或未来注定失败的恐惧）和人际层面（interpersonally）（例如，对被他人伤害或践踏的恐惧）。这两种形式的恐惧都阻止人们去获得内心的力量来克服绝望。从本质来说，即使是人际层面的恐惧也是自我无法应对的恐惧，比如"他们会伤害我，我无法应对"。这种恐惧需要去体验，然后用更适应性的情绪来应对。

下面的练习可以帮助来访者找到继发绝望背后的原发情绪：
○ 识别消极、导致绝望感的想法和信念。
○ 在绝望之下获得新的、更核心的情绪体验。
○ 问问你自己："我还有更基础的感受吗？在我的悲伤之下是否隐藏着愤怒或怨恨？"找到你最基础的感受，用语言表达出来。
○ 确定你未被满足的需求，并重新承认它。
○ 为失去它而悲伤，或者在新的情况下，维护你满足需求的权利。

寻找工具性情绪背后的原发情绪

现在，我要来识别不同情绪的工具性表达。

工具性悲伤

莎莉的愿望没有得到满足。她很沮丧，在治疗中哭得很无助。治疗师从她的哭泣中感受到了一种需要，一种她想要解决这个问题，让自己感觉好一点的需要。治疗师没有对莎莉的这种需要直接进行反应，而是对莎莉说，他有一种感觉，他需要拯救莎莉，并且他想知道莎莉是否觉得她在呼唤他的帮助。

悲伤的常见工具性表达有一个很好的例子，就是当一个人用哭作为抱怨的一种方式。这被贬义地称为"发牢骚"。当眼泪是一种抗议，表达一个人是怎样感觉受到虐待，并希望以此唤起同情、支持或者理解的时候，这种情况就发生了。一个人可能会意识到眼泪的工具性功能，也可能没有意识到，还可能会觉得是真的需要哭出来。为了聚焦于这个人流泪的真实目的，情绪教练需要问他，"你想要什么？"或者"你希望别人对你的眼泪有什么样的回应？"

一名学生去找她的女教授抗议自己的课程成绩。她的课程成绩是69分；如果她能够得到70分，那么她的课程总成绩就能提升到B+。教授不同意，因为她没有理由去改成绩。学生恳求着，眼里充满了泪水。这个年轻的女生瞬间变成了一个愤怒的、无助的婴儿，哭着要别人来满足她。教授觉得这样做对其他学生不公平，拒绝了这个学生间接表达的想要被满足的请求。

这种悲伤并不主要源自对核心损失的体验，而是源自挫败感和无力感。这种类型的哭泣通常不会引出想要的支持，尤其是在一个人的原生家庭外，而这很可能是在那里学到的。在治疗中，人们需要学习如何面对自己的失望，以及无力为自己负责的感觉。人们还需要意识到，他们常常是通过得到别人的照顾来维持自己的无力感的。

工具性愤怒

校园霸凌者们经常自己也受到惊吓或虐待，由此他们学会了用带有敌意的威胁来控制别人。这种情况一直延续到他们成年后的工作和家庭生活中。通过提高声音或扬起眉毛，员工威胁同事，丈夫欺凌妻子，父母恐吓孩子。这是一种习得的控制方式。

在治疗中，一个男性来访者羞涩地微笑着，说起他用拳头捶办公室的墙。他说，他是在向女地产销售伙伴表达自己的不满，因为她直接向经理抱怨他，而没有和他谈谈。他的妻子因为他过于强势、言语咄咄逼人而离开了他。在妻子离开他以后，他感到孤单和孤独，并因此接受了心理治疗。他不明白为什么妻子会有这样的感觉。情绪教练需要帮助他聚焦于自己的原发情绪，即受伤的感觉和被喜欢的需要。教练也需要帮助这个来访者理解他是怎样通过愤怒而得到别人的顺从的，以及当他非常希望被人喜欢的时候，这样做反而会导致人们不喜欢他。

工具性的愤怒是一种对愤怒的习得性使用，是为了自己的利益而将愤怒当作控制他人的手段。生气是控制别人的一种有效方法，但是常常会导致对方变得痛苦、怨恨和疏远。处理这种愤怒的最好方式是理解这个人的潜在动机和目的，并帮助他发现实现这些目的的替代性方法。

当然，很多人没有意识到自己的愤怒的工具性功能，也往往不是有意地操纵别人。例如，一个来访者由于缺乏父母的支持而感到受伤和愤怒，她的反应是"惩罚"父母，"给他们一个教训"，以及"以其人之道，还治其人之身"。这些都是由未被满足的需求导致的工具性的愤怒混杂核心愤怒的例子。心理治疗帮助这名来访者认识并确认，她的愤怒就是因为获得支持的需要没有被满足。她也意识到，她强迫父母给予自己想要的东西的尝试并没有帮助她获得她最迫切希望和需要得到的东西。这帮助她放弃了控制父母的徒劳努力，同时，这也为她满足自己在这个世界上的健康而核心的需要提供了支持。然后，她开始聚焦于寻找更健康的行为来实现这些目标。

工具性恐惧和羞耻

为了实现目的而表现出的恐惧和羞耻是不常见的，而且恐惧和羞耻本身并不常作为一个问题出现。工具性恐惧的目的是避免承担自己的责任，并让别人保护自己。假装害怕或无助是为了唤起关心。人们表现出恐惧也可能是试图阻止另一个人对他们生气或责备他们，或者是谄媚的一种手段。例如，当人们为了表现得体而假装尴尬的时候，就会表现出工具性羞耻。这是形象和角色管理。以下练习有助于来访者理解工具性恐惧和羞耻背后的原发情绪：

○ 找出你最喜欢用、最常用的工具性表达。

○ 你会用噘嘴或大喊大叫来达到你的目的吗？你是否表现出无助和需要被解救？对于从情感上操纵别人以得到自己想要的，你觉得别人会说你是怎样做的？试着对自己极度诚实。你需要认识到自己在工具性的情绪表达上的风格。

○ 代价是什么？

在到达原发情绪后（阶段1），来访者必须处理情绪，并决定如何根据该情绪采取行动。最终的目标是达到一种原发的适应性情绪，而且如果最初的原发情绪是非适应性的，那么来访者必须处理它以达到另一种适应性的情绪。在附录中可以找到到达原发情绪的练习。下一章将帮助教练与来访者一起确定原发情绪是适应性的，还是非适应性的。

◎ 第七章

评估痛苦的原发情绪是否健康

让我们不要忘记，微小的情绪是我们生活的伟大主宰，我们在不知不觉中臣服。

——文森特·梵高（Vincent van Gogh）[188]

情绪训练的第5步包括评估原发情绪是适应性的还是非适应性的。教练需要帮助来访者识别他们的直觉感受是可以遵循的健康情绪，还是一种需要改变的不健康情绪。在约克大学心理学研究临床磁带库中，对超过100种治疗方法中最普遍的情绪进行深入观察后形成了16种情绪分类的列表，如下图所示，以帮助对情绪唤起进行评级[139]。在这16种情绪分类中，悲伤、愤怒、恐惧、羞耻，以及更复杂的痛苦情绪，似乎是治疗性的改变中最重要的5种基本情绪[89,175,189]。在本章中，我将探讨如何评估频繁出现的前4种情绪是否健康。我也关注痛苦这第五种情绪，它本质上是健康的，因为它在发出受伤的警告。表7-1总结了一些评估原发情绪是否健康的基本标准。

以下情绪类别与心理治疗最相关：
1. 悲伤
2. 痛苦/受伤
3. 绝望/无助
4. 孤独
5. 愤怒/怨恨
6. 轻蔑/厌恶
7. 恐惧/焦虑
8. 爱
9. 高兴/兴奋
10. 满足/平静/释然
11. 同情
12. 羞耻/内疚
13. 骄傲/自信
14. 愤怒并悲伤（两者同时存在）
15. 骄傲/自负和愤怒（两者同时存在）
16. 惊讶/震惊

表7-1 适应性的与非适应性的原发情绪

适应性的原发情绪	非适应性的原发情绪
• 是全新的和鲜活的（结构化的） • 是对瞬息万变的环境的当下反应 • 随着环境的变化而变化 • 如果有外部提示，则是快速和行动导向的 • 如果来自内心，则是比较慢的 • 让来访者感到，"对，就是这样！" • 促进依恋联结和自我一致性	• 是熟悉和旧的（混乱的） • 是压倒性的（来访者觉得被困住了） • 每次都和上次一样难受 • 不会随着环境的变化而改变 • 是消极的、深刻的和痛苦的 • 通常与自我相关 • 是个人同一性的一部分 • 伴随着破坏性的声音 • 摧毁依恋联结和自我一致性

评估悲伤是否是健康的原发悲伤

当人们离开或失去所爱之人时，他们会感到悲伤。悲伤告诉人们，当分别的时候，他们会想念所爱之人。如果没有这种悲伤，人们之间的联系就会少很多，更有可能会四处漂泊。健康的乡愁牵动着人们回到安全和熟悉的环境中。人们需要获得帮助以不带羞耻和焦虑地感受健康的原发悲伤。健康的悲伤推动人们去寻求安慰或者在失去希望的时候及时止损。下面是一个适应性悲伤的例子。

大卫最近移民了。他正在和咨询师讨论自己在机场的经历，当时他要离开祖国，逃离那个盛行不公和暴政的地方。他今年22岁，渴望去迎战自己在海外的未来。他提到，当他在机场和家人告别的时候，他哭了，而且说着说着他又开始哭了。这些眼泪都是健康的。眼泪在建议大卫，当他可以回去，当他与家人和朋友重新联系时需要克服对祖国的恐怖仇恨，每隔几年他要回到他的出生地。这是健康的、适应性的悲伤。如果大卫抑制了这些情绪，他以后可能会难以适应新的生活。情绪教练需要帮助大卫感受自己的悲伤，如果他的眼泪还在流，那就让大卫接受自己为所失去的而感到悲伤。

失败和失去一段关系是悲伤的另一个重要来源。人们会为自己挣扎得多么艰难而感到悲伤。人们会因为生活的痛苦而悲伤，会因为缺少爱或者感觉不到被爱而悲伤。当人们被误解的时候，当人们被孤立的时候，当所爱之人离开他们的时候，当人们永远抑或只是暂时失去一个人的时候，人们都会悲伤。对孤独的悲伤是深刻而广泛的。

丹尼斯和莎伦一起来做伴侣咨询。他们的问题在于丹尼斯是否会结婚。丹尼斯是一名40岁的律师，从未结过婚。莎伦是一名36岁的学校老师，她在20岁出头的时候结过几年婚。她的生物钟正在滴答作响；她想要一个承诺和一个孩子。经过几次咨询以后，他们在我的办公室里痛苦地结束了两人的关系。莎伦哭了，丹尼斯感到如释重负、内疚和悲伤。我感到悲伤。

健康的原发悲伤是一种状态，通常可以作为一个短暂的时刻出现在纷繁复杂的生命过程中。它的特点是一种短暂的失落感、伤害感，或者因告别或结束而有所触动的感觉。有时，人们在屈服时会感到短暂的悲伤，或者在放弃挣扎和接受不可避免的事情时感到悲伤。在其他时候，人们可以更深刻和更充分地感受到悲伤。人们为失去亲人而哭泣，分享自己的悲伤或失望。这种悲伤是不应被指责的。悲伤通常是一种持续时间较长的情绪。

米里亚姆是一名广告主管，她刚刚接到消息，自己努力完成并寄予厚望的提案被否决了。她垂头丧气，伤心欲绝。在伴侣咨询中，她的伴侣伸出手来安慰她。她哭了。当她感受到健康的悲伤时，眼泪流了下来，这会帮助她放手并继续向前。

悲伤通常伴随着哭泣。哭泣的一般生理学功能就是向自己和他人发出某种痛苦的信号。哭泣激发了哭泣的人以及其他人对痛苦的环境去做些什么。哭泣是婴儿来到这个世界所做的第一件事，它因生存的意志而激发出来。它告诉自己和他人，有人正在受苦。当哭声真正停止的时候，就是痛苦结束的信号。适度的哭泣是健康的。能够哭泣和表达内心的感受有助于增进人们之间的亲密度。健康哭泣的积极影响需要传达给那些挣扎在眼泪中的来访者。当他们陷入挣扎中时，教练需要用抚慰的声音对他们说："没关系，让眼泪流下来吧。有很多东西需要发泄出来。"哭泣是除语言之外的一种交流方式，它增加了意义。当说不出话的时候，眼泪常常就会流下。眼泪可以表达各种各样的事，比如"我受够了""我在乎"或者"我受伤了"。此外，哭泣还可以表达别的情绪，比如快乐或者幸福、恐惧，甚至愤怒。然而，过度哭泣，以至于哭到无法沟通，那就是不健康的了。教练可以要求来访者完成以下练习，以帮助他们识别自己的原发的、适应性的悲伤。

○ 找出一个你经历过丧失的情况。这可能是失去一个人、一段关系或者是一次失约。

○ 识别你的感受。找一个或多个词来表达这种感受。你的身体有感觉到这种感受吗？用语言描述你的身体感受。

○ 如果你经常想在悲伤的时候以某种方式移动自己的身体，找一些方式来表达这个悲伤。让你的身体说话，叹息，垂头丧气，蜷缩起来，或者让你的脸来表达你的悲伤。

悲伤和愤怒常常相伴而生。在悲痛的时候，在婴儿和母亲分离的时候，通常会有对分离的愤怒，然后才是对失去的悲伤，或者相反。人们经常对造成损失的人感到愤怒，对损失本身感到悲伤或痛苦。治疗的工作常常包括将这两种情绪从它们融合而成的结中分离出来，这样人们才可以清楚地识别每一种情绪的来源和背后的需要，并能够表达出每一种情绪。

评估愤怒是否是健康的原发愤怒

愤怒是最强烈和最紧迫的情绪之一。它对一个人与他人的关系，以及一个人自身的功能都有着深远的影响。愤怒可以支撑生命，也可以毁灭生命。愤怒不应和攻击性相混淆，后者包括了袭击或攻击行为。感到愤怒并不意味着行为上的攻击性，人们可以在没有任何愤怒的情况下表现出攻击性。一项针对四大洲的人的研究表明，愤怒最常指向的是所爱之人，因为人们觉得所爱之人做错了事，或者让他们失望了[190]。典型的愤怒表现很少包含攻击性，而是为了纠正问题或者防止问题再次发生。愤怒告诉人们有些事情需要改变。这种强力型的愤怒是需要帮助来访者去感受的。如果人们想要改变，他们需要知道愤怒的来源。

费莉希蒂坐在车里，她今天第一次和丈夫吉姆谈论早上发生在她身上的可怕的事。她路过了一个建筑工地，差点被掉下来的横梁砸中。费莉希蒂和吉姆回到家时，她还在描述着她的经历。吉姆停好车，打开车门，在费莉希蒂还没说完自己有多害怕之前就下了车。费莉希蒂感到愤怒和被冒犯，因为吉姆似乎不够关心她，听不出她有多害怕。如果这种愤怒没有表达出来，或者没有被用来告诉费莉希蒂自己有多委屈，那么它就会成为隔开这对夫妻的一块墙砖。情绪教练要帮助费莉希蒂具象化她的感受，识别愤怒的来源，帮助她认识到自己未被满足的需求，并促使她思考如何最好地传达这种需求。

亚里士多德认为愤怒源于这样一种信念，即我们或我们的朋友受到了不公平的轻视，他声称人们会对那些傲慢的人感到愤怒，因为他们的傲慢伤害了自己。激发婴儿愤怒的最有效方式是抓住婴儿的手臂，这样婴儿就没有办法摆脱。愤怒是由于人们想做某事却被干扰。对一个人的所爱之人或其自身的冒犯或干扰会引发适应性的原发愤怒。在愤怒中，一个人认为另一个人要为伤害自己的行为负责。这还伴随着这样一种信念，即另一个人本可以做出不同的行为，因为他是可以控制冒犯行为的。

两百多年前，伊曼努尔·康德（Immanuel Kant），这位伟大的信徒相信心灵的力量可以形成各种类别，从而塑造了一个人的世界观[191]，他认识到愤怒在防止停滞方面的重要性，并感谢命运赐予了这种"坏脾气的能力"。他认为人类希望和谐，但大自然更清楚什么是对物种有益的。当人们明显受到冒犯和愤怒时，他们的愤怒有助于维护自己的个人边界免受侵犯。通常，尤其是在盎格鲁-撒克逊文化中，当人们听到他人生气的时候，他们会感到非常焦虑和不安。他们被教导要克制自己的愤怒。例如，一个过分咄咄逼人的汽车机械师冒犯了琼，他利用琼的信任，在她修理汽车的时候扣留了她的赎金。琼知道自己被操纵和欺骗了，她感到愤怒，但由于被教导要有礼貌，所以她什么也没说。之后，琼感到沮丧和悲观。对琼来说，让她在愤怒的驱动下果断地表达自己的不满要远好过感到泄气。带着愤怒所带来的能量和力量，她可以对他发怒，可以保护自己不被利用。我不主张把愤怒作为第一道防线，我也相信和解的方法的重要性，但是从根本上来说，愤怒是一个人不可或缺的组成部分，人们不应该太害怕接受它的信息。

适应性的原发愤怒常常在一个人并不清楚真正原因的时候就被激活了。人们不必有任何有意识的想法，比如"你在冒犯我"；他们只是觉得被冒犯了。然后，人们就开始想起愤怒相关的想法。愤怒可以被有意识的想法激活，但是更常在没有思考的情况下就被激活了。婴儿第一次愤怒的哭喊并不取决于对环境有意识的思考。当人们很累、很热或者感到压力的时候，也会很容易愤怒。

自由飘浮着的易怒并不源自任何有意识的想法。当一个人处在易怒的情绪中时，由于情绪对情感和思考的影响，其所感受到的愤怒会持续更长时间，也更难以处理。事实上，愤怒实际上可以是由某些药物或疾病引发的，甚至可以由电刺激引发，而与任何特别的想法或遭遇无关。在人们的生活中，愤怒是很容易出现的。显然，愤怒是一种必要的资源。以下的练习可以帮助人们获得这种资源：

○ 找出一个情境，在这个情境中你感受到被错误或者不公平地对待，或者你的权利被侵犯了。

○ 识别你的感受。找到一个或多个匹配这种感受的词语。你从身体上感受到了什么？用一些语言描述这种感受。

○ 如果这种感受让你想要移动自己的身体，那么就去做吧。找一些方式去表达出来。

○ 确定你愤怒的目标。在想象中或者在现实中大声地说，"我对……生气了""我生气是因为……"或者"我讨厌……"找到一种适合自己的表达方式。

○ 用这种方式表达愤怒后发生了什么？你觉得自己有力量了吗？

指导人们在日常生活中处理愤怒和其他敌意性的感受需要特别注意一个问题：一个人是否可以只是表达愤怒呢？如果攻击、大喊大叫或者批评他人，又会怎样呢？这些行为是健康的还是明智的？

帮助人们认识到愤怒情绪是有益健康的，是人类的一部分，这一点很重要。感到愤怒或恼怒与感到悲伤或害怕是一样的，都是人之常情。然而，平衡愤怒和温和也同样重要。温和并不意味着从不生气。变得越来越温和并不导致对愤怒的压抑；相反，它将有助于人们接受自己的愤怒情绪，这是不可否认的人性。当未解决的愤怒潜伏在内心时，温和是很难维持的。被掩藏在深处的愤怒最终将以无法控制和破坏性的方式爆发出来。因此，愤怒从一开始就应该被允许表达，并用明智且适当的方式表达出来。例如，这个过程可能包括了与朋友直接交流。一个人可能会告诉朋友自己的感受："我生气是因为你没有来参加我们的晚宴。"把这些告诉朋友是有益的，可以消除两人的隔阂。这有助于澄清关联，并防止未来的伤害或误解。抑制愤怒，变得闷闷不乐，通过踢家具、砸碎东西或猛烈抨击来发泄愤怒，保持愤怒，或者发展、美化自己受到的委屈，这些方式将无法促使人变得温和。爆发可能会缓解被压抑的愤怒，但也可能会增强发泄倾向，变得更愤怒、更暴躁。处理愤怒的最好方式是与他人谈论自己的感受，而不是发火或怒火中烧。谈论感受的目的在于向别人传达自己对信息的确切感受，而不是去进行口头攻击。只有在两种情况下愤怒的表现是正当的：保护自己的边界和防止被侵犯。

评估恐惧和焦虑是否是健康的原发情绪

人类是世界上最好奇、最焦虑的生物之一。但在生存斗争中，恐惧很好地克制了人类的好奇心，这一点在猫身上表现得更明显。想象一下，你独自一人走在一条漆黑的街道上，此时已是深夜，这里是城市中一个陌生的角落。你听到身后有脚步声，走到了路的另一边。脚步声似乎在跟着你。你的心跳加速，开始出汗，加快了自己的脚步，想要跑。这是健康的、适应性的恐惧。

恐惧是非常不舒服的，它给人们提供了一个难以抗拒的、生存导向的信号，让人们逃离危险或者寻求保护。它通常是对特定威胁的一种短暂反应，在逃离危险后就会减弱。另外，焦虑是对头脑中感受到的"威胁"的一种反应——象征性的、心理的或者社交的情境，而不是立即出现的、身体上的危险。焦虑是对不确定性的反应。人们的预测能力让他们体验到了焦虑。这是一种天赋，同时也是一种诅咒。因此，人们会说他们"害怕"黑暗，但是"担忧"未来的考试。

来访者同时承认他们的原发恐惧和焦虑是具有适应性的。承认软弱和脆弱，而不是披着力量的外衣，有助于人们变得更加人性化，也更加坚强。忽视真正的恐惧或者不安全感会导致太多的冒险和不必要的危险。承认适应性的原发恐惧让人们知道有东西正在威胁着自己，并帮助人保持与他人的安全联结，这种安全联结可以作为一种保护。恐惧促使人们在意识到威胁的具体面目之前逃跑。适应性的原发焦虑，如在大型比赛之前的焦虑，或者在上台之前的焦虑，与兴奋并没有太大区别。例如，当一个人说他急着见某人的时候，焦虑的积极面就被看到了。焦虑的积极一面就是让人可以为自己的预期做好准备。

恐惧和焦虑自动化地默默运转着。然而，原发恐惧和焦虑常常是非适应性的，而不是健康的。不稳定和缺乏控制感的人际关系和童年经历或许会导致一个人在与他人交往中产生许多非适应性的焦虑，包括害怕亲密关系、害怕失去控制和害怕被抛弃。对于接受心理治疗的人来说，非适应性的原发恐惧和焦虑比适应性的原发恐惧和焦虑更为普遍。然而，区分这两种恐惧是非常重要的：一种是对危险的恐惧，导致人们逃离危险；另一种是对分离的恐惧，导致人们寻求保护。这两种恐惧都有可能是健康的或不健康的。警示你有危险的恐惧是高度适应性的，涉及对安全或保护的需求，但是创伤后应激中的恐惧是非适应性的，因为当下并没有危险。对分离的恐惧是适应性的，涉及对联结的需求，但是当它过度活跃的时候，会导致依赖和黏人。

教练可以帮助人们识别适应性的恐惧，方法是要求人们识别当下生活中代表不确定性或者危险的威胁，不论是真实的，还是想象中的。教练可能会说：

确定你的感受。找到一个或多个匹配这种感受的词语。你从身体上感受到了什么？用一些语言描述这种感受。如果这种感受让你想要移动自己的身体，那么就去做吧。找到一些方式去表达出来。让你的身体反映你的感受。检查你的呼吸。呼吸，然后说，"我害怕……""我担心……"或者任何其他合适的话。识别威胁。现在，找到一些让自己平静的方法，处理这个威胁。你能够利用哪些内部或者外部资源来支持你？

评估羞耻是否是健康的原发羞耻

适应性的羞耻有助于人们不与群体疏远。如果个体不愿正视适应性的羞耻，就会导致鲁莽的行为。羞耻通常会触动人的内心深处。羞耻关乎一个人的价值感。羞耻让人们想要躲藏，而不是内疚，而内疚则会促使人们去道歉或者赔罪。当人们失去控制；当人们觉得暴露过度，比如在公共场所裸体；或者当人们觉得别人认为他们没有价值或者不体面的时候，人们会觉得羞耻。当处于羞耻中时，人们往往想低下头，希望钻到地下，让别人看不见自己。当人们向另一个人吐露自己的情绪而得不到支持的时候，也会产生羞耻感。例如，一个人可能会在一群人中讲一个故事，突然他意识到没有人在听，于是他的内心就会退缩了。

苏告诉她的治疗师她是怎样醒来并想起了昨晚发生的事。她失控了。她喝了太多酒，做了一些蠢事。这已经够尴尬的了，但是让她感到羞耻的是，她想起自己跑到洗手间呕吐。总得有人去帮她清理。这太糟糕了。她要怎样面对那些人？治疗师意识到，帮助苏面对这种羞耻可能有助于帮她下定决心不再做那些事。

当没有人注意到孩子们为展示自己的才能所做的努力或者没有人为他们的成功而激动的时候，孩子们会感到羞耻。当他们激动地大叫："妈妈！爸爸！快看我！"当他们站在水池边准备跳进去的时候，父母忽视了他们，他们可能会羞耻地退缩。如果羞耻是对违反内在或外在的个人标准和价值观的反应，羞耻可以成为一种适应性的情绪，比如对参与越轨行为感到羞耻，对在公共场合失控感到羞耻，或者对作为不尽责或虐待孩子的父母感到羞耻。在这种情况下，人们需要承认自己的羞耻感，因为羞耻感提供了关于社会可接受行为的有价值信息，人们可能会选择用这些信息来指导自己的行为。

羞耻可以是适应性的，因为它保护了一个人的隐私，也保持了一个人与自己的团体的联结。羞耻通过阻止一个人在公共场合犯太多错误或打破构成社会结构的规则来实现这样的功能。适应性的羞耻告诉人们，一个人如果暴露得太多，或者违反了非常基本的社会规范，又或者违背了自己认为非常重要的标准或价值观时，其他人将不会支持其行为。以下练习有助于人们识别羞耻体验：

○ 找出这样一个最近的情境，那时你突然遭受了损失或者自尊受挫，或者回忆一个让你觉得尴尬的情境。你是否曾经在街上向某人挥手回应，却发现那个人是在向你后面的人挥手？这让你觉得尴尬吗？为什么？看看你现在能不能抓住那种感受。

○ 识别你的感受。找到一个或多个匹配这种感受的词语。

○ 你从身体上感受到了什么？用一些语言描述这种感受。

○ 如果这种感受让你想要移动自己的身体，那么就去做吧。你想要垂下眼睛或者向下看吗？让这种感受在你的身体上表达出来。

健康的原发情绪性痛苦

有一种适应性情绪需要特别注意：情绪性痛苦。痛苦不是不健康的，而是对丧失或者创伤的适应性反应。乍一看，痛苦可能是不健康的，因为它让人感到心碎，人们想要逃避它，但是情绪性痛苦是一种适应性情绪。现在，我来讨论一个人必须怎样区分需要面对的痛苦和需要改变的不健康的痛苦。

痛苦是自我受到创伤的体验。因此，痛苦是一种适应性情绪，它告诉人们伤害已经发生。不同于其他促使人们采取行动防止受伤的原发情绪，痛苦并没有这样的预期性。恐惧保护人们免于迫在眉睫的危险，愤怒促使人们发动攻击。然而，痛苦发生在事实之后，而不具有预先的适应性。痛苦告诉人们，可怕的事情已经发生了，如果他们不想感到被摧毁，最好不要再经历一次。这是一种独特的适应性原发情绪。

一个人可能可以通过亲身体验来了解情绪性痛苦。但是，关于情绪性痛苦的概念性认知依然寥寥。痛苦至今未得到理性的分析。它不仅是一种强烈的悲伤、愤怒、羞耻或恐惧，还可以是这些情绪中的几种或全部的混合体，甚至可以包含其他更多的情绪。痛苦是一种独特的身体不适，它关乎个体的全部自我和生存。它最常出现于人们无力去阻止创伤时。

在一项开创性的痛苦研究中，伊丽莎白·"丽兹"·博格（Elizabeth "Liz" Bolger）询问来访者在治疗中表达了痛苦不久后他们的感受是什么[189]。她发现痛苦的原发体验就是她所谓的破碎感：一种觉得被摔成碎片、变得粉碎的感受。处于痛苦中的人总是以一种聚焦内心的方式来说身体的感受。他们会说，"我觉得自己被撕成了碎片""我的心都碎了""就好像我的一大块肉被撕了出来，空留我在那里流血"或者"我碎成了一千片"。身体破裂的比喻有助于抓住来访者的体验。这就是痛苦的感受：一个人感到破碎。

我见过有勇气和得到了支持去面对痛苦的来访者，他们不仅活着，还从经历中成长起来。我自己也经历过。这是一种转化和摆脱困境的现象，很久之前凤凰涅槃的形象就象征了这一点。研究显示了人们如何在治疗中成功地处理痛苦体验[175]。体验痛苦的感觉是改变的第一步。要做到这一点，必须了解之前回避痛苦感受的情况，然后允许自己去体验痛苦，再接纳这种痛苦为自己的一部分。最初的创伤必须去体验和面对，这样人们才能从经验上明白他们可以从痛苦中活下来。人们必须允许自己去感受破坏、无助或无力。接受痛苦有助于人们去忍受痛苦，而且可以激发健康的生存需求或目标。允许自己去感受痛苦，会产生一种释放和解脱的身体感觉，让一个人从经历中变得更坚强。当人们处理可怕的原发痛苦体验的时候，他们认识到自己可以从那些以前觉得不可忍受的情况中生存下来。打个比方，人们直面自己存在性的死亡，并获得重生。

在一个案例中，一位失去了她尚在襁褓中的孩子的母亲面对着要将她撕碎的痛苦。不仅如此，由于她在孩子死前曾离开医院，她还感受到了一种羞耻。在治疗中，当她直面了自己的痛苦后，她原谅了自己无法面对儿子死亡的痛苦，并意识到自己在那件事情发生后是如何全方位地对抗、防御着这种痛苦。当她终于直面自己的痛苦，她决心面对现实，而不再躲在恐惧的围墙之中[189]。

一旦人们能够接受痛苦的感受，并承认自己想要生存下去，那些过去他们想回避的场景将带来更小的威胁。他们对于新的信息会更加灵活和开放。感受对他们的影响力变小。于是，人们有机会看到新的可能性并创造新的意义。因此，这种允许和接受痛苦的过程要求唤起痛苦并克服痛苦，而不是简单地讨论痛苦。通过体验真实的痛苦，人们本质上处于一种新的情境中，在这种情境中，他们认识到痛苦是可以忍受的，也不会摧毁他们。

在直面痛苦后，更积极的行动是继续前行，寻求更积极、舒适、健康的状态，而不是停留在痛苦中。矛盾之处在于，对痛苦的回避妨碍了人们远离痛苦的能力，从而使痛苦持续存在。为了能够真正继续生活，人们需要重建自己对痛苦的体验，直面想要回避的绝望和无力感，从而拥抱痛苦。帮助人们面对这些感受通常是允许和接受痛苦的关键部分。某些形式的绝望或无助可能是继发情绪，需要绕开它们，或者探索它们以便触及更深层的感受。例如，放任自流和压抑的无望感下潜藏着愤怒，无法掌控未来的焦虑无助感下潜藏着更深的羞耻感和基础的不安，在这些情况下，无望和无助的情绪是继发的。而当生活中出现的无望和无助情绪，比如说，是围绕着死亡和创伤时，它们就是原发的情绪。人们需要接纳这类情绪，且直面它们是改变发生的关键。放弃对无望和无助感的无谓抵抗，让自己去体验和面对这无可避免的无力感，这是成为脆弱的人类的一部分。面对这种无助和绝望的状态包含着一个矛盾的变化过程。例如，绝望通常似乎是不受欢迎的，而充满希望则是件好事。同样，有能力被认为是好的，而无助被认为是糟糕的。然而，一个能够帮助人们放弃对不可避免的事进行抵抗，而去接受无望或无助情绪的教练，将帮助人们放弃那些不可行的策略或无法实现的目标。因此，承认无力感或无助感意味着放弃徒劳的努力,并重新组织(情绪)。

接纳那些感受还包括开始为新的努力和新的目标负起责任。面对绝望不是相信"我没有希望",而是相信某种努力是没有用的,自己的尝试是徒劳的。无助意味着认识到一个人无法做任何事来改变特定的情况。触及和接受徒劳无功地挣扎的体验,往往是情绪变化过程的关键步骤。这包括面对那些可怕的想要回避的事情,放弃不可行的方案,并为创造性的重组做好准备。

例如,一个来访者在治疗中首次触及了与性虐待相关的痛苦的创伤体验,这会让她感受到羞耻所带来的强烈的痛苦,以及对失去清白的深深的悲伤。在治疗师的支持下,她对自己作为一个小女孩时的遭遇感到同情,并很快转而对侵犯她的施暴者产生强烈的愤怒。治疗师对来访者的脆弱进行了共情性的回应,并确认了她被侵犯的经历。在治疗结束的时候,来访者说尽管感到痛苦,但是她觉得"一切将会改变。至少这些感受是我自己的,我有权去感受它们",她感到充满希望。

评估某种情绪是否是原发非适应性情绪

非适应性情绪往往不会促使自我采取适应性的行动,它们或者关注外部,对他人提要求,或者关注自我。当情绪是一种存在已久的、熟悉而混乱的感受,且在不同的时间、情境和关系中反复出现时,它就是一种核心的非适应性情绪。它就像是一个老交情的损友。不健康的情绪总是难以应对、深刻,并且痛苦。对人们来说,这些消极的情绪和它们重复、不变的特质是如此的熟悉。正是这种不变的特质和持久的受伤感,让治疗师和来访者知道,这些感受不是对当前情境的原发情绪反应。不健康的情绪不会随着环境的变化而变化;相反,它们只是简单地固守现状,并让人去顺应情绪带来的不健康影响。不健康的情绪最终决定了人们对情境的反应,而没有允许个体根据情境来决定自己的反应。这些情绪是持久的,很难改变。相比之下,继发的糟糕情绪尽管也可能是消极的,但一旦情况或想法发生了改变,它们也会随时改变。

核心的非适应性情绪通常与一个人对自我的意识相关:他感到被贬低,没有价值或者无能。这些状态可以被认为是由情绪形成的更高水平的自我,而不是简单的情绪组织的。因此，无价值感是基于羞耻的自我组织，不安全感是基于恐惧的自我组织。核心的非适应性情绪不会促使一个人去采取适应性的行动；相反，它们是混乱的。不健康的原发情绪更多的是个体性格和自我的一部分，而不是对情境的反应。它们与对自我的原发负面观点有关，也与过去未解决的伤害和恐惧有关。非适应性感受似乎是自我的核心。它们好像是一个人自我的一部分，但不是健康的自我。

另一个表明情绪不适应的明确指标是，这些情绪淹没了人们，并将人们吸进情绪的漩涡中。任何反复控制人们的消极情绪，以及人们无法从中摆脱的情绪，都可能是不健康的。一般来说，尽管这些情绪经常占据并完全影响着人们对现实的看法，但在某种程度上，人们通常知道这些感受并不是有益的或者健康的。处于反思模式中的人们常常清楚地知道他们的哪些情绪是非适应性的，也可以预测当他们感受到这些情绪时会发生什么。有时，人们甚至强化这些情绪，似乎很享受孤独、受伤和与众不同所带来的痛苦。

核心的非适应性原发情绪的典型情况是，来访者经常体验到一种破坏性的愤怒感；一种受伤害的悲伤、无力感；或者一种软弱和被忽视的感觉。我们发现，最普遍的核心非适应性情绪是恐惧和羞耻。恐惧有两种类型。一种是与依恋相关的恐惧，即对丧失和分离的恐惧，常常伴随着被抛弃后的悲伤，导致人们想要奔向诱发这种情绪的人。另一种是由于创伤而引发的对危险的恐惧，会让人想要逃离危险。这种恐惧主要涉及创伤的情境，是对威胁的深切恐惧。羞耻有很多形式，其中内化性的羞耻是最普遍的，当一个人被非常严重地虐待后，他就会产生一种无价值感。核心的非适应性原发情绪包括一种深深的受伤感、一种脆弱和恐惧感、一种基本的不安全感，以及一种核心的羞耻感、无价值感、不被爱感或者不可爱感。这些感受通常会被表面的其他感受所掩盖，比如沮丧、压抑、易怒或受挫的继发情绪。另外，就像我所讨论的，非适应性的情绪需要不停地和那些健康的、适应性的情绪区分开来。例如，破坏性的愤怒需要与健康的、有力量的愤怒区分开；无望的悲伤要与治愈性的悲伤区分开。非适应性恐惧，如惊慌失措，或者极度依赖他人，要与寻求安全和保护的适应性恐惧区分开，也要与对危险进行反应，让人逃离危险的适应性恐惧区分开。让人软弱的羞耻要和提醒一个人犯了错的羞耻区分开。例如，萦绕于个体的整体自我认同并让人感觉"我从本质上是有缺陷的"不健康的原发羞耻感，不同于因违反社会规则而产生的健康羞耻感，也不同于因有能力做某事却没有去做而产生的内疚感。当一个人感受到健康的内疚时，他会觉得"我可以为我的行为赎罪"，而让整个自我都很糟糕的不健康的原发羞耻，可能会让人想要缩到土里。当人们重温不再存在的东西时，不健康的恐惧就会牢牢抓住身体的每一根神经，而当他们停止思考明天的考试时，关于可能不会成功的继发焦虑就会消失。另一个适应不良的例子是当所爱之人有意识地想要亲近的时候，却出现僵硬和紧张的状态。在这种情况下，即使目前并没有危险，个体的大脑也会根据过去的性创伤经历发出警报信号。由于过去的创伤经历，恐惧非常容易被无害的线索激活。

梦经常有助于人们去确定自己的核心非适应性体验。例如，我的一个来访者做了一个梦，在梦里她的父母强迫她吃一个大便三明治。在梦中，她决定自己应该去吃大便，而不是抓住机会逃跑。当她进入这个梦中的情绪状态时，她触及了自己内心深处痛苦的无价值感。另一个不孕的女来访者梦到自己正在吃一个桃子，桃子的外观很好，但是里面已经腐烂了。我让她使用桃子描述自己，这帮助她触及了自己内心腐烂的痛苦感。这两位来访者都首先接触了他们的无价值感和羞耻感，然后，通过触及需要获得重视这一人类基本需求，以及针对侵犯行为的愤怒和针对损失的悲伤这两种健康情绪，她们改变了对于自己的负面看法。另一个来访者梦到自己变成了一个被放在篮子里的婴儿，被丢在我家门口，需要受到照顾。他小时候受到过情感忽视。另一个女人梦到自己成了小孩子，独自一人，且迷失在一座黑暗森林的一小块空地上，没有办法离开。这两位来访者在安全的、支持性的治疗环境中感受到了他们对遗弃的恐惧，并对自己的失去感到悲伤，然后他们承认了自己对边界和保护的需求，以及对虐待的愤怒。他们在这以后可以内化我对他们的共情，抚慰自己，觉得更能够独处了。所有人都需要被重视，需要和一个安全的他人建立联结，还需要被肯定以获得自我价值感，以及需要被他人安慰来获得安全感。

我已经讨论了怎么评估悲伤、愤怒、恐惧和羞耻是否是适应性的。现在，我要讨论这样一些情绪，它们是非适应性的，且是不健康的伤口的一部分。

评估悲伤是否是不健康的原发悲伤

非适应性悲伤不会让人去寻求安慰,或者缅怀丧失;相反,它会让人自暴自弃,导致痛苦和失败的感觉。人们储存生活中的创伤和丧失的仓库往往是非适应性悲伤的来源。这种悲伤属于过去,但仍然影响着现在。在当下感到被拒绝时可以唤起痛苦的状态,面对所爱之人的痛苦觉得自己无法治愈它所产生的无力感也可以唤起痛苦的状态。无法治愈或消除所爱之人的痛苦会让人感受到深深的无助和绝望。因此,当前的一些事正在创造出一种深深的绝望感,而这种绝望似乎和当前的情境并不匹配。这种压倒性的感受就是非适应性悲伤,它不能帮助一个人解决当前的问题。

因丧失或被拒绝而引发的不健康的悲伤可以唤起深深的无助和无力感。这种痛苦和悲伤似乎笼罩着一个人的全身,就像是一种悲伤的"疯狂"占据了一切。安全感瞬间化为不安全感,热情变成无精打采,一切突然变得沉重。当悲伤慢慢笼罩着一个人并渗透到其存在感中时,脸色、皮肤纹理和身体感受都会发生变化。拥有这种情绪状态记忆的个体,其内心的某个部分现在已经被激活,并影响着个体的体验。

约翰被这一天的压力压垮了。他的加油箱空了。如果他的伴侣能给他补充一点燃料就好了。他只想躺在伴侣的臂弯里,并体验性的快感。他的伴侣却兴致缺缺,看起来很疏离而又心事重重。约翰开始感受到那种熟悉的不被爱的、被剥夺的感觉。伤口裂开了,他仿佛听到那句老话,"没有人真的关心我",回荡在他的脑海中。回想起以前被剥夺的所有时光,他感到了悲伤。他想知道为什么这种事总是发生在他的身上。他的眼睛低垂下来,嘴巴和脸颊耷拉着,他感到彻底失败了。教练将会帮助约翰探索他的这种情绪状态,识别出其中消极的声音。而且,最重要的是,找到约翰未被满足的需求。与其回避这种需求,教练鼓励约翰去体验它。如果不先进入这种情绪,约翰就无法到达情绪的深处。一旦约翰感受到了这种情绪,区分其不同的方面,识别出这种情绪与过去的联系,教练将帮助约翰聚焦浮现出的种种可能性,并将情绪从原来的状态转化成另一个更有益的状态。

人们常常被这些非适应性悲伤状态所征服,无法聚焦于当前发生的事情,或者其他的可能性。个体并不一定是刻意让这种变化发生的,他只是感觉到这一切发生了。一种新的、不舒服的，但是又奇怪而熟悉的感觉悄悄笼罩住他们。这种状况不像是在闪回中对某个特定事件的情绪性记忆，比如在葬礼上感到悲伤的记忆。这更像是一生中所有关于悲伤的情绪记忆都集中到一起，化作一种浓缩的情绪。年龄越大，个体的悲伤之井就越深。

在遇到类似的情境时，是什么让这种绝望感有时出现，有时却又不出现呢？这就是人们非适应性情绪的真正奥秘所在。人们永远不知道究竟是什么激活了这些悲伤和绝望的凄凉感。有时候人们更脆弱，有时不太脆弱。人们的情绪状态是复杂的。它们似乎有着自己的想法，并准备好了被所有可能事情激活。

自我是一个动态系统[169]。就像所有有生命的系统一样，情绪记忆池在任何时候都是或多或少可以被触及的，或多或少是活跃的。一种情绪状态就像是一个没有上场的足球运动员：要么是坐在后台休眠，当下没有被激活的可能性，要么是已经被之前的环境预热过了。情绪状态就像站在边线上等待着被叫，随时准备上场比赛，渴望去影响个体。一个类似的比喻是，在构成人格自我的议会中，各种情绪就像是在后座上睡着的议员。结合情绪体验已经被唤起的程度和当前讨论的激烈程度，一种情绪体验可能会突然醒来并加入讨论。一旦它进入讨论中，它就会对投票结果产生强烈的影响。

因此，一个人可能会突然被其非适应性悲伤的独特体验所席卷，并表现出其特殊的处理方式。有些人会用极度浓烈的红色和紫色漩涡覆盖自己的情绪画布：一种极度痛苦的悲伤。其他人会用更深的红色画画，画得更慢，充满了渴望，也会用到被剥夺的曲线。在另一天，另一个时刻，类似于今天深深地刻入画布中的事件再次发生时，这个事件将会在画布上留下不同的印记。在另一天发生的相同事件甚至可能对个体没有影响。人们永远不可能在同样的地方出现两次——今天影响他们的事可能明天就不会再有影响了。这就是情绪体验的神秘的不可预测性：人们只需要在它出现的时候接受它就可以了。

情绪体验和逻辑思维不同，它不是以线性的方式展开的。相反，它涉及一个复杂的、非线性的出现和完成过程。然而，情绪并不是混乱或非理性的。它们是有序的，来访者可以观察到他们的情绪模式，并且理解他们的情绪。不过，来访者不能控制或预测情绪的唤起，所以，来访者必须学会和情绪和谐共处，以及明智地处理非适应性的痛苦情绪。

◎ 第七章 评估痛苦的原发情绪是否健康

　　帮助来访者意识到他们的原发悲伤是否是适应性的需要时间，涉及对悲伤背景和内容的理解。如果情境中涉及了自我的损失或受伤，第一步是学习如何描述和感受悲伤，并相信随着时间的推移，这么做会促进情绪的消除。然而，在某些情况下，情绪似乎没有变化，来访者似乎只是在一遍又一遍地重复相同的情绪，情绪的品质或强度都没有明显的变化。这是一个信号，来访者陷入了不健康的情绪中。

　　另外，来访者可能从一开始就意识到他的悲伤是不健康的。他可能会立即对一种恐惧、无助、依赖的情境做出反应。但他感到自己没有力量来帮助自己应对。他的悲伤势不可挡，他的痛苦是巨大的，他感到了一种原发软弱感。教练和来访者都明白了，这种悲伤不是适应性的，也不会消失。它向来访者发送了一个信号，但不是适应性的。来访者将要在治疗中努力去转化这种感受，将其变成对他更有用的东西。

　　复杂的悲伤反应是另一种非适应性的原发悲伤形式。来访者可能无法处理一个非常重要的丧失，没有办法继续前行。通常，他们需要学会表达未解决的愤怒和内疚，才能继续往前。他们可能也需要发展出更强的自我，这样他们才会相信自己可以在没有别人的情况下应对问题。有些人会对分离感到异常的悲伤，并回避结束相关的情境。这些体验可能与未解决的丧失有关。最后，另一个表明来访者正在体验非适应性悲伤的线索是，当有人对来访者善良和温柔的时候，来访者会感到悲伤。这可能是一个未解决的丧失的信号，这个丧失需要被解决。善良似乎唤起了来访者内心深切的渴望、被剥夺感和未被满足的依赖感——一种从未体验过的善良的需要。然后，来访者需要先解决被剥夺感，才能再次忍受善良，摆脱出现的受伤感。当来访者陷入悲伤时，下面的练习会有所帮助：

　　○ 写下三段这样的经历，在其中你感到了相似的被悲伤困住的感受，有一种受伤感挥之不去。

　　○ 识别你的身体感受。它是什么样的？用欢迎的态度来接纳它。

　　○ 你的脑海中是否有另一个声音在批评你的悲伤？这个声音对你自己、他人或者未来说了什么？对自己大声说出这些话，比如"我感到很孤独""没有人在乎我"，或者"我活不下去了"。

　　○ 回忆这些感受第一次出现在你生命中的时刻，通常是在童年或青春期。

○ 确定你的需求是什么。即我的这种需求应该得到满足。
○ 如果你的需要应该被满足，你现在的感受是什么？
○ 有没有替代性的声音可以回应你的需求？
○ 获得更有弹性的自我感受。回忆一个让你觉得有联结、温暖的或有爱的情境。感受这种替代性的体验。

评估愤怒是否是不健康的原发愤怒

一个青少年在离家出走者收容所度过了周末，然后去拜访他没有孩子的姑妈。当他到达姑妈家的时候，姑妈热情地拥抱了他，打心底里高兴能见到他，还送给他一个他非常喜欢的工具盒作为礼物。他推开了她的拥抱。当她问他想不想回父母家的时候，他生气地退回了礼物，说他是不会被收买的。他已经习得善意和关心是靠不住的。他相信这些东西是有代价的。情绪教练首先要和这个孩子建立信任。随着时间的推移，孩子的愤怒会成为焦点。一开始，教练只是简单地承认孩子的愤怒，并共情他被背叛或侵害的感觉，最后受伤将成为焦点。

当核心愤怒不再起保护一个人免受伤害和侵害的作用，或当它具有破坏性时，核心愤怒就是非适应性的。对善意或者亲密行为的愤怒可能来自以前侵犯边界的行为，或者来自相信没有人会免费帮人的既往史。如果一个人对真实、非利用性的善意表现出愤怒的反应，那这种愤怒就是非适应性的。这种类型的愤怒和习得性的恐惧反应是类似的，如果一个孩子有被父母重复虐待的历史，那么就可能会出现这种反应。

破坏性的生气和愤怒通常来自目睹或者遭受过暴力的侵害史，并且会给关系带来真正的问题。有些人会报告说，他们会不由自主地对别人发脾气，在很多情况下情绪都不稳定，脾气一点就爆，不知道为什么就容易被激怒。这种强烈的情绪唤起通常都与过去的事件有关，而且，人们通常会试图阻止这些唤起。当那些曾经遭受过暴力的人具有非适应性的怒气时会变得愤怒，而愤怒又会成为情绪爆发的触发器。在治疗中，他们需要学会在情绪爆发前聚焦于自己的体验。教练首先需要帮助人们处理强烈的、压倒性的情绪，然后在安全的治疗环境中，让人们学会承认所有与愤怒有关的感受和信念，以及学会如何触及其他的感受。恐惧或悲伤通常是由未被满足的被爱的需求引发的。非适应性的愤怒通常和对谁生气或对什么生气没有关系，而是和他们未被满足的需求有关。一旦人们明白了这一点，他们就可以去处理这种体验，从而阻止自己的愤怒。

非适应性愤怒也会随着自尊的损伤而出现，并导致很多人际关系上的问题。这种愤怒在当时通常是合乎情理的。人们会感到委屈，也看不到从别人那里得到的所有好的东西了。一个人的自尊越脆弱，他就越容易失去与关系中积极部分的联结。然后，他所感受到的就只有对方对自己的贬低，看到的也都是对方的不好。来访者通常之后会对自己的愤怒感到难过，但是这种内疚并不会改变什么。他们要学习如何用更好的方式处理这种非适应性愤怒。愤怒的问题与其所涉及的行为有关。针对不同诱因和不同类型的愤怒，需要不同的策略。对失望或拒绝的愤怒与被攻击的愤怒或对他人的愤怒而愤怒的反应是不同的。试图伤害或者摧毁所爱之人是对那个人所造成的伤害或者失望的无效反应。因此，情绪智力涉及在正确的时间以正确的方式表达愤怒。

简的伴侣有其他事情，没有给予简想要的关注。她已经向伴侣寻求过这种关注，但还是没有得到期望的回应。她开始感到非常生气。她开始在心里分析和批评伴侣的所有行为。然后，她开始攻击了："你太自私了，太冷漠了。你只是想从我这里索取，却从来都不关心我。我受够你了！"这就是简需要意识到的一个熟悉的模式。当她感到被忽视的时候，这个模式就开始了。她会生气和攻击，而且通常情况下，这么做于事无补，只会让她的伴侣远离她。在简承认了自己的愤怒之后，情绪教练会帮助她看到这些行为不能让她得到需要的东西，而且在适当的时机，教练会开始让简聚焦于自己潜藏的受伤感。

情绪教练也会帮助简意识到，她那核心的觉得自己被不公平对待的感受不仅不会帮助她得到自己想要的东西，还会破坏关系。下面的练习可以帮助人们识别破坏性的愤怒：

○ 找出那些经常让你生气的情况，以及你的愤怒赶走了所爱之人的情况。

○ 写下这些情况以及它们带给你的感受。确定在这些情况下你感受到的是核心的愤怒情绪，而不是在掩盖伤害。

○ 识别你的身体感受。

○ 识别自己的想法。

○ 现在把你脑海中与这种感受相关的消极声音描述出来。当你处于这种状态时，你对自己、他人或者未来的信念是什么？把它们写下来。

○ 当你处在这种状态时，试着对自己大声说出这些消极的感受。看看你是否相信这些消极的声音。还有其他不那么强势但仍存在的声音吗？你能用这种声音给自己一个不同的视角吗？

○ 现在反思一下愤怒的反面：温暖、爱和善良的品质。现在有办法让你的愤怒消失吗？

○ 想象那个让你生气的人。你能和你欣赏的这个人的部分建立联结吗？你能感受到宽恕或者爱吗？试着说："我原谅你了。"

○ 放下愤怒。让怨恨谢幕，让温暖和关怀上场。

评估恐惧和焦虑是否是不健康的原发情绪

一个被父亲性虐待过的女士，每当她的丈夫触摸她的时候，她就会变得非常紧张和僵硬。她爱自己的丈夫，也希望变得亲密，但是任何关于性的暗示都会让她想起可怕的画面，她就会出现恐惧反应。情绪教练要和这个女士一起重新处理她的创伤，承认情绪的丧失和回避，并提高自我安抚的能力。

即使当下发生的触发事件并不危险，来访者通常也会体验到非适应性原发恐惧。当他们只是记起或者想到过去的事件，特别是当那是一件非常创伤性的事情时，他们可能也会变得害怕。来访者过去感受到的恐惧可能是对一个可怕的情境的正常反应，但是如果在没有真正危险的情况下仍然感到害怕，这就可能有问题了。当来访者频繁地回想起过去的创伤性事件或者做噩梦时，这是一个信号，说明他们隐藏了需要关注的原发恐惧。

一个在脾气暴躁的父亲身边长大的男士总觉得自己要小心谨慎。在商务会议上，他既紧张又谨慎。如果有人在声音中表现出任何愤怒的迹象，他就会开始感到极其紧张。情绪教练会帮助这个男士重新处理他的恐惧，并使用其他更加适应的情绪反应，以使他感到自己变得更强大。

不健康的焦虑来自一种**基本感受**，即一个人是无能的、不受保护的，或者两者兼而有之。这种基本的不安全感一旦被灌输，将会在一个人与朋友或爱人的关系中不断出现。如果来访者有非适应性原发恐惧，他们可能会经常害怕被别人评价、误解或者拒绝。而且他们可能很难告诉别人他们的感受。过去的糟糕经历很可能会让他们感到被抛弃或被拒绝。恐慌是恐惧系统失控的一个主要例子。恐慌让人不再采取适应性的行动，而是变得混乱。恐慌性依赖——成年人的焦虑感，即如果一个人被依恋对象拒绝或者无法和依恋对象建立联结的时候，这个人会觉得活不下去——会导致人们用不健康的方式去依附伴侣以便寻求保护。这些人必须找到内在的力量和自我抚慰的源泉。以下练习可以帮助那些有不健康恐惧的来访者：

○ 找出一种原发恐惧，一种发生在你与他人的关系中的恐惧。这种恐惧也可以发生在对某种情境的反应中。

○ 描述导致这种恐惧的情境。

○ 确定你的身体感受。这是核心的感受吗？确保它不是在掩盖另一种感受。

○ 你是否在脑海中听到了这种恐惧伴随着的消极声音？这个消极的声音在说什么？当你处在这种状态时，你对自己或他人的信念是什么？把它们写下来。

○ 确定你的需求是什么。即我的这种需求应该得到满足。

○ 既然你的需要应该被满足，你现在的感受是什么？

○ 现在，怜悯你自己，平息/安抚你的恐惧。

评估羞耻是否是不健康的原发羞耻

一个男士在10岁的时候被牧师猥亵，他告诉自己的治疗师他感觉那有多恶心。他说，他觉得自己被玷污了，再也不能接受自己。他的羞耻需要被消除和转化。

在这种形式的羞耻中，来访者可能感到羞辱、肮脏和卑微。这些感受通常来自羞耻的历史，是自我没有价值、自卑或者不可爱的原发感觉的一部分。来访者通常不会承认他们感受到了这种非适应性羞耻，他们可能会用其他行为来掩饰。例如，他们可能会因为一点负面的评论就非常生气并爆发。如果他们长期受到虐待，很少得到支持，他们可能会相信自己是没有价值的。这导致了一种原发羞耻，在这种情绪中，自我被认为是有缺陷的。被当成垃圾对待的羞耻感会让人感觉自己是垃圾。这种感受固着在了自我上。情绪教练将帮助前面例子中的来访者面对自己的羞耻，并通过使用其他更适应性的感受来克服这种羞耻。当来访者有不健康的羞耻时，下面的练习会有所帮助：

○ 想一个你觉得自己毫无价值或者非常羞耻的情境。发生了什么导致你有这种感觉？

○ 识别你的身体感受。

○ 现在用语言描述出在你脑海中和这个感受相关的消极声音。你对自己的信念，或者你认为别人对你的感受或看法是什么？把它们写下来。

○ 确定是什么让你有这种感受。

○ 确定你的需求是什么。即我的这种需求应该得到满足。

○ 既然你的需要应该被满足，你现在的感受是什么？

○ 找到自我的一个部分来反击这种羞耻。

○ 想象自己回到了那个情境中，带着一个支持你的人。让那个人给予你在那种情境中需要的东西：支持、保护或者安慰。

本章小结

尽管情绪是为了促进健康生活而进化的，但它们也会有很多出错的地方。基于对需求和目标相关情况的自动评估而产生的健康的核心情绪为人们提供健康的行为指南，告诉人们自己对情境的反应。健康的核心情绪告诉人们某件事对自己是好是坏，帮助人们弄清楚对自己来说什么是最重要的，以及他们应该如何回应。健康的核心情绪可能会提醒人们，他们处于危险中，失去了重要的东西，或空间被侵犯了；相反，非适应性情绪可能会导致混乱，也不能激发富有成效的行为。

为了锻炼情绪智力，来访者不能只是盲目地遵循自己的感觉。他们应该只遵循健康的原发感觉。继发情绪需要被探索，明确其来源，而意识到工具性情绪的目的，则有助于人们更直接地表达自己的需求。最后，对于不健康的核心情绪，需要去发现，并将其转化为对情境更健康的反应。接下来的两章将探讨如何处理和转化非适应性核心情绪。

◎ 第八章

针对原发情绪进行干预

把你的创伤变成智慧。

——奥普拉·温弗瑞（Oprah Winfrey）

你告诉我你无法忍受痛苦。但是你已经忍受了痛苦。你没有做的是去看到自己在痛苦之外的一切。

——圣·巴塞罗缪（St. Bartholomew）

在本章中，我将讨论在教练和来访者触及核心情绪并评估其是否健康以后应该要做什么。我将从识别健康生活中的情绪的重要性开始。接下来将讨论如果原发情绪是健康的，应该怎么做（即如何了解健康情绪中的信息，并将其作为健康行动的指南）。随后我将讨论如果原发情绪不健康，应该怎么做。这包括帮助来访者认识到这种情况，以及识别与不健康情绪相关的消极声音（情绪训练的第6步）和了解不健康情绪的核心内在需求（情绪训练的第7步）。

一旦人们认识到原发情绪和关切的重要性，他们可以根据这些情绪和关切来重新组织自己的思想与行为。人类是非常有目的性的生物：一旦他们意识到新的目标，他们几乎就会自动开始重新组织自己以实现这些目标。一旦个体意识到由于坐姿不当引起的背部疼痛，个体就会觉察到对更舒适感受的需要，并改变姿势。对情绪的意识是解决问题的第一步——情绪识别出个体的需求。对需求的意识则使人们保持积极，并促使他们去接触环境，以满足自己的需求。例如，当人们意识到不安全，并意识到自己对安全的需求时，无论是情绪上还是经济上，只要他们有足够的内部或外部的行为支持，并且没有完全泄气，他们就会开始有所行动。他们会尝试去获取自己需要的东西。这是一个健康生活的过程：意识到感受，以及感受中所包含的需求，并在环境中采取行动，以获得能够满足需求的可用资源。当然，在同一过程中，个体总会遇到其他人，然后必须与这些人合作，才能相互都满意。

此外，如果人们想要过上更快乐、更充实的生活，他们需要改变原发的非适应性情绪。然而，这些情绪通常必须首先被体验和承认，才能变得更加容易转化。明确承认非适应性情绪是确定问题本质的第一步。然后，来访者就会发现问题就是"我觉得自己堕落、无能或不可爱"，或者"我的心碎了。我不想继续下去了"。只有先到达一个地方，才有可能离开这个地方，处理这些可怕的感受也是同样的道理。正是感觉体验清楚地指明了问题所在，它是推动处理这种情绪的新策略诞生的关键因素。

适应性情绪中的信息

当人们到达原发情绪，并评估其为适应性的情绪时，他们需要将情绪转化成行动导向。有些情绪非常清晰，可以很自然地让人遵循情绪行动，比如，难过和悲伤。然而，感受到了某种情绪并不一定意味着要立即采取行动或者表达需求。我们还需要做出一些决定，将感受转化成符合情境的行为。一旦人们确定自己的感受代表了最深层的、发自内心的情绪，不受外界动机或自我保护的影响，他们会做什么？他们不能简单地将原发情绪转化成行动或者表达。他们现在需要进行有意识的二阶评估，以确定这个情绪是值得作为行为指南的健康反应，还是需要转化的不健康的反应。人们需要确定他们的情绪反应是否为他们提供了与当前情境相关的有益信息，或者他们的情绪反应是基于过去未完成的事件还是对未来的灾难性预期。

当二阶评估让来访者相信他当前的情绪感受是健康的，那么这种情绪现在就会被作为有用的信息。即使情绪是适应性的，也不应该在没有事先反思的情况下就遵循情绪行动。在一个复杂的社会环境中，在将情绪转化为行动时，需要同时考虑情境和环境的情况。

感受是信息，而不是结论

治疗师在指导人们明智地使用情绪的时候，要强调的重要一点是，感受是信息，而不是结论。感到无助并不意味着一个人真的无助，真的没有技能、资源或者能力。感受是一种情绪体验，而不是一个决定、一个事实，或者一个完全确定的行动过程。承认恐惧并不意味着一个人必须逃跑；也不意味着他是个懦夫。恐惧只是在告诉一个人，他感受到了危险。一旦人们收集了相关的信息，就会出现一个用这些信息生成下一步的过程。因此，感受就是信息，它是过程的一部分，由此，必须允许和消化感受，而不是打断、逃避或者压抑。这种感受会随着应对过程的进展而改变，人们有能力接纳自己的感受。

当创伤或者损失发生的时候，人们通常会感到无助。试图避开这些感受会适得其反。体验这些感受很重要，但这并不是说要依据感受行动。体验情绪并不是放弃或者逃跑；相反，体验情绪可以让情绪告诉个体其对情境意义的感受。这可能涉及让来访者去适应这些现实：有人已经死去，有人已经自杀了，无法再被拯救，或者有人无法阻止对自己的犯罪袭击。直面情绪可以帮助人们处理自己的体验并继续向前。最近，我遭遇了一次惨痛的丧失。我结婚45年的妻子在过马路的时候被一辆货车撞到，过世了。我的世界变得支离破碎。悲伤成了我的朋友。这是一段曲折的旅程。我确信，作为一名情绪聚焦治疗师，我能帮助自己接受自己的悲伤，而如果我是一个25岁的理性的工程师，我就会强硬地抵抗这来来回回压倒性的哭泣的浪潮。我可能永远不会让眼泪流下，因此，我所遭受的那些不同的损失所带来的痛苦，将永远不能被眼泪洗去。现在的我，接受这些情绪的出现和消失。如果没有这种令人心碎的悲伤，我相信我不可能发现，在心碎后，我仍可以重新融入社会，依然活着。在心碎之后，我并没有像我所预期的那样崩溃，而是发现我仍然好好的。

接受情绪并不表示冲动地行为。人们可能会在情绪的影响下做决定并付诸行动，但并不建议总是这样做。如果人们将情绪当作导致某种结论或行为的唯一真相，那么他们会犯很多错误。例如，如果一个人感到悲伤，他可以保持平静、沉浸其中，或者哭泣。情绪体验——表达为平静或哭泣——不是任何行为的潜在原因。可能导致问题的是，这个人由于这种感受而得出的结论或做的事情。例如，一个人可能会经历以下思维过程："我很难过，因为管理部门没有给我升职。他们不重视我。他们认为我不能胜任。因此，我不会再做进一步的努力了（结论）。我要换工作（行动）。"这个人可能会在心里抱怨："我的老板认为我不行。但他是个白痴，他太死板了。"每走一步，都会让人远离悲伤情绪。而仅仅通过决定辞职来应对这种情况并不是在发挥情绪智力。一个人首先需要接受情绪，然后去触及那些未被满足的需求，再考虑怎样满足需求或者怎样顺其自然。

在爱情中，武断反应同样是灾难性的。例如，一个人可能会因为爱人没有打电话而感到难过。这个人可能会得出结论，"他真的不爱我"，或者更糟糕，"没有人会爱我，我再也不会幸福了"。就这样做出了判断，创造出了过于绝对化的现实。这就是人们用理性或者不那么理性的想法来伤害自己的过程。由于他们没有花时间去体验自己的情绪，他们过于仓促地得出了结论或者采取了行动。他们通常不会花时间去深入感受自己的情绪，从而获得完整的信息，也不会花时间去理解情绪尝试告诉他们的未被满足的需求是什么。人们需要学着去聚焦，停留在自己的内心情绪世界里，并用语言描述自己的体验。这可以让他们更容易去反思、澄清、区分和阐述自己的情绪，而这些过程对于创造新的意义都非常重要。例如，一旦人们知道自己感到了悲伤，他们就可以反思自己在悲伤什么，迫切需要被关注的未被满足的需求是什么，这一切对他们意味着什么，以及他们应该做什么。

在来访者开始意识到自己的感受，并可以用语言说出来之后，情绪教练需要帮助指导他们去确定他们想要做什么。这引入了一个"风向标"，并将感受转化成要去实现的目标。这个过程中要考虑到情绪中的需求和行为倾向。人们通常只有意识到自己的感受以后，才能弄清自己的需要和想要做的事。在这一点上，大脑和心整合以明确个体所想要的、所需要的，或者想去做的事。要意识到自己的需求和自己想要做的事，还必须与其他有意识的目标、计划、价值观，以及对情境的现实评价进行评估和整合。以情绪为基础的目标、意识层面的价值观和理由，这两种意识流的整合形成了个体的最终意图。

意图的确定成为个人体验和实际行动之间的桥梁。比如，当来访者开始意识到她之所以悲伤是因为爱人将要离开去旅行，她就可以发觉自己想要花更多时间和爱人在一起。因此，她可能会决定休假一段时间，以便和爱人在一起。如果一个男士意识到，每当他的伴侣愤怒地说他没有给她打电话是多么的自私和冷漠时，他都会感受到一种核心的恐惧感，那么他就可能会决定告诉她，当她生气并斥责他的时候，他其实感到很害怕。不过，用这种方式表现自己的真诚，需要他非常坚强。他必须知道自己的感受，还要去决定不去防御。他还需要能够真诚、不带威胁地去沟通，并且需要能够用"我觉得……"来描述自己的感受，而不是用"你真是……"来指责他的伴侣。锻炼一个人的情绪智力并不是那么容易。

悲伤是一个人最矛盾的情绪之一。它会导致接纳和怜悯。当你失去了成为母亲（父亲）的机会，失去了你曾幻想过样貌的孩子，失去了你所爱，你会丧恸，进而感到痛苦，甚至有些愤怒。但最终，个体会对自己的痛苦感到悲悯，于是劝慰自己。当事情让你感觉糟糕时，说明还没有到最后一步[159]。

向他人表达情绪

治疗师应该如何指导人们表达自己在生活中的感受？例如，人们如何在不伤害、侮辱、挑衅，甚至攻击他人的情况下表达愤怒？如果人们表达了太多快乐或幸福，别人会嫉妒吗？如果人们表达骄傲或者嫉妒，别人会怎么想他们呢？首先要考虑的是，恰当的情绪表达方式依个人所处的家庭、社会群体和文化环境而定。因此，情绪教练必须始终考虑到人们所处的环境，并找出对应的（情绪表达）适应方式。接下来，需要区分体验感受和表达感受。为了意识到感受，人们需要允许自己去感受情绪：深入情绪中，探索情绪，强化情绪，控制情绪，转化情绪，或者保持情绪，直到情绪中的意义或智慧显现。感受的自由首先要求一个人拥有不去立即表达的自由。人们似乎常常被困在两个极端之间：压抑感受，伤害自己，或者表达感受，伤害别人。

然而，人们不需要成为即时表达的受害者，也不需要因为压抑而成为有潜在疾病风险的受害者。相反，只要他们认为合适，他们就可以表达自己的感受。然而，即时表达并不是必须的。因此，问题不在于表达或者压抑。人们可以选择在适当的时候表达自己的情绪，也可以选择仅意识到自己情绪而不进行表达。如果人们由于不知道怎样表达情绪才能不伤害他人，而在某个时刻压抑了情绪，这会给他们一些时间去聚焦于自己在情境中的感受。然后，他们需要在之后找到恰当的感受表达方式，或者在心里自己处理感受。

此外，在处理情绪的治疗中表达情绪，不同于在生活中表达相同的情绪。因此，在充满安全感的治疗环境中向施虐的父亲表达之前未被承认的愤怒有很多好处，可以减少唤起，并创造新的叙事意义。如果是在生活中直接向他人表达愤怒，情况就不会是这样了。

强调对感受的表达限制了人们去感受的自由。想象一下，如果人们觉得有义务表达自己的所有想法，那将会是一个什么样的世界？实际上，人们在不断地思考，而只是表达了自己的部分想法。通过聚焦于自己的感受，而不去给自己加上要用意识表达的负担，人们可以开始用情绪智力来获得自己的内心体验。

简而言之，治疗师需要指导人们做以下事情：

○ 不断地感受，并意识到自己的感受。

○ 在感受的时候，不需要用口语表达。感受可以用不同的方式来表达，比如，言语、绘画、面部表情、身体动作，或者声音。这些媒介都可以传递信息。

○ 当觉得合适的时候，表达自己的感受。

同样重要的是，教练要帮助人们认识到，让他们产生特殊感受的绝不仅是一种情境或者一个事件。人们需要考虑到，特定事件发生之前的经历在他们的情绪反应中起着一定的作用。他们需要意识到，他们并不是简单地被某个特定的情绪从一种静止的、没有感情的状态转移到另一种状态中，而是总是处在感受着某事的过程中，而且，他们当前的感受总会影响其感受正在发生的事情的方式。因此，当人们表达自己的感受时，他们需要学会不去因为自己的感受而责怪情境或者他人。他们需要接受，也要为自己的反应负责。在关系中，绝不是简单的"你让我生气"。重要的是，人们要认识到，当他们不知所措和愤怒的时候，并不只是因为他们的伴侣提出了要求，也因为他们处在某种状态中（例如，度过了糟糕的一天），并且感到有压力。或者，如果他们感到悲伤，这不只是因为他们的伴侣没有热情地迎接他们，也因为他们整天都独自一人，感到很孤独。在说出自己的情绪之前，人们需要考虑自己最初的感受，这些感受导致了他们对当前情境的反应。

帮助来访者应对非适应性情绪

当原发情绪是非适应性情绪时，治疗师需要与来访者共情，以便对情绪进行二级评估，并将其展现出来。例如，治疗师可能会说："被贬低的愤怒感反映了你有多委屈，此时，自我的一部分在说，这种愤怒感源自你觉得自己对她不再特殊，并由此感受到可怕的脆弱感。"通常，核心的不健康原发情绪反应看起来非常强烈，甚至很有意义，但是它们的特点在于，这些情绪似乎不会改变，改善情况，变好或消失。持续性是它们的特征。它们不能改善人们的生活，反而会伤害人们和他们的人际关系。最初，人们可能看不到这些情绪怎样造成伤害，但是随着时间的推移和自我反思，人们通常能艰难地逐渐发现，他们的非适应性情绪对自己并无任何好处。

情绪教练需要帮助来访者认识到，非适应性情绪对他们没有益处。教练利用引导和跟随感受相结合的方式来做到这一点。教练不停地确证人们的感受，但是始终关注着人们所说的任何关于这种感受是如何对他们无益，或者如何伤害他们或他人的。重要的是，教练要帮助人们认识到，他们有这种感受并不是坏事或错事，但是这种感受不是功能性的，只会让他们感觉糟糕，而且不能帮助他们得到自己所需要的东西。例如，来访者可能需要认识到，他经常重复陷入相同的愤怒困境：因从未得到他需要的东西而愤怒。同样的情绪困境还可能来自熟悉的孤独感或无法摆脱的痛苦的被剥夺感。非适应性情绪也可能是一种熟悉的、强烈的羞辱感，与所受到的轻微的怠慢不成比例，或者是一种被批评时反复出现的崩溃感，即使这种批评是微不足道的，甚至是有建设性的。教练帮助来访者意识到一种情绪是非适应性的，首先需要确认这种情绪是非常真实和核心的，然后，要强调这种情绪是怎样对来访者无益，并且不能给他们带来需要的东西。随着时间的推移，通过强调非适应性情绪的破坏性影响，在充分的支持下，来访者开始意识到这个"老朋友"需要离开了。

情绪教练主要通过重新进入问题情境，探索及分析其意义的方式强调非适应性情绪[4]；然后，他们会与来访者达成一致：这种情绪状况不是一个无可争议的事实，而是一个需要愈合的伤口。通常，确定伤口的来源有助于来访者认识到自己的感受是非适应性的。对非适应性状态的共情性探索，通常会导致更深入地理解非适应性状态的根源。在其他时候，探索会揭示出反应强度的问题。教练也可能推测在这种非适应性状态下会发生什么，有时，如果来访者看起来真的无法发现任何联系，教练可能会解释非适应性状态的来源，或者其消极的后果。因此，教练可能会猜测："我的直觉是，这种深度的焦虑是来自失控感""我猜你害怕在意见不合后伤害同事的感情，以及在每次不同意妈妈的意见时，感觉会伤害到妈妈，而你觉得自己必须照顾妈妈的感受"，或者"我理解你在工作中受到的这些批评和要求让你有多受伤，我猜你是在说，问题在于你感到崩溃的程度"。这些都是试探性的，不是从一个专家的角度，而是以一个共同探索者的身份提出的，共同构建一种理解叙事。

当人们看到自己的状态有问题，自己处在冲突之中，或者他们在某种程度上造成了自己的痛苦，而不是相信他们是他人或者命运的受害者，改变之战已经胜利了一半。帮助人们认识到核心的非适应性状态是有问题的，可以让他们对自己的体验承担起某种形式的责任。这并不是说人们有一个未愈合的伤口或者对某事反应过度是有错的，而是要帮助人们认识到他们在这些状态中所做的事情导致了自己的困难，他们需要做一些事来改变，这是一个有时很难实现的重要目标。例如，探讨一个男士的案例：每当这名男士的能力遇到批评、挫折或者挑战的时候，他的自我组织就会陷入无力和无助的非适应性状态中。有时他觉得自己有能力，并相信自己能做出一些贡献，但是当他陷入这种核心的、以羞耻为基础的非适应性状态后，他就会崩溃在完全无助的感觉里。他惊慌失措，认为人们都是极不支持他的食人魔，而他自己则软弱无能。在这种状态下，他被卷到无能和无助感的漩涡中，把事情搞得一团糟。他没有一点坚定性，就像一扇易碎的玻璃窗，一碰就碎，又像一座紧紧连在一起的建筑物，轻轻摇晃就会倒塌。情绪教练如何才能帮助这个人充分认识到这种无力、无助的状态，这样他才能明白这种状态不是现实性的，也不是对来自他人虐待的有效反应，而是一种非适应性过度反应？

我发现，在这种持续的非适应性状态下，试着向人们证明他们的思想或者信念是错误的，是没有帮助的；相反，我发现有用的是，帮助人们认识到这是一种核心的非适应性过度反应状态，他们有时会被卷入其中，而这种状态并不是他们的全部，也不是他们的全部能力。换句话说，我倾向于这样的观点，认为这种状态是许多可能的自我中的部分自我。此外，我不认为来访者的信念、想法或者认知是错误的，我理解他们的反应有问题，这些反应需要调整。因此，我努力创造一种有其他可能性的感觉，基于这样一种理念，即这是来访者可以利用的各种状态之一，并帮助来访者调节他们的反应。我也试着让来访者和其他的状态建立联系。这项工作很大程度上取决于能否维持治疗师—来访者同盟，以及良好的互动情况。来访者必须始终感觉治疗师是站在他那一边，认可他，并与他一起克服自己的这种问题状态。因此，我首先要做的是与来访者共情，并认可感到如此无助是多么可怕，我要表达对来访者感受的理解。对我来说，要真正认可来访者的原发无助感，这种共情必须来自我的内心对来访者感受方式的真正接纳和理解。

在我认可来访者感受的同时，我还掌握了来访者仍有其他可能性的信息，并且会大声向来访者表达对这些可能性的好奇。我可能会说:"问题是,当你感到这么为难的时候,你要怎样找到一个出路",或者"目前的困境是,当你处在这些状态中时,你怎样才能找到自己的步伐,我又怎样才能帮助你去寻找。"通常,来访者会坚持认为这就是他们的方式,没有其他真实的或者想象的现实了。在这种情况下,我可能会说:"我知道这是你自我的一部分,当你处在这种状态时,你确实会觉得这是真的,其他一切都是假的。"我可能也会评论,对于他们来说,现在说服我是多么重要。我还会补充说,这个痛苦的地方就是他们深陷其中,并失去所有资源的地方,但是我看到了他们在其他时候对自己的感受是不同的,我知道他们有时候会用不同的方式处理问题。我承认这些都是真实存在的时刻,在这些时刻里,我帮助来访者面对他们的困境,也就是他们在情感生活中深陷的地方。我告诉他们,如果我能够帮助他们解决问题,我肯定会去做的,但是我知道,当他们最终有这种感受的时候,他们就必须自己去弄清楚怎样才能找到自己的步伐。我只能提供支持或者指导。来访者必须自己去找到改变的意愿。如果我的来访者生气了,并说我没有帮到他们,我会共情他们的沮丧,并再次向他们保证我正在努力帮他们。然而,我也会再次强调,我知道在这种僵局中,我没有办法带来改变,无论我做什么都只是暂时性地解决问题,真正的困境在于来访者怎样才能找到他们自己的方式,去和自己的优势和资源建立联系。整个面询的目的在于帮助人们发现改变的可能性和改变的意愿。这一切都基于我对来访者的充分了解,看到了他具有的其他可能性,而且知道来访者能够进入其他状态中;我有时也会在整个面询中提及这些其他状态。如果来访者确实没有技巧,那么就需要给来访者更多有意识的情绪调节训练了[*]。

识别破坏性信念和构念

一旦一种体验被明确接纳,并被认定为非适应性,教练就需要帮助来访者识别表达其不健康感受的破坏性的信念和思维模式,并理解这些感受中的核心

---

[*] 参看Linehan,1993。

消极信念或者构念（情绪训练的第6步）。当人们正在体验非适应性情绪时，消极信念更容易被理解和表达出来。因此，教练需要在认知处在"热"状态的时候进行处理。当一个信念还是"冷"状态的时候，它无法被真正理解和改变。人们可以用一种抽象和理智的方式谈论各种对自己的消极看法，而这些看法不会发生改变。他们必须感受到自己正在说什么，才能让整个非适应性图式易于改变。

正如我所讨论的，人们通常可以体验到他们的消极信念，比如脑海中的想法或者批评性的声音。一种批评的、内部的声音通常是从以前的互动中内化出来的，或者是从日常的生活体验中提取出来的。在隔离了自我批评的想法后，将消极的想法外化是有帮助的，就好像这些想法是来自人的外部一样。这有助于来访者把这些敌对的态度从更现实的态度中分离出来，并确定其为个人痛苦的根源。通常，人们的自我攻击首先可能会以理性的或者描述性的方式表现出来。然而，当人们说出批评的内容时，他们会自发地开始表达情绪。如果他们没有表达情绪，那么教练就要在批评中找到感受的基调。最明显的是蔑视。正是这种对自我的蔑视使人们的非适应性情绪持续存在[181]。最常见的蔑视表现在一个人嘴唇的弯曲和鼻子的抬起上，或者在其说话时的语调中。情绪教练可能会通过评论促使来访者认识到自己声音中所蕴藏的非适应性。例如，情绪教练会说："这就是让你感到很糟糕的声音。当你听到自己说这些话的时候，你有什么感受？"情绪教练也可能会说："很好，我们正在了解你是怎样攻击自己、贬低自己的。当你说这些话的时候，你能注意到自己的嘴巴或者声音吗？"通过反对这些消极的想法，情绪教练和来访者去设置一个对抗它们的合作阶段也是很有帮助的。因此，教练可能会说："然后，我们需要找出容忍这些刺耳声音的办法。"

通常，人们会发现用第三人称的视角来表达自己的自责是很自然的，比如"你太笨了、太丑了、太胖了或者太懒了"。教练在这里的任务就是，帮助来访者用语言表达核心的消极信念，以便提供一种处理方法，使来访者可以抓住这个思想包袱，从而改变它。一旦明确了信念的内容，就可以对其进行检查，并了解它在阻碍人们的生活上所起的作用。

如前所述，带有消极信念的图式可以分为两大类：坏自我和弱自我。坏自我图式是基于一个人认为自己不够好的羞耻感和信念。在这种状态下，以下关于自我的信念将会起作用：自我可能被认为是不可爱的、有缺陷的、不受欢迎的，或者人们可能会感到自卑，为自己的不足感到羞耻[192]。人们也会感到内疚，认为自己不好，应该受到惩罚。此外，人们可能会认为自己是无能力的，因为他们不是最好的，或者不如别人。

相反，弱自我建立在恐惧、焦虑，以及认为自己无法独自应对和生存的信念基础上。在这种状态下，以下关于自我的信念将会起作用。自我可以被认为是依赖性的，相信自我需要别人才能生存，或者认为自己是无法养活自己的。顺从的信念可能占主导地位，比如在我自己的需求之前，在我表达自己的需要之前，或者在我的愤怒导致不好的事情之前，我必须要把别人的需求放在前面。自我是脆弱的，糟糕的事情将会发生，或者自己可能会失去控制，这些信念也与弱的自我感有关。关于联结、剥夺感、抛弃感、缺乏信任和孤独的信念也都与这种弱自我的感觉有关。如果可以用诸如"我永远得不到我所需要的爱""我将会永远孤单"，或者"没有人会接受我"这样的语言来表达感受，将有助于来访者和教练将注意力转回到这些复杂的状态中。

另一组消极信念与非适应性生气、愤怒和坏他人的图式有关。比如"我不在乎""他们不在乎"，或者"他们就应该要被教训"，这些信念可以用来支持和合理化非适应性愤怒。除了这些类型的信念，人们也能清晰说出自己应该是怎样的，以及他们对他人如何回应自己的期望和自己的感受的独特构念。同时，用体验的方式去意识到核心冲突的主题也为人们提供了对情绪的洞察[47]。

我处理消极信念和构念的方法既不是说教，也不是争论。我不会试图辩论、说服或者劝告，来让人们知道他们的信念或者观点是非理性的。我也不会帮助他们去检查他们的推理或者信念的理性基础。我更不会试图让他们收集支持或者反对他们信念的证据。问题不在于他们信念的真实性或有效性，而在于信念对他们的有用性。不过，我从一开始就认为这些信念可能既不是有用的，也不是有益的；相反，它们通常具有不言而喻的破坏性。因此，我想当然地认为，如果这些信念让人们感觉不好，那么它们就是非适应性的，而通过帮助人们体验到这些信念如何影响他们的感受，我向他们证明了这一点。没有任何证据比自己的感受更具有说服力了。因此，我努力帮助来访者去发现他们在告诉自己什么，而这会给他们带来什么感受，我试着帮助他们摆脱那些伤害自己的消极信念和指令。

通常，处理消极信念过程的第一步是确定消极信念的内容，用第二人称的方式对自己说出这个信念。第二步，体验信念带给自己的感受。第三步，反思信念的来源和破坏性影响，理解信念如何影响自己的生活。最后，个体需要对信念做出有弹性的反应，这样他就可以将自己从信念的支配中分离出来，并认同自己的力量和资源。

在原发痛苦情绪中找到内心的需求

一旦来访者能够充分接触到非适应性情绪，并确定与之相关的消极信念或构念，就是去寻找与之相关的需求的时候了（情绪训练的第7步）。这是通过与感受保持联结，并表达出感受来实现的。此时，随着表达的痛苦感受更深刻、更清晰、更有力，教练应将来访者的注意力集中在随之开始出现的需求上。那些曾经不被理会或被暂时搁置的需求现在以令人信服的方式表达出了正当性和合理性。

一旦，比如说，对于非暴力和/或不受虐待的需求被激活，基于图式的自我组织被触及，情绪系统就会自动评估需求未被满足，并据此做出反应。而通过这种机制，情绪系统将会自发地重组以感知需求未被满足的愤怒，或为错失的东西感到悲伤。在这种情况下，这个过程调动了一种新的情绪，而这种新情绪会消除旧的羞耻感。教练肯定来访者的需求理应被满足，将有助于来访者感到自己有权满足自己的需求。这种对痛苦情绪中未被满足的需求的关注和认可是激发新情绪的关键手段。

因此，治疗师可以问来访者，当他们处在非适应性状态中，他们需要什么。人们在遭受痛苦的时候，通常知道自己需要什么。一旦他们知道自己在某种情况下需要什么，他们通常就会开始觉得自己有了一定的控制感。教练对需求的认可是强化来访者感到自己有权满足未满足的需求的一个重要因素。因此，这种需求不是来自来访者过度渴求的立场，而是来自一种应得的感觉。例如，"我对支持、安全或者接纳的需求理应被满足。"这会催生一种主控感："我需要这个。"来访者不再感到自己像一个被剥夺的无助受害者，他们会感到更强的自我肯定："我确实应该得到回应。"然后，一种如"我可以对我的处境或我的感受做点什么"的感觉会出现，个体开始感到"我可以存活下去。我有资源、天赋和技能。我是值得的。"这就是一种有主控感的健康的内在心声。一旦来访者形成了主控感，来访者就会开始重新组织自己，变得更加自信。重新组织的关键动力在于，一旦来访者建立了需求理应得到满足的感觉，情绪大脑就会自动评估与需求相关的情况，评估需求是否得到满足，并产生新的情绪。新的情绪通常是因需求没有被满足而悲伤，因需求没有被满足所产生的痛苦而悲悯自我，或者因需求没有被满足而愤怒。这些都是促进个体健康的悲伤、自我抚慰或者自信的新的健康情绪。寻找和/或给予悲伤以安慰，寻找和/或给予愤怒以坚定，这些更适应性的情绪中的处理倾向消除了非适应性恐惧和羞耻中的退缩倾向。

教练可以通过探索促进自信的反应变成行动："你需要的东西中，哪些可以从别人那里得到，哪些可以自给自足？你怎样才能肯定自己、安抚自己、照顾自己，或者从别人那里得到这些东西？"自我共情和自我悲悯是很重要的。帮助人们在生活中为自己做一些事也很重要。"你必须做什么才能得到你需要的东西？"这样的提问很有帮助。向关心自己的人寻求帮助是对自己有帮助的，做一些自己喜欢的事也一样。这些都是人们通过行动来满足自己的需求，从而帮助自己摆脱消极状态的方法。

如果人们难以触及自己的需求，这表明他们需要更多的共情性支持。此时，教练可能会说出他们的需求。教练可能会猜测："我猜你这个时候只是需要一些安慰"或者"我感觉你的厌恶是在说'离我远点，离开我的地盘'，是这样吗？"或者，教练可以认可来访者形成需求、澄清需求，或感觉有权得到需求满足有多么困难，然后继续探索这种困难。

在来访者获得一种未满足的需求理应被满足的感受之后出现的新感受，要么是在最初的情况中感受到，但当时无法表达出来的感受，要么是现在感受到的对之前情况的适应性反应。例如，当一个人被犯罪者侵犯后，触及其内隐的适应性愤怒，可以帮助其改变因童年期虐待所产生的非适应性恐惧。当恐惧中的逃跑倾向被愤怒中的前进和保护自己的边界倾向所转化的时候，一种新的关系立场，即追究施虐者不法行为的责任，就形成了。

在我看来，非适应性情绪反应的持久性情绪变化产生于一种新的情绪反应

（情绪训练的第8步）——不是通过洞察或理解的过程，而是通过产生对旧情况的新反应，并将其纳入记忆（情绪训练的第9步）。表达包括了产生新的反应，这与"谈论"不同，因为表达增加了在表达中所涉及的本体感向大脑提供的反馈。表达是一种行动的形式，是在做某事，不同于概念化或者意识。在表达的过程中，大脑会自动读取身体所做的事情，并将其编码为一种生活经验，而不是一种对经验的概念化的高阶抽象。在下一章中，我将讨论如何获得替代性的健康情绪（情绪训练的第8步），以及如何结合以往经验创造健康的新意义（情绪训练的第9步）。

◎ 第九章
获得新的治愈性情绪，创造新的叙事

> 感受就像波浪，我们不能阻止它们的到来，但我们可以选择去哪一朵浪花冲浪。
>
> ——乔纳坦·马特森（Jonatan Mårtensson）

我们发现，有助于改变个体被独自抛弃后产生的羞耻、恐惧和悲伤这些核心非适应性情绪的主要适应性情绪是，赋能型的愤怒、对不幸的悲伤和怜悯。悲伤和怜悯之间似乎有一种特别重要的关系，因为悲伤似乎不仅可以唤起对他人的怜悯，也可以唤起对自我的怜悯。怜悯意味着深切的关怀和尊重，以及减少痛苦的渴望，它是一种独特的情绪状态，不同于痛苦、悲伤和爱。怜悯包含着对自我和他人痛苦的敏感性，以及减轻痛苦的深切愿望和承诺。对自己的怜悯有助于我们去处理自己更多的不愉快情绪，因此，怜悯、坚定的愤怒以及对不幸的悲伤，这些情绪往往都有助于改变核心的非适应性情绪。

一旦来访者识别出了自己的非适应性情绪和与之相关的消极声音，以及内心深处的需求，治疗师应该如何帮助来访者获得健康的情绪呢？这些健康的情绪将有助于来访者转化非适应性恐惧和羞耻，以及相关的信念。首先，在人们感受羞耻、恐惧、愤怒或者悲伤这些糟糕情绪的时候，治疗师必须帮助人们去做深呼吸，并共情这些情绪感受。这有助于来访者的情绪调节，尤其是在痛苦的感受很强烈且难以承受时会更加重要。一旦治疗师能够帮助人们调节他们痛苦的强度，那么治疗师就需要帮助人们

> **将非适应性情绪转化为健康情绪的补充性策略**
> - 将注意力转移到另一种健康的情绪上。
> - 获得需求和目标。
> - 获得积极意象。
> - 有意识地利用健康的情绪。
> - 回忆健康的情绪。
> - 谈论健康的情绪。
> - 替来访者表达健康的情绪。
> - 其他表达健康情绪的方法。

识别除非适应性情绪外，他们还感受到了什么，做了什么反应。在这里，治疗师将帮助人们找到新的、健康的情绪反应，以促进改变（情绪训练第8步）。教练如何才能帮助来访者激活新的、更具适应性的情绪呢？首先，教练要通过共情来影响来访者，并提供安全、舒适的环境和安全感。这是引入新情绪的基本条件。始终如一的共情性环境能帮助来访者在不断地体验旧感受的同时，体验到全新的舒适感、安全感。不过，如今已经发展出一系列能将非适应性情绪转化为健康情绪的补充性策略。右图列出了这些方法，接下来的章节将对它们展开讨论。

转移注意力

正如在第三章中所讨论的，将人们的注意力转移到背景性的感受上是帮助人们改变情绪状态的关键方法。在意识的边缘，或者在背景中，在人们当前主导的情绪背后，往往存在着另一种次要的情绪。如果人们关注或者寻找它的话，就能发现它。这个情绪就在那里，但是还没有进入意识的焦点。愤怒的背后可能是悲伤、爱，或者宽恕；悲伤的边缘有着愤怒；受伤或者恐惧中夹杂着愤怒；羞耻的背后是骄傲和自尊。治疗师的关键作用就是将来访者的注意转移到这个次要的感受上，聚焦并详细描述出来，然后教来访者怎样自己去做到这一切。例如，一个女士谈到她所遭受的虐待让她感到自己多么"有缺陷"和"肮脏"。在教练的帮助下，她能够聚焦于脸上的厌恶表情，并变得更有力量。她发现自己对被侵犯的厌恶和愤怒可以消除更主导的恐惧和羞耻。在另一个例子中，情绪教练通过引导一位自尊心脆弱的男士将注意力转移到隐藏在愤怒之下的、被轻视时的身体感受上，帮助这位男士找到了被轻视时的受伤感。在他的身体里，他感受到了愤怒背后的受伤感所带来的隐痛。

获得需求

正如上一章所讨论的，获得需求是改变的一个关键过程。因此，在没有其

◎ 第九章　获得新的治愈性情绪，创造新的叙事

他情绪存在的情况下，获得需求是唤起新情绪的关键方法。这包括教练关注到痛苦的非适应性情绪中未满足的需求，以及认可个体有权满足这个需求。治疗师可以通过询问来访者他们需要什么，认可他们的需求应该被满足，来帮助来访者在出现、符号化和体验非适应性状态时，获得健康的治愈性情绪和内部资源。关注痛苦情绪中未被满足的需求的激活和确认，是激活新的、更具适应性情绪的关键手段。

积 极 意 象

激活替代性感受的第二种方式是使用意象。想象是产生情绪反应的一种手段。人们可以利用想象来创造场景，这些场景有助于他们去感受一种情绪，用这种情绪作为改变非适应性情绪的解毒剂。因此，他们不是通过理性改变感受，而是通过想象来唤起新情绪，以便改变自己的感受。使用自我生成的意象将有害的情绪替换成更可取的情绪，不同人这项能力的大小有所不同。然而，这种能力是可以培养的。例如，当人们感受到非适应性愤怒或者令人沮丧的孤立时，在一个恰当的时候，人们可以被激励去想象自己处在一个产生积极感受的情境中。当非适应性感受被充分承认和证实以后，治疗师可以询问来访者他们能否想象自己处在一种强壮或有力量的状态里，在爱人的怀抱里，或者有一个警察或治疗师在陪着他们、保护他们。想象自己爱的人也可以非常有效地缓解痛苦的孤独感或焦虑感。通过练习，人们可以学会如何通过意象产生相反的情绪，并使用这些情绪去抵消负面情绪。时间、休息和关注自己的呼吸能帮助人们放松。为了帮助人们改变对所爱之人的愤怒，治疗师也可以让他们想象他们所爱之人身上更积极的品质，或者想象他们对那个人感受更积极的时刻。治疗师可以邀请人们用欣赏来平衡他们对他人的怨恨，以便维持与他人的联结。让一个人想象自己一生中感到最幸福的时刻，与当下的糟糕感受形成对比，穿梭于这些状态之间有时可以帮助人们看到他们所处状态之外还有其他状态的可能性。治疗师可以让人们回忆一段糟糕的记忆，然后让他们把积极记忆里支持性的人或感受带到糟糕的记忆中。这有助于减轻这种糟糕的感受。因此，基于过去经历的记忆画面可以被唤起，以产生替代性的体验，并提供找到替代性自

我组织的方法。然后，这些替代性的画面生成状态就会被用来对抗消极的自我状态。

通过意象产生对自我和他人的怜悯将尤其有益。因此，治疗师可能会要求来访者将自己想象成一个成年人，安慰独自在卧室里感到受伤的5岁的自己，或者治疗师可能会要求来访者想象有人——教练或其他保护者——走进孩子的房间，给孩子当时需要的东西，无论是安慰、支持，还是保护。这么做的目的在于唤起新的情绪状态，为陷入非适应性状态的人们提供替代性的方案，然后利用这些新的、更具适应性的状态作为出发点，帮助转变旧的非适应性状态。要做到这一点，人们需要从他人那里获得足够的自我支持，并有足够强烈的自我意识来获得自我支持。如果人们做不到，那么治疗师对可能性的共情性点化就是他们唯一可以利用的资源。

有意识地利用一种新的健康情绪

第三种获得替代性情绪的方式是让人们利用一种目前没有体验过的感受。正如第三章所指出的，这可以追溯到威廉·詹姆斯的观点，即人们会感到害怕是因为他们在逃跑[69]。治疗师可能会要求来访者采用某种情绪姿势，帮助他们有意识地呈现这种情绪的表达姿势，然后强化这种情绪。因此，情绪教练可能会使用心理剧表演，并指导来访者："试着告诉他'我很生气'。再说一遍。是的，大声点。你能把你的脚放到地板上，然后站直吗？是的，再来几次。"在这里，人们被训练去表达一种情绪，直到这种情绪开始被体验到。这并不是在鼓励虚假的表达，而是在试着帮助人们去触及一种被压抑的、不被允许的体验。同样，采取一种悲伤的姿势，故意表达悲伤的事情，也可以帮助人们去触及悲伤。治疗师可能会建议来访者与想象中的他人交谈："告诉她你在思念什么。告诉她你有多么难过。"指导人们将面部表情组织成情绪的表征，虽然很难做到，但是会有成效，因为面部表情似乎有很强的反馈成分。愤怒的面部表情似乎会产生愤怒的体验，而悲伤的表情似乎会产生悲伤[30]。密切关注任何新出现的表情也会很有帮助。例如，如果一个人的眼睛开始往下看，教练关注到这一点，并指导他做这个动作："是的，向下看，再说一遍，我想你了。"让来访者蜷缩成一个球,这可以促进来访者悲伤的退缩倾向。让人们以恳求的方式伸出手,这可以促进他们的恳求或乞求的体验。采取表达性姿势的指导过程中必须始终询问并遵循人们在做出特定表情(姿势)后的体验。太多刻意的表达,忽视了表达唤起的体验,可能会成为一种人为的表演,而不是唤起体验。

回忆健康的情绪

获取另一种情绪的第四种方式是记住情绪发生的情境,然后在当下激活记忆。这与前面描述的想象过程有关。清晰地回忆过去的情绪性场景会产生情绪。研究发现,对记忆的情绪反应所伴生的生理和表达变化,与对当前刺激的情绪反应非常相似[193]。因此,对情绪事件的记忆是获得另一种情绪的重要方式,可以被用来帮助个体改变更加非适应性的状态。情绪和记忆是高度相关的,情绪可以被记忆唤起,对重建情绪记忆和在此基础上的叙事也非常重要。

情绪能唤起对先前事件的记忆。事件存储在记忆的情绪地址中。因此,当下的失望会和其他失望相关,当下的羞耻感会与其他的羞耻相关。当下的情绪体验总是多层次的,同时唤起了与之相同或相似的先前的情绪体验。如果教练要帮助人们改变感受,他们必须帮助人们获得和重建情绪的记忆。改变情绪记忆的一个重要形式包括,获得要改变的情绪记忆,然后转化成别的情绪记忆。一旦另一种情绪记忆被唤起,要么新的记忆会成为主导,旧的记忆会退回到背景中,变得不容易触及,要么新的记忆最终会通过第二章所讨论的记忆再巩固过程转化旧的记忆。情绪常常融入在相关的内容中。它们在记忆中将自我与他人相联结。由此,人们有着这些记忆,对父母轻蔑的脸感到羞耻,对侵犯者感到愤怒,或者对虐待者感到恐惧。因此,了解对他人的观点有助于唤起情绪,了解对他人的不同观点有助于改变自己的情绪。

有一位来访者发现了母亲的尸体(母亲自杀了),每当她想到母亲时,脑海中就会浮现出那个可怕的画面。那个画面让她感到阴冷和潮湿,充满着恐惧和被抛弃的可怕感受。在经历了愤怒、羞耻和悲伤,最终共情并原谅了母亲之后,来访者谈到自己可以把这个可怕的记忆转化成之前的,与母亲相关的快乐记忆。与其他记忆不同,之前的这些快乐记忆让她感到温暖和舒适。她后来报告说，当她想念母亲时，她现在想起的是温暖的、充满爱的记忆。最终，情绪记忆的完全重建实现了；来访者认为母亲是慈爱的，每当想起母亲的时候，她都会有一种良好的、温暖的感受。

利用情绪记忆来改变情绪状态的另一种方式是，获取个体关于人生中的某个人的记忆，这个人会支持或曾支持个体获得一种不同的、更具适应性的情绪和自我体验。因此，治疗师可以询问来访者，在他们的生活中是否有这样的人，他们相信，或曾认为来访者具有获得一种更适应性的情绪或自我体验的能力。由此，教练可能会说，"你的生活中有没有人相信你，或者为你感到骄傲？"或者"谁爱过你，或者保护过你？"这有助于唤起来访者的自豪感，让他们感觉自己值得被爱，并随之产生舒适感和安全感。一位不能让自己体验愤怒和悲伤的来访者说，他对妻子没有感受，也没有反应。他声称自己感受不到任何东西，也没有任何感受。他小时候为了保护自己不受完美主义、挑剔的父亲和冷漠、忽视的母亲的伤害，把这些感受都隔绝了。然而，当他回忆起祖母是如何关心他的时候，他流下了喜悦和悲伤的泪水。

谈论健康的情绪

治疗师可以通过和来访者谈论更理想的情绪来帮助他们获得新的情绪。讨论一个情绪片段，有助于帮助人们重新体验在那个情绪片段中的情绪感受。就某一个特定的话题展开对话，这通常有助于人们产生与主题相关的情绪。心理治疗是一种谈话疗法，而谈话可以唤起新的情绪。因此，当某人感到失败的时候，与之讨论其成功的经历可以帮助这个人获得效能感和希望。人们可以通过重新体验过去情绪片段中的感受获益，而且谈话可以让人们了解他们是如何获得这种感受的。有策略地使用开放式提问，比如"你可以给我举个具体的例子吗？"有助于来访者转向对具体的、个人的记忆的暴露与叙述，从而更有可能激活来访者最近体验到的情绪。治疗师对于来访者的回应也有助于新感受的获得；治疗师的支持、鼓励和看到个体身上某种替代性情绪的能力，增加了个体回忆出积极情绪的可能性。

替来访者表达健康的情绪

在某些情境中,治疗师可以替来访者表达某种他们自己无法表达的特殊情绪。在这些情境中,治疗师为来访者的替代性情绪发声。例如,治疗师可以替来访者表达对于侵害的愤怒。比如,治疗师会说"他们怎么能够这么对你?"或者"我真替你感到怒不可遏",或者"我真想给他腿上踢一脚"。这不是在鼓励暴力,而是给予来访者更深刻地表露自己的可能性,这一表达深度要超过来访者感觉自己有权表露的。治疗师对于情绪的表达,有助于来访者感受到支持和认可,并且让来访者能够获得这种情绪,以便促进情绪的转变。对来访者的失去感到悲伤,同样可以通过下面的话表达,"当我听到你小时候那么孤单,我真的很难过",或者"当你告诉我这些的时候,我感觉泪水盈眶"。治疗师觉得时机恰当的时候,都应将这些话和感受作为真实、有益的反应分享给来访者。治疗师必须确保,这些表达对来访者是有帮助的,不是为了治疗师的福祉而进行的表达,也不是来自治疗师自己未解决的议题。治疗师也必须确保,这些都是真实的感受,而不是一种让来访者获得情绪的技巧。

表达健康情绪的其他方法

幽默是用情绪改变情绪的另一种方法。笑可以改变一个人的情绪状态,而且幽默所提供的视角可以重塑情境。一个重新描述来访者情境的笑话可以减轻来访者的抑郁情绪,通常还会将事情放到一个更开阔的角度,并且如果来访者认为自己与伍迪·艾伦的神经症有共同点,还会让人觉得欣慰。很多表达性艺术治疗的方法也有助于情绪的改变,并且,尽管在个体治疗中这些方法并不非常容易使用,但它们在群体中非常有用。音乐也是改变情绪的一个有力媒介。演奏音乐可以改变人的情绪,创作音乐同样可以。重复一首带有或唤起某种特定情绪(比如爱)的歌曲的歌词有助于改变感受,比如对伴侣的拒绝或怨恨。绘画、黏土制作和舞蹈都会改变人们的情绪状态,可以被用来获得以前无法触及的情绪。当一个人有了转变情绪的需求时,就会出现各种各样的方法。

摆脱某些情绪状态

除了帮助人们获得新的情绪，治疗师有时候需要帮助人们摆脱某些情绪和情绪状态，从一种状态转变到另一种状态。如果人们知道他们可以摆脱某些情绪状态，并且能够控制这些状态，他们可能就不会那么害怕感受自己的情绪。摆脱情绪往往会成为一块绊脚石。只有当人们既能够聚焦某种情绪，又能摆脱这种情绪，人们才会变得更有情绪智力。人们很容易陷入情绪之中。愤怒、悲伤或者喜悦会充满一个人，直到感觉这个人和情绪是一体的。然后，人们就会很难从一种情绪状态转到另一种状态。人们会卷入自己的情绪里，以至于情绪成为唯一的事实。当一个人在思考或想象时，从一件事转到另一件事要容易得多，因为这些并不像情绪那样占满了一个人。就像我所讨论的，非适应性情绪有其自身的动力。

人们没有必要成为情绪的被动受害者。情绪教练可以帮助人们学会关注自己的情绪，并在适当或必要的时候远离情绪。教练可以帮助人们学会从愤怒转向怜悯，从悲伤转向感激，从嫉妒转向接纳，从内心的恐惧转向当下的平静。通过练习，人们可以学会有意识地管理自己自动化的情绪大脑。训练人们做到这一点的一个很好的方式是，首先，确认人们在他们意识到自己有想摆脱某种情绪的需求后能够描述出当下的感受。这有助于他们集中注意力，并且当之后他们能够处理这种感受时，这给了他们一个可以使用的处理方法。他们需要练习搁置某些体验，并知道他们可以稍后再回来处理这些体验。然后，教练需要邀请人们将注意力转移到当前的外部现实上，并聚焦于自我之外发生的事情。当一个人无法完全完成情绪体验的时候，这也可以帮助结束会话。教练可以要求来访者完成下面的练习，以帮助他们学习这项技能：

○ 当你处在一种情绪状态（如愤怒、悲伤、害怕，甚或是羞耻）中时，体验这种感受，并给它命名。感受身体的感觉。确定自己的想法。在改变情绪之前，清楚地了解自己的感受，用语言表达出来。这将为你提供一个处理方法，你可以稍后使用它。告诉自己，"我会回来的。"并深呼吸。

○ 现在是转变的时候了。将注意力转移到外部世界。与外部现实建立联结。说出自己看到的。再次深呼吸。

○ 现在，选择一天中需要注意的其他事情，聚焦于这个新的任务。

为了帮助人们摆脱某种情绪，治疗师也可以帮助他们培养考虑其他观点的能力。人们需要能够认识到除自身意义之外其他意义的存在。当人们相信存在其他的观点，并且他们的观点并不总是唯一的、正确的观点的时候，摆脱情绪、聚焦其他状态的练习就会变得更加容易和真实。另一种不太概念性的改变状态的方式是，使用音乐改变情绪，或者参加一些愉悦的或有动力性的活动。

聚焦模糊感受的转化

如前所述，通过获得替代性的情绪和需求来改变情绪，这样的方式适用于这样的体验：需要改变的初始情绪是生动的、当下的和清晰表达出来的。用情绪改变情绪的原则适用于情绪最初是模糊的、过程更内在的体验。回想第五章中乔纳森的例子，他把注意力集中在不舒服的模糊感受上。这让他感觉自己像个失败者。当他触及无力感的时候，他完成了情绪训练过程的第一个阶段。这种对感受的承认是有帮助的，并且会导致身体上的变化。这是内部体验到的，甚至不需要大声地表达出来。尽管这一步非常有帮助，但是完全改变还需要更多（步骤）。有时，仅是认识到问题是什么，例如认识到某人的无力感或力不从心的感觉，就像是一种解决方法，因为这会让这个人知道必须处理什么，并可以开始动员自己去行动。然而，通常情况下，人们仍然需要摆脱有问题的感受，才能实现问题的全面解决。那么，新感受是如何进入这个内部聚焦过程的呢？

简德林清晰地描述了聚焦的步骤是如何导致身体感受转变的[159]，从而打开了新的可能性。然而，新的可能是怎样打开的仍然是个谜。在非常仔细地探索来访者内部过程时，我观察到，这一过程的发生通常类似于改变生动情绪过程中所发生的一切：随着一种新的适应性情绪的出现，个体改变了自己的状态。在第五章乔纳森的例子中，新感受来自乔纳森对他新出现的愤怒的关注，这种愤怒是在他感受到失败感的时候产生的。正是这种新情绪帮助他产生了内部的替代性情绪。他联结到一种处在意识边缘的替代性的内部声音，"我对拨款审查过程的不公平感到愤怒。其中有很多政治和形象管理。"这是他自己的另一个情绪部分，是基于健康的核心情绪，并有自己声音的一个部分。这是乔纳森背景经验中新出现的资源。聚焦于他新出现的、对不公平对待的愤怒，他组织自己用一种新的声音来捍卫自己的观点："我再也不想这样了。"乔纳森联结新的资源帮助自己打击内部压迫者，并开始维护自己的权利，就像他动员自己去对付一个试图使他失去权利的活生生的压迫者一样。

乔纳森当前感受到的、正在浮现的情绪可能是一直存在的次要的背景情绪，也可能是新出现的情绪。当人们重新解释自己的经历时，他们常常会为自己创造新的体验。他们总是能够创造新的体验。人们之所以能够做到这一点，是因为他们是有情绪反应性的人，总是在评估正在发生的事的情绪意义，以及自己的感受的情绪意义。因此，乔纳森感受到的不仅是愤怒。他也觉得松了一口气，因为他不必完成一个苛刻的目标。这些新标记的情绪也帮助他重新组织和聚焦于新的目标。

对需求、目标和关注点的认识为一个人指明了改变和发展的方向。在识别出自己的失望感、失败感和无力感之后，乔纳森通过触及愤怒情绪，与自己对认可、接纳，甚至物质利益的需求建立了联结。这是他所想要的、需要的，或渴望的，是他必须努力去满足的。情绪改变的第一步就是要知道自己的需求，即使知道它并不意味着能真正满足需求。了解自己的需求对于个体适应当前环境至关重要，对于满足需求的问题解决过程也同样重要。在这个内部聚焦过程中，治疗师必须聚焦于来访者情绪中的需求、目标或关注点。这将帮助来访者意识到自己对亲密、分离、保护、认可或者自由的需求。然后，他们可以学习以一种有序的方式关注自己的情绪，从而发现自己的主要关注点，并通过这种方式将变化的过程掌握在自己的手中。明确地聚焦需求、目标或关注点，能够让人们不只简单地关注自己的感觉，或被动地等待转变的到来。当转变没有自动发生的时候，这个更加自主的步骤有助于集中注意力。因此，人们需要不断接受指导，询问自己的感受，"我需要的是什么，或真正想要的是什么？"或者"我的目标是什么，我关心的是什么？"

然而，乔纳森一旦知道自己需要或者想要什么，他就不能简单地决定采取行动。相反，他需要再次整合自己的头脑和内心，并评估满足需求对于他的价值。对他来说，做想要做的事是值得的吗？他也必须知道怎样才能满足自己的需求。这需要评估在不同情境下满足需求的可行性的能力。个体需要设定一个重要的最终目标。个体满足自己需求的方式取决于很多因素，比如学习、文化、机会，通常还有运气。

情绪调节

除了用情绪转化情绪，人们有时也需要学习一些情绪调节的技巧。当羞耻、恐惧、无力和愤怒等情绪难以承受的时候，帮助人们调节自己的情绪，并与这些情绪保持一定的距离是一项重要的任务。人们经常试图通过尽量不去感受自己的感受来调节自己的情绪。从长远来看，这样做并没有什么帮助。有些人逃避或不会接触唤起不安情绪的情境，以防自己感受到不安。另一些人则使用分散注意力的策略，比如哼唱或忙碌，或者把自己的感受转化成身心不适，比如胃痛。还有人通过忘记与重大生活事件相关的痛苦情绪来避免令人难受的情绪，即使他们自己也记得这些事件，并且意识到发生的一切所带来的全部影响。人们也会通过寻求刺激或者采用冲动性的行为来消除自己的不安情绪。他们可能会做出极端麻木的行为，比如自残、暴饮暴食、滥用药物和酒精、过度手淫和滥交，以阻止或者安抚痛苦的、难以忍受的情绪。

治疗师需要帮助人们学会更好的情绪调节技巧。情绪调节的重要方法包括，调整呼吸和正念——对自己情绪状态的非评价性的观察与描述。基本的情绪调节技巧还包括对情绪命名、描述身体体验、明确唤起情绪的事件，以及理解自己对情境的解释和情绪所引发的行为。

当人们被自己灵魂中的激流冲昏头脑时，他们需要能够冷静下来，以便正常行动。令人不安的情绪，特别是愤怒、悲伤、恐惧或者羞耻，可以压倒一个人。远离这些痛苦情绪通常会有所帮助。教练需要教来访者如何与自己的体验保持一定的距离；这种体验会淹没他们的意识，让他们迷失在令人难以忍受的情绪和想法中。帮助来访者觉察自己的体验可以促使其与体验保持距离。教练可以给人们提供关注呼吸的冥想方法，当空气吸入鼻孔时，在吸气和呼气的过程中观察心灵的内容。在知道情绪不健康但仍无法调节的情况下，这将有助于人们调节情绪[45,194]。冥想是逃避的替代性选择，它包含一种特殊的情绪关注方式。冥想的过程包括教来访者以客观的方式描述自己的体验的技巧，就像他们是一个局外人在与另一个人谈话一样。这有助于人们脱离体验的意义，关注体验的性质和形式。人们需要注意到情绪的身体体验是热还是冷，是像一个大球，还是像一个小结。下面的练习可以帮助来访者保持作为观察者的距离：

○ 注意感觉的增强和消失，以及在令人不安的感受中的想法。关注感受的出现和消失，而不是感受的意义。这会打断你的想法和感受相互作用而失控的过程。因此，如果你开始注意并标记感受的性质和位置，如"我的胸口有一种热的感觉"，注意到感受的强度是"适中的"，以及形状像"一个圆球"，那么情绪的激流将开始平息。

○ 注意感觉是整体的，还是具体的；是扩展的，还是收缩的；是涌来的，还是正要离开的。

○ 这样做5~40分钟，感受的强度将会减退。

○ 在关注了感受以后，关注你的想法。不要沉浸在意义和内容里。相反，描述出你的思考过程。对自己说，"现在我在思考、回忆、想象或者期待……"或者"现在我在批评、辩护或者谴责……"描述你的心理过程。你现在与自己的感知和思考过程有了直接的联结，并且创造了新的内部体验，这个新的体验让你与感受有了更好的距离。

一旦人们可以与自己真实的情绪保持距离，他们就不会再觉得自己的愤怒、悲伤、恐惧或者羞耻是难以忍受的。那些他们思考出的、不断给他们的情绪火上浇油的意义，将不再消耗他们。他们已经把焦点从做感受的受害者，转变为做感受的观察者。他们将会聚焦于描述情绪，而不是试着回避情绪。这将帮助他们通过使用简单的重构过程，从关注内容转向描述过程，从而控制情绪。他们现在关注的是此刻在做什么、如何做，而不是沉浸在想法的意义或者情绪的影响中。他们被自己体验的潮起潮落深深吸引。他们呼吸得更深，肌肉也更加放松。他们已经转变了自己的视角。现在有可能会出现新的东西，教练可以帮助人们聚焦于他们在这种情况下想要的东西，或者可以做的事，来帮助他们实现自助。人们可以找到替代性的资源。由于人们已经不再是自己消极情绪的受害者，他们可以成为主控者，重新开始书写自己的生活。

玛莎·林内翰（Marsha Linehan）曾经与很多情绪失调的人工作过，提供了各种以行动为导向的情绪调节和痛苦忍受的技巧[155]，这些技巧可以被教授给来访者。这些技巧包括，通过采取与当前情绪相反的行动来改变情绪；也就是说，林内翰建议将情绪反应的反向表达和行动作为一种调节难以忍受的情绪的方式。她还建议，当人们处在恐惧状态中时，应该接近这种情绪，而不是回避。同样，在内疚和羞耻的状态中，人们应该面对感受，而不是逃避。在抑郁和悲伤中，技巧不是主动，而是被动；在愤怒中，技巧是同情或者做一些好的事，而不是攻击。其他情绪调节的技巧包括，通过关注积极的事件和增加积极的行动，帮助人们在生活中建立更多积极的体验。林内翰从情绪调节技巧中区分了痛苦忍受的技巧，认为前者旨在帮助一个人在无法改变的环境中生存下来，而后者旨在试图治愈一个人的问题。痛苦忍受的技巧可以帮助一个人渡过难关。痛苦忍受的技巧包括，通过保持忙碌来分散注意力，将注意力从自我转向他人，以及通过为自己做一些有益的事来提供自我抚慰。另外，林内翰建议人们通过积极意象、祈祷、休息或者从任务中休个假来改善现状。

帮助人们创造一个远离紧张情绪的距离，是一个有助于人们处理痛苦情绪的有效方法。这里，我们不是简单地通过调节情绪的强度来应对情绪，而是强调与情绪保持适当的距离，以便用一种有助于处理情绪的方式来接近情绪。来访者不应该离情绪太近或太远，既不应该被情绪淹没，以至于无法用语言描述情绪，无法将情绪视为更大的完整自我的一种体验；也不应该离情绪太远，以至于认为情绪只是一种纯粹的概念性体验。教练可以要求来访者更接近或者更远离某种情绪体验，并可以花时间只做这一点。因此，教练可能会说，"深呼吸，试着离那种感受远一点，这样你就能感觉到它只是你的一部分"或者"让我们把那种感受放在这里，放在这把椅子上。你能描述一下它吗？"为了更接近这种感受，教练可能会说，"试着感受得更深一点，是什么感觉？"或者"用感受来说话。你可以进入感受，成为感受，描述你是什么样的，比如'我是我的悲伤，我是我胸口的痛。我受伤了吗？'"

另一种改善情绪失调的方法是邀请来访者到一个安全的地方。当来访者觉得难以忍受的时候，这通常是更早采用的一种应对方式。让来访者找到一个他们感到安全的地方，在想象中把来访者带去那里，让来访者感受自己在那里的感受。这有助于来访者抚慰自我，改变糟糕的感受。

促进非适应性情绪和破坏性想法的转化

用健康的感受去转化不健康的感受

通过新的、正确的体验来挑战不健康的感受和信念，以获得新的价值感和力量，改变就会出现。不能仅依靠理智或者逃避来改变不健康的情绪。这意味着，情绪教练必须帮助人们感受不健康的情绪，这样人们才能改变这些情绪。一旦教练帮助来访者接近并调节了痛苦，识别出了更健康的内部声音，对来访者来说，对抗内部主导性的消极声音就会容易得多。教练的工作就是帮助来访者找到替代性的健康感受，并利用这些健康的感受改变不健康的感受。这可以通过体验性地整合对立的感受来实现。改变来自在情绪同调背景下，个体触及了先前未被承认的、健康的感受和需求，而这些感受和需求所代表的内在资源得到了一个共情性的他者的确证。与他人分享可怕的感受打破了这些感受通常被隔离的状态。这有助于减轻可怕的痛苦和绝望，增强自我。个体会获得内部资源和更有弹性的自我。然后，教练将这些与非适应性感受和消极信念建立联结。这意味着，教练需要帮助来访者设定两种对立的状态。例如，教练可以说，"对那个说你没用的声音，你会说什么？"或者教练可以要求来访者让健康的感受和非适应性感受进行对话。

  例如，来访者在治疗中第一次能表达出她因婚姻失败而体验到的无用感。她的婚姻以一场相当突然和意想不到的离婚而告终。她说道："我觉得自己很没用。"在意识到这种感受后，她开始抽泣。她意识到这种感受来自母亲，母亲让她觉得"你不值得被爱"。教练帮助来访者聚焦于她对这个严厉的批评的情绪反应。来访者开始对被如此不公平地对待感到愤怒，同时也为自己失去了如此迫切需要的支持而感到悲伤。在教练对她新出现的体验给予了支持性的认可之后，她意识到自己新的生存目标是得到需要的支持。她现在与自我价值的内在源泉建立了联结，一个新的声音出现了。她说，"我是值得的，我值得被重视"以及"我有爱可以付出，我也值得被爱"。此时，批评的声音软化成了对她的怜悯[*]。

  如果人们被严重地拒绝或抛弃，并且能够承认他们感到崩溃，那么他们就可以重新开始控制自己的感受。首先，他们需要安抚自己。这是一项重要的技能，如果人们想要照顾自己，他们必须练习。其次，当人们承认自己的痛苦，而不是成为痛苦的受害者时，他们开始改变对自己的看法。这种观点强调了积极的自我——"我感到崩溃"，而不是崩溃的自我——"这发生在我身上"。

---

[*] 参见Greenberg, Rice, & Elliott, 1993。

一旦他们采用了这种更为主动的观点,他们就更能够控制自己的反应,更有能力投入新的目标。正如我已经讨论过的,教练可以在适当的时候帮助推进这个过程,让来访者聚焦在自我抚慰的能力和正在出现的需求与目标上。通过问这样的问题,如"你需要什么?"或"缺少什么?"教练能够帮助来访者关注其采取自我支持行为的能力,而来访者触及那些未被满足的需求,这一过程同时促生了对于当前情境的新的情绪反应。愤怒、悲伤和自我悲悯是由大脑自动评估需求没有得到满足而产生的。这些新情绪会消除旧情绪。此时,新出现的目标通常不再是,例如,被动地期待一个冷漠的人给予自己赞同或爱,以避免感到崩溃;相反,一旦个体感到悲痛并接纳了丧失,自我悲悯就产生了,目标就会变成积极地支持自己、掌控局势,以减轻自己的痛苦。这通常伴随着一种维持生命的渴望,渴望亲密、渴望被爱,或者渴望与他人在一起时感到安全。

在通过与创伤相关的情绪来改变情绪的时候,教练需要:①承认并认可来访者最初的绝望体验;②在安全的治疗情境下,通过唤起对想象的场景的恐惧、羞耻等反应来激活情绪记忆,以及相关的失调信念;③激活未被满足的需求;④支持对未满足的需求进行自动评估中产生的新情绪——如对侵犯的愤怒、对失去的悲伤,或者自我安抚,将这些情绪作为替代性的反应来代替或帮助个体转化非适应性反应。通过对适应性和非适应性情绪反应的综合,并将消极信念转化为新的需求,新的、更复杂的反应形成了。因此,当恐惧反应与愤怒反应融合在一起,愤怒的坚定行动倾向就会代替或者转化逃跑的行动倾向。在对新的、健康的反应倾向的高度关注的帮助下,在情绪教练的支持下,个体将通过整合之前唤起的反应来构建新的情绪反应。例如,一个受到身体虐待的来访者现在会对残忍的父亲的暴力感到愤怒和厌恶,而不是最初那样感到恐惧。在这种赋能的状态下,她会与之前认为自己没有价值的消极观点作斗争。此外,她为失去母亲的保护而感到悲伤,这种悲伤将她受辱的羞耻和"什么也帮不了她"的观点转化成对安慰的渴求和"感觉自己值得被爱"的信念。这些会让她有能力安慰自己,并更有效地调节痛苦状态。随着时间的推移,这些新的体验不断重复,新出现的倾向就会被转化成行动,创伤记忆也会消失。在记忆被重新巩固的过程中,新的情绪体验被整合到记忆中,记忆也会因此被转化。此外,旧的情绪记忆通常会在情绪上被抑制,从而允许其他记忆浮现。

在训练过程中，需要激活童年丧失和创伤的非适应性情绪图式记忆，通过记忆重新巩固来改变这些记忆。研究发现，将当下的新体验引入当前激活的过去事件的记忆中，并通过吸收新信息进入过去的记忆，可以导致记忆的转化[195]。通过在当下激活旧记忆，旧记忆可以被重组。其重组的方式包括：在安全的关系环境中个体感受到新的体验，以及在应对旧情境时，个体同时激活了更适应的情绪反应和新的、理性的资源与理解。通过整合这些新信息，记忆以一种新的方式被重新巩固。实际上，过去可以被改变，至少过去的记忆可以！

在整个过程中，教练认可和共情来访者的感受，提供接纳与安慰，并建立体验的特殊意义。这些指导行为提供了一种内化为自我共情和自我安抚的模式，有助于来访者平息恐慌的情绪。在处理人们核心的非适应性情绪的时候，我通过支持替代性健康情绪的可能性来促进情绪的改变。我脑海中最重要的观点是布伯提出的，即认为在"我—你"的关系中，个体能够在他人身上看到可能性，这有助于自己的可能性的产生[98]。在这一点上，我对自己的定位是，我可以询问来访者他们怎样才能获得自己的资源。我向来访者暗示和表达有其他可能性，也试着让他们参与到找到可能性的任务中。我们一起努力，试着去弄清楚，当被核心的非适应性情绪压倒时，怎样才能找到力量和资源。在这样的互动中，我对来访者内部核心可能性的重视是非常重要的。我认为来访者的力量是一定存在的。问题不在于是否有力量，而在于如何获得力量。对于存在另一个现实，我既不会向来访者证明，也不会让来访者自己证明。重要的议题是如何获得另一个更健康的现实，而不是评估来访者信念的真伪。我确信，一个特定的信念是不正确的，因为它是基于非适应性情绪状态的，所以这就是一个"你现在相信这一切，是因为你现在有这样的感受"的例子。这种治疗工作是在来访者感受到非适应性情绪时进行的，所以这更像是一种存在主义的对抗，而不是概念性的讨论。在这些点上，使用意象来联结更强大的自我意识，并在身体体验中真正唤起能力感，将会有所帮助。如果来访者能够获得一种自我感觉，觉得自己是有主见的人，那么他们就会开始体验到替代性自我组织，而这种自我组织可以作为资源来进行后续开发。

我们[14]已经发展出一个模型，用几个步骤将全面的痛苦转化为接纳和放手。基于临床理论和实践，我们提出了一种转化"不良情绪"的模型[2,89]。这个模型已经得到了验证，包括从继发情绪到原发非适应性情绪，到需求，再到原发情绪，最后到适应性情绪的过程[14]。通过分析解决广泛性痛苦的多个案例，研究者发展出了一个更复杂、基于经验的模型[13,14]。第一步包括关注被唤起的不良情绪（"我感到很糟糕"），接着是探索产生不良情绪的认知—情绪序列（"我感到绝望，努力是没有用的"）。最后，这些导致一些核心的、非适应性、情绪图式性自我组织的激活，这些自我组织通常基于核心的痛苦感，比如害怕被抛弃，伴随着悲伤或者无价值感的羞耻（"我很孤独，无法独自生存"或者"我一无是处"）。在转化过程的这个时刻，来访者需要获得一些新的、适应性的体验。

当处于广泛性痛苦中的来访者开始阐述和区分自己的想法与感受时，他们可能会走向两个方向：进入核心的、非适应性自我组织，或者进入某些形式的继发表达，通常是绝望或者拒绝性的愤怒。非适应性状态通常以恐惧、孤独、被抛弃或者对无价值感的羞耻这些情绪图式为基础。在这些痛苦的核心状态中，人们会觉得自己是不足的、空虚的、孤单的和无能的。当这些状态被细分到适应性的需求中时，这些核心的非适应性状态就会发生转化。对自己的需求应该被满足的行动进行体验，驳斥了个体根植于核心的非适应性图式中关于自我的核心消极评价。因此，诸如"我需要、应该，或值得被爱、被重视，或者被保护"这样的话，消除了基于无价值感的羞耻；诸如"我感到一无是处"这样的表述会被转化为"我很有价值"；而诸如"我感到很孤独，没有人爱我"这样的表述则会被转化为"我值得被爱"。解决问题的途径总是会通向表达对失去的适应性悲伤，和/或表达赋能性的愤怒或自我抚慰。这些新出现的适应性感受促进了自我接纳和能动性。许多受伤的病人需要解决核心的、与非适应性依恋相关的恐惧和悲伤，或者与自我认同相关的羞耻[2,89,150]，以克服他们的继发痛苦。我们发现，通过前面概述的步骤，来访者成功解决了低意义、高情绪痛苦的状态，并最终达到了高意义、低痛苦状态[14]。

这个过程的本质是，根植于非适应性恐惧/羞耻/悲伤中的核心的、适应性依恋和认同需求（被联结和被认可），当这些被激活和确认的时候，个体就会采取行动来获得核心的需求，并产生与未被满足的需求相关的更多适应性情绪。因此，当个体确认自己是值得被爱或者被重视的，其情绪系统自动评估的未被满足的需求就会让个体产生对被不公平对待的愤怒，或者对失去满足需求的机会的悲伤，而这些新的适应性情绪会消除非适应性情绪。结果就是个体会产生一种内隐的反驳，即反驳个体不值得被爱、被尊重和被联结。适应性的愤怒或悲伤支持了这两种体验的内在对立："我没有价值或不可爱"和"我值得被爱或尊重"，并让个体对相同的唤起情境做出反应，克服非适应性状态。因此，新的自我体验和新意义的创造会让个体出现新的、更积极的自我评价。

在一个有效的治疗关系中，来访者会继续悲伤，承认自己的丧失或受伤，认识到"我没有得到我需要的，也失去了我应得的"，并出现赋能性的愤怒和/或自我抚慰。根据新需求是否包含了设置边界或获得安慰，来访者会将适应性的情绪直接向外表达，以保护边界（如表达愤怒），或者向内对自我表达（如怜悯或关心）。这种表达常常会转化为对丧失的悲伤。这种悲伤状态要么是对损失的悲伤，要么是意识到自己受到了伤害（如创伤），或者两者兼而有之。不过，现在的情绪基调中已经没有责备、自怜自哀或者放弃——存在于最初的痛苦状态中的特点了。然后，进一步的情绪解决方案包括：让来访者利用从新发现的坚持和自我抚慰能力中获得的可能性来整合失去的感觉。

从继发情绪到原发非适应性情绪，到需求，再到原发适应性情绪，这一过程所描述的活动就是EFT的核心改变过程。在整个转化过程中，中度到高度的情绪唤起是必要的，但唤起要始终保持在促进治愈过程的程度。因此，治疗师需要促进最优的情绪唤起，充足到可以被感知，可以作为信息，但又不至于过度到失调或者使人迷失方向。

情绪序列

一旦情绪开始作为治疗过程的重要方面被关注到，治疗师和来访者就不仅要评估每一种情绪，也要理解情绪发生顺序的重要性。后者至关重要。情绪改变过程的研究已经很清晰地表明，特定情绪的特殊序列在解决特定问题的时候非常重要。促进有效序列和改变无效序列是治疗的重要目标。某些两步序列或三步序列经常会发生。下面将对它们进行描述。

1. 两步情绪序列

情绪训练的各个步骤中都隐含着一些重要的两步序列。当个体努力获得原发情绪的时候，就会出现两步序列。第一个序列是，愤怒通常是对悲伤、受伤或者脆弱这些原始情绪或更原发情绪的一种反应或防御。第二个序列是第一个序列的反向，也就是悲伤掩盖了最初的愤怒。当来访者认为体验和分享他们实际的悲伤—受伤—脆弱很不安全，并且用愤怒来掩盖的时候，情绪教练首先需要承认来访者的继发愤怒，然后促进来访者表达愤怒之下的悲伤。在承认愤怒之后，教练首先必须帮助来访者找到愤怒的来源和目标，然后帮助来访者找到表达愤怒的恰当方式。然而，如果这个过程在这里停滞，来访者通常就会陷入愤怒的指责中，不会出现持久的改变。这是因为最初的伤口没有得到承认、处理或者回应。

接触最初的伤口的一个方法是，邀请来访者在表达愤怒之后立即检查自己的感受。在表达了继发感受之后，通向受伤感或悲伤的首扇原发感受之窗就打开了。另一个接近原发感受的方法是，共情地询问导致来访者愤怒的最初体验，例如，"一定发生了什么非常令人受伤的事才让你如此愤怒。那件事发生的时候你是什么感觉？"

2. 三步情绪序列

三步序列是一个更复杂的过程。例如，一个重要的三步序列包括：第一步是承认继发绝望、无望或愤怒；第二步是获得第一种状态下的原发非适应性羞耻或恐惧；第三步涉及更多的适应性情绪，通常有之前无法触及的健康的愤怒、悲伤和怜悯。在表面的绝望、无望或愤怒之下，个体往往会对没有价值感到满满的羞耻，基本的不安全感带来焦虑，而创伤性恐惧导致麻木状态。这些都是需要接近并面对的逃避状态。然而，两步序列在这里就无法完成治愈了。第三步是必要的，这样来访者才能超越非适应性状态，获得另一组健康的情绪和动机。因此，个体经常能够将对侵犯的愤怒、对丧失的悲伤和相关的适应性需求作为健康的资源。这些适应性的情绪和需求可以帮助来访者克服或替换非适应性恐惧和羞耻感。这三步序列体现了用情绪改变情绪的基本改变过程。正如我们所说的，通过获得之前未满足的需求往往可以促成第三步，但也可能是通过其他过程走到第三步。

然而，当新获得的原发适应性情绪有冲突的时候，一个频繁的、无效的三步序列就会出现。因此，通过探索情绪，来访者可能会表现出对绝望的悲伤感，触及对侵犯的愤怒，但随后他们可能会对自己的愤怒感到内疚或者焦虑。在这种情况下，第三种情绪（内疚或焦虑）会打断并阻止第二种情绪（愤怒），而第二种情绪才是健康的适应性反应。

正如前面讨论的两步序列，当处理继发愤怒的时候，教练的任务是帮助来访者体验隐藏在重复的愤怒之下的悲伤—受伤—脆弱。然而，有时候一旦最初的伤害被激活，来访者就会中断这种感受，回到更安全的愤怒表达上。此时，教练就需要探索来访者对原发痛苦情绪的中断。尽管来访者中断原发情绪有不同的理由，但通常是因为最初的痛苦或悲伤情绪会唤起第三种令人反感的感受，即羞耻、焦虑或内疚。

例如，如果教练询问来访者对最初的受伤感或痛苦的中断，来访者通常会说，"如果我让痛苦进来，就好像在承认他伤害了我"或者"我很软弱"。一旦来访者表达了这些担忧，就会感受到愤怒背后的受伤感，他们就会有一种痛苦的羞耻感或羞辱感。因此，如果治疗师找出隐藏在愤怒之下的最初的悲伤，与受伤感相关的第三种感觉（羞耻感或羞辱感）也会被唤起。然后，来访者就会自动回到愤怒情绪，从而中断了最初的悲伤和与之相关的羞耻，这样来访者才会感到更强大。因此，治疗师经常会看到愤怒—悲伤—羞耻—愤怒的循环。

其他来访者可能会因为最初的受伤感而焦虑。例如，有些来访者会说，如果他们让自己感到悲伤或者受伤，那么"没有人会留下，我就会感到空虚或者孤独"，或者"我的需求会把别人赶走"。这些来访者在体验受伤感或痛苦的时候会感受到令人痛苦的焦虑，他们通过自动回到愤怒来逃避这样的焦虑。在三步序列的每一步中都需要识别和处理情绪，直到来访者允许并接纳了适应性的情绪。

形成新的叙事

关于情绪训练过程的结束，教练还需要促进新叙事的形成，将新的情绪与改变的信念相融合（情绪训练的第9步）。这种新的叙事有助于来访者在生活中采取新的行动。当一种情绪被组织进一个连续的叙事框架中，而且叙事框架明确了感受是什么样的，关于谁，与什么需求或问题有关时，来访者才完全理解了情绪的意义。来访者的个人故事以新的自我认同重塑和意义建构为基础，因此在新的叙事中巩固情绪的变化是非常重要的。

无论新的情绪记忆是如何获得的，都会有助于来访者改变叙事。没有情绪，任何重要的故事都没有意义，而在赋予情绪意义的故事背景之外，也不会出现任何情绪。人们讲故事是为了让他们的经历有意义，并构建他们的自我认同，而自我认同在很大程度上依赖于他们可用的各种情绪记忆。通过改变记忆，或者改变不同记忆的可及性，人们就能改变自己的生命故事和自我认同。因此，先前所讨论的那个来访者获得的对母亲的积极记忆，现在可以支持来访者这样的观点，即她认为母亲是充满爱和关怀的，而不是像她之前所认为的那样是无情的、抛弃她的。

为了帮助来访者创造新的叙事，整合新的、健康的感受和信念，教练会问一些意义建构的问题。教练会让来访者反思新的情绪理解和袒露情绪对于个人的意义。处理情绪的练习可以在附录中看到。诸如"这说明了你什么？"这样的问题帮助来访者反思、符号化和承认重要的价值观和目标，这些价值观和目标定义了他们是谁，以及他们在生活中坚持了什么。

本 章 小 结

现在我已经深入讨论了情绪训练的各个步骤，以及一般性的指导原则，如治疗关系和任务指导性干预。在下面的三章中，我将情绪训练过程应用到四种与治疗最相关的消极情绪（愤怒、悲伤、恐惧和羞耻）以及情绪损伤中。

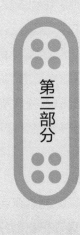

第三部分

具体情绪的处理

◎ 第十章

情绪训练中有关愤怒和悲伤的知识

> 体验悲伤和愤怒会让你更有创造力，而创造力会让你超越痛苦或消极。
> ——小野洋子（Yoko Ono）
>
> 你身上刻下的悲伤越深，你能拥有的快乐也越多。
> ——卡里·纪伯伦（Kahlil Gibran）

在本章中，我提供了一些使用情绪指导的真实治疗案例。在对一百多个个体和伴侣治疗的治疗过程的录像研究中，我发现，在人们治疗的所有情绪中，愤怒、悲伤、恐惧和羞耻是迄今为止最常见的问题来源。当然，其他更复杂的情绪，比如嫉妒、羡慕、内疚、自卑和无聊也会出现，但不是那么频繁。这些其他的情绪通常混合了前四种情绪，情绪上的痛苦也同样如此，这对于解决生活中的很多问题似乎非常重要。情绪训练也会试着弥补快乐、兴奋、情趣和爱这些更愉快情绪的缺乏，并增强自我悲悯的感觉。在本章中，我聚焦于治疗中愤怒和悲伤情绪的处理，因为这两种情绪是情绪训练中最普遍的原发适应性情绪。

愤 怒

所有的愤怒都不一样。即使是当下感受到的愤怒，有些愤怒掩盖了其他感受，有些愤怒则指向其他的人或事。有些愤怒完全是操纵性的或破坏性的。即使一个人感觉他当前对于某个人迟到（比如说）的愤怒是对受委屈的核心健康愤怒，并且确定这种情绪表达是明智的，他仍然需要考虑亚里士多德的忠告，弄清愤怒的目的，以及发怒的时机、形式和强度，甚至是表达愤怒的对象。对于其中一个方面判断错误就会导致很多问题。通常来说，不去表达愤怒，甚至核心愤怒，尤其不去立即表达愤怒，也是一个明智的选择。然而，长期无法建设性地处理愤怒会成为一个重要的问题，导致个体感觉没有用、绝望和没有意义。这些能力缺失包括意识不到自己在愤怒；意识到了但永远不能表达愤怒（这会发生在各种恐惧中）；表达了愤怒，但是方式不当，太激烈，一开始很好但最终失控，变成了破坏性的指责或者攻击；或者长期易怒和反应过度。

　　人们感到愤怒是有原因。人们需要倾听自己的愤怒，尊重自己的愤怒，而不是试图逃避愤怒告诉他们的东西。愤怒传达了这样的信息：他们的边界被侵犯了，他们受到了伤害，他们的权利被侵犯了，他们的欲望或需求没有得到充分满足，或者他们朝着目标前进的过程遇到了挫折。愤怒可能表明这个人做的或给予的已经多于自己想要做的或预期的。愤怒帮助人们说出："够了！我再也受不了了！"愤怒也帮助人们设定边界和限制，并激励人们说"不"。

　　当然，愤怒也有另一面。正如感到愤怒是问题的信号一样，发泄愤怒并不能提供解决方案。表达愤怒，尤其是强烈的愤怒，可能是破坏性的，会伤害他人，引起误解。表达愤怒通常会导致不断升级的攻击和反击，或者防御，阻止人们去倾听和合作。因此，觉察愤怒和表达愤怒是完全不同的两个任务，需要不同的技能。觉察包括注意到身体的感受，并且有能力去描述感受，而不是采取行动。觉察的目标是了解情况。另外，表达愤怒通常有一个目标，即以某种方式通知别人并影响他们，而这个目标需要强大的人际技巧才能有效地实现。即使某人很擅长表达愤怒，也永远无法预测别人的反应。因此，这种技巧还包括，人们知道在表达愤怒或遭受委屈后该做什么。情绪智力涉及处理他人对自己情绪表达的反应的能力。人们不应该表达愤怒，除非他们能够处理表达带来的后果。这往往是一个复杂的互动。与冲动反应，或者控制和抑制愤怒相比，人们通常最好选择中间路线。这包括了将身体感受的知识和处理情绪的社会文化知识相结合。这常常和解决数学问题一样复杂，甚至更复杂。它需要一种不同的智力——情绪智力。

　　心理治疗中经常出现的另一个主要的愤怒问题是过去未解决的愤怒。这往往是个体生命中与重要他人之间的未完成事件。这种愤怒会造成大量的心理困扰。人们可能都记得那些让他们仍然愤怒的事情。仅是令人烦恼或恼怒的事情和那些让人产生巨大愤怒的事情之间有着非常明显的区别。严重的愤怒经历对人的影响与那些简单的经历是完全不同的。随着时间的推移，令人烦恼的事情不会再唤起人们的愤怒。然而，某些其他经历不会消逝。它们经常在内心里沸腾翻滚。这些就是会在治疗中出现的体验。

引发愤怒的片段或系列事件可能已经发生于几年，甚至几十年之前，但是即使经历已经过去了很久，愤怒依然存在。挥之不去的愤怒常常直接指向背叛或抛弃配偶的人、离异的父母、抛弃家庭的父亲，或者忽视自己的母亲。这种愤怒持续到现在，并且阻止亲密关系的发展。即使很多情境性的细节已经被遗忘，情绪依然存在着，人们可以再次感受到情绪，就好像事情正在发生一样。导致这种情况出现的原因是，重大的侵犯是非常容易令人过激和难以忍受的，人们当时无法应对痛苦和愤怒的强度。人们无法理解，也无法将这种经历和体验融入自己对世界的理解中；相反，这一切会作为一种强烈的情绪储存在情绪记忆里。在人们忘记语义记忆系统里的细节很久以后，情绪记忆依然可以被唤起，人们能够感受到和最初储存时一样强烈且未经处理的愤怒。他们当时可能太年轻、太害怕，或者只是不知所措，无法理解和处理那种愤怒。从那时起，他们可能就会掩饰自己的愤怒，或者试着分散注意力，不去感受自己的无力和受挫，而不是去解决自己的愤怒情绪。

不幸的是，这种处理方式留下了一个深深的伤口，这个伤口没有被清理，或者没有被暴露在空气中，以便让伤口通过结痂和组织再生来自然愈合。如果个体让自己去治愈，这个事件可能只会留下一个轻微的伤痕。而无法处理情感创伤会给人们留下受感染的情感伤口，强烈的痛苦和怨恨有时会从伤口渗出。例如，一个女士在丈夫抛弃婚姻12年后可能会感到无助的愤怒。当她的愤怒郁积于心，但仍然被严格控制着的时候，她说道："他一句话也没说就走了。"

现在，我举几个在心理治疗中用愤怒解决问题的例子。

心理治疗中未解决的愤怒

一位40多岁的来访者，离婚近20年了，孩子也成年了。她寻求治疗的原因是，她发现自己在排斥潜在的亲密关系，尽管她希望在"我变老之前"拥有关系中的陪伴和亲密。她害怕让任何人和她太亲近而伤害她，破坏她的生活，就像多年前她的丈夫抛弃她和年幼的孩子一样。她描述自己当时陷入一种震惊的状态，挣扎着让自己的头露出水面。她通过控制情绪来应对这一切。由于害怕自己会崩溃，她不允许自己去感受被抛弃的愤怒和痛苦。这样的"坚强"得到了朋友善意的鼓励，他们提醒说："不要为那个混蛋掉一滴眼泪，他不值得你这么做。"这个女士推迟了20年才来处理自己的感受。

虽然从那以后这个女士生活得很好，但她从来没有在情绪上完全处理过自己失去婚姻的事情。她没有为这一丧失伤心，她也没有允许自己充分表达对前夫造成的痛苦和苦难的强烈愤怒。她感到愤怒，不仅因为他离开了她，还因为他在婚姻中的自我中心和缺乏关爱。治疗为她提供了一个表达这些想法的安全岛，以应对她对再次陷入亲密关系的恐惧。

治疗的第一个重要步骤是让来访者承认自己长期压抑的对前夫的愤怒。这不是让来访者说"我生他的气"的理智过程。这一点她是知道的，而且可能以前已经说过很多次了。她需要以一种沉浸的方式感受愤怒，体验在胃里的火山中涌起的燃烧的愤怒。一旦她允许自己去感受，压抑和过度控制的情绪的闸门就打开了。教练要帮助她意识到并欢迎自己的情绪。

在第七次治疗中，来访者开始谈论她的丈夫是如何抛弃她的。她又惊又气地叫道："他就那么走了。我恨他！我恨他！"我让她想象她的丈夫在房间里，并直接对他说出来。她用言语描述了自己的感受，接着说道："我讨厌你做的事，我真的很恨你！我恨你，我真的很恨你。"当询问来访者的感受时，她回答说："我感觉好多了。恨他让我觉得好多了。"感受到自己被愤怒所鼓舞，来访者反思了自己的婚姻经历，说她和孩子们"不应该被他这样对待……如果我是一个糟糕的母亲和妻子，那么我可以理解，但是我并不是。我爱他。"我让她想象丈夫正坐在面前的椅子上，她说道："我爱你，而你不值得我去爱。你不值得让我去爱你，我的爱变成了恨，我现在恨你。我恨你！我恨你，因为我浪费了这么多年，一直在试图寻找不存在的东西。"在理解了自己表达的内容以后，她开始详细阐述自己的感受。我回应了从她那里感受到的虚度光阴的感觉，并认可了这一点，她说道："是的，这是一个巨大的损失，这个损失让我受伤，这个损失和浪费的这些年，是为了一个根本不值得的人。他甚至不值得我这样。谁能在一个不值得的人身上浪费这么多时间呢？"

然后，来访者自发地开始感受自己的痛苦。她开始为了被他抛弃时所感受到的伤害和强烈的脆弱感而痛哭起来。我承认并认可了她的痛苦以及她的脆弱感，并且告诉她我知道她的痛苦"一定是很难忍受的"。她感觉自己那么委屈的体验得到了认可。现在，由于适应性的痛苦和愤怒给了她力量，在那个被他抛弃的可怕夜晚之后，她首次允许自己充分感受和表达自己的委屈。她抽泣着说："怎么会有人如此伤人呢？他们怎么能毫不留情地抛弃别人呢？如果我伤害了别人，我的良心一定会告诉我……这是不可原谅的……他在我眼里什么都不是，什么都不是。"

看着眼前的空椅子，她握紧拳头，喊道："我恨你。一个人怎么会这么恨另一个人。我都没想过我能有这么多的恨。"我鼓励她打枕头，假装那是她的前夫，让她允许自己充分感受自己的怒火，在治疗室的安全区域里把愤怒表达出来。

这位女士表达了她的愤怒和怒火，体验了表达愤怒后所渴望的完全满足的感觉。她想象在他们所有的朋友和家人面前暴露前夫真是个自私的混蛋。她表达了自己的轻蔑，针对他对孩子们所做的一切来羞辱他。她感到自豪的是，她现在终于有勇气去面对自己的愤怒，并将愤怒用这种方式指向他。

在这个体验以后，来访者说："我感到痛苦。愤怒再次出现了，就像这一切又发生了，只是更加强烈。"她说害怕自己再次体验脆弱，正是这种害怕阻止了她在新的关系中打开心扉，她需要感觉自己有调节的能力。她担心自己可能会再次变得非常依赖他人，以至于再次受到打击。在探索了所有的情绪之后，她说出了一些阻碍她获得亲密关系的不健康信念。她谈到了她对自己的继发愤怒，因为她忍受了前夫太多。她悲伤的表情中也会流露出羞耻，她说自己一定是出了什么问题："怎么会有人能够忍受那样的情况，而且继续回来接着忍受呢？"

在确认了她那强烈的愤怒、痛苦和脆弱，让所有的眼泪都流出来，承认了这些年受到的伤害以后，这位来访者终于开始反思。作为一名年轻女士，那时的她是多么的绝望，以及多么想自己能够站起来维护自己。她说："我想，让我很困扰的是，我是怎样让这一切发生的。我一定是有什么问题。"在说清楚了这个不健康的信念之后，她探索并确认了自己当前的优势。她认识到，现在的她已经不再是带着小孩的年轻母亲了，也不再那么依赖别人，那么脆弱了。在合理的愤怒的赋能下，她能够利用现在的资源去挑战和改变她很无助的信念，以及她可能在另一段关系中重复这种绝望或者失去自信的恐惧。在治疗结束的时候，她感到更有力量了，对自己有了新的认识。她现在相信自己可以在新的关系中保持自主性。她与某人交往的决定将更多取决于自己是否愿意做出妥协，而不是出于恐惧。

从这个治疗经验中可以学到什么？首先，过度控制愤怒可能转化为有高度问题的情绪记忆。这名来访者在事件发生的时候很难去感受愤怒和受伤，因为她觉得自己承受不了那样的痛苦，这导致她避而不谈，并且掩饰了部分的自我。在朋友和家人的支持下，在社会上禁止示弱的惯例下，这种应对方式对她的生活产生了重大的负面影响。当时，她的牧师鼓励她去悲伤，但是她做不到。从长远来看，这种封闭自己的策略并不是最好的。控制有时候看起来有效，但只是在伤害和愤怒比较轻微的时候。每次人们控制或者中断重要的愤怒体验，他们不仅阻碍了愤怒中包含的重要信息，也切断了自己与他人的联系。每一个未表达的愤怒都会在一个人的内心燃烧成怨恨，成为亲密关系的障碍。这些怨恨的砖块，起初是难以觉察的，但很快就会组合成一堵无法穿透的愤怒和距离之墙。我经常看到这样的夫妻，他们之间有着20年未解决的愤怒之墙，这道墙很难拆除，即使有可能拆除，过程也会极其困难。要是这样的夫妻早点开始处理他们被冒犯的感觉，减少为了和平而做的迁就，并坚持自己的边界和需求就好了，这样他们之间的墙就不会那么难以拆掉。有时，为了保护一个人的身心健康和人际关系，不论是现在的关系还是未来可能的关系，对侵犯行为表达愤怒都是必要的。这个例子不意味着愤怒都要表达出来，也不意味着在日常生活中需要这种形式的治疗性表达。然而，它确实指出了未表达的、过度控制的愤怒所带来的伤害。这种压抑的愤怒会导致身体健康问题，包括头痛以至消化问题，也会导致情绪问题。自相矛盾的地方在于，人们常常觉得在受伤、背叛或抛弃的情境中愤怒是一种软弱的信号，这就好像承认他们受到了伤害，受到了侵犯。要想愤怒，人们既要感到足够强大从而可以表现得虚弱，也要感到自己的发火对象对自己足够支持。

这位来访者表达愤怒并不是为了消除愤怒，而很多人错误地认为这是表达的目的。她的愤怒不只是待在储存罐里，等待着被排出。一旦她的愤怒得到了充分的体验和表达，她再回到过去，反复表达愤怒，进一步发泄愤怒，这对她并没有多大的帮助。许多学者正确地批判了这种宣泄的观点，认为表达愤怒不是一个好主意。然而，他们没有看到这种表达形式真正的治疗目的是确认感受，并改变事物的意义[90]。

允许自己体验这种程度的愤怒，是这位来访者意识到被冒犯的程度，并启动许多其他重要改变过程的一个方式。如果她没有先感到自己有权表达愤怒，并进行了愤怒的表达，这些改变过程将很难被推动。这种类型的愤怒觉察与表达，而不是发泄愤怒，对来访者来说是一种通知和激励。这也有助于来访者发现情绪中所伴随的不健康信念，并暴露信念的不真实性。通常，这些都是同样的信念，信念中一直隐藏着愤怒。这些信念可能包括："我的愤怒会摧毁别人或者我和别人的关系""我无法容受自己的愤怒"或者"我没有权利这么愤怒"。在治疗中用健康的方式表达愤怒会给予来访者力量，而且是改变破坏性信念的途径。当然，感受到力量需要时间，所以重新体验愤怒非常重要，但这么做不是为了排出愤怒。创造新的意义来帮助解决过去的愤怒需要持续的努力，但是重复表达怒火对此没有帮助；相反，健康的愤怒表达，如这种对愤怒最初的承认和表达——以最初感受到的强度——将会高度强化愤怒。它会让人允许自己感受之前不被允许的体验，并且开启吸收经验的过程，同时能够获得新的情绪，比如对悲痛的悲伤，让人以一种新的方式理解自己的体验。这会促进个体出现新的反应，理解意义，并改变意义。

从这个例子中可以看到很重要的一点，核心的愤怒和悲伤在这个来访者身上同时存在。在成人依恋关系中，这两种情绪通常和失望、自尊受损有关，也与同父母相关的失望未被解决有关。治疗的其中一个目标就是区分在这些情境中的愤怒和悲伤，让来访者充分体验、表达和处理每一种情绪。一旦来访者的愤怒得到确认，并被大声地表达出来，他们通常就可以表达出悲伤。在处理愤怒和悲伤的时候，追踪每时每刻的体验非常重要，因为来访者在治疗中处理这些问题的时候常常在两种情绪中快速地转换。重要的是要认识到，愤怒和悲伤都可以是核心的情绪，它们需要被确认和深化，这样来访者才能获得这些情绪中的健康成分。因此，教练需要指导人们，如何允许自己去充分感受愤怒和悲伤。他们不能太害怕这两种情绪。他们要去倾听这两种情绪，并辨别每种情绪在告诉他们什么。一个有用的指导原则是，在任何时候，最活跃的体验就是个体需要去关注的。然而，人们通常需要更加努力，需要更多帮助，才能触及那些很难被承认和表达的情绪。有些人会觉得感受悲伤比感受愤怒更舒服。我当然也是这样。另一些人则觉得感受愤怒比感受悲伤更舒服。人们需要重视这两种情绪，了解这些情绪对他们有什么影响，以及如果他们隐藏情绪会发生什么。获得最压抑的核心情绪体验往往能够促进个体的成长，创造与新的、健康的信息相关的情绪体验。

悲　　伤

就像较小的愤怒一样，轻微的悲伤和失望在人身上流过，很快就能被遗忘。然而，人们常常被强烈的悲伤所困扰，那种悲伤产生于一次重大的损伤，一直被阻断，没有被表达出来。在随后的治疗中，未被承认或被压抑的核心悲伤和痛苦是来访者最显著的体验。在这些治疗里，悲伤通常伴随着愤怒。旁观者会发现，对来访者来说，说出自己错过了什么，承认自己失去了什么，是一种难以置信的解脱。这有助于他们接受失去，继续前进，以满足自己其他未满足的需求。允许自己去体验自己的悲伤也有助于来访者明确表达出不健康的信念，让这些信念能够在治疗中被探索和改变。

由于剥夺产生的核心悲伤常常被愤怒所掩盖。区分悲伤和愤怒的重要性在一个7岁男孩的心理治疗中得到了生动的展现。这个孩子被母亲遗弃了，从一个寄养家庭流落到另一个寄养家庭。他的一生都在被抛弃、被拒绝、被背叛、被剥夺爱，他告诉治疗师"没有人爱我"。在他现在的寄养家庭里，每次他的养父母对他说不，他就会发脾气。对他的治疗包括了情绪觉察训练。其中一项活动就是，询问这个孩子当一个人说"我恨你"（他在发脾气时对他养父母说的话）时的感受。这个孩子回答说，这个人感到"悲伤"。毫无疑问，这个孩子对被抛弃感到愤怒是合情合理的，但是他的核心体验是悲伤。如果他长大后不能承认自己核心的受伤感和悲伤，也就没有办法准确描述和表达自己的情绪体验，那么他对爱和联结的需求将永远得不到满足。他的愤怒会将别人推开，而不是把别人拉过来，以获得他渴望的关怀。

心理治疗中未表达的悲伤

一名37岁的离婚女士因为长期没有安全感和感到孤独来接受心理治疗。大约从第10次治疗开始，她开始谈论自己童年被抛弃的经历。她聚焦在自己对父亲的愤怒上，因为父亲在她小时候抛弃了她。她的母亲在她7岁的时候去世了，而父亲由于无法照顾她和弟弟，就把她和弟弟送到了一个寄养家庭里。她在寄养家庭生活了几年，直到父亲再婚并接回他们。当父亲和新妻子有了自己的孩子以后，来访者再次感觉自己被忽视了，自己无足轻重，就像是"继子"一样。作为一个成年人，她已经和父亲建立了得体的关系，并且相信父亲是爱她的，但是尽管"理解"父亲作为父母的局限性，她仍对他抱有深深的怨恨。她觉得父亲背叛了她，无论生活多么艰难，父亲都不应该抛弃她。她认为，即使在寄养结束以后，父亲也没有在她身边。他本应做一个更好的父亲。

在接受心理治疗的时候，来访者的父亲已经是一个病弱的老人了，她害怕父亲会死，会再次将她抛弃。这些痛苦的感受让她想起了自己小时候紧紧抓住弟弟的手，就好像那是救命的稻草一样。她想起和弟弟坐在家门口的台阶上，等着被送到寄养家庭，感到十分的孤独和被遗忘。她想和父亲一起解决这些被抛弃感，也不希望这个"未完成事件"在父亲死后仍然萦绕心头。同时，她觉得父亲已经年龄太大了，身体虚弱，不能直接面对她的这些问题。

我承认和认同了来访者被抛弃的感受，以及对父亲的愤怒，并开始了下一段的心理治疗。我对来访者说，"那该是多么孤单和可怕啊，就像被扔给狮子一样"，并认可她肯定会"对父亲非常愤怒，觉得'他怎么能那样对我们！'"在这段治疗中，我和来访者合作，一起聚焦于她那被抛弃的痛苦记忆。在持续的共情关系背景下，她被父亲抛弃的充满情绪的记忆在治疗中被唤起了。

然后，我帮助来访者关注和探索她的糟糕感受，那种在这个世界上突然变得孤立无援，没有人照顾的痛苦和恐惧感。她探索了自己被抛弃的可怕经历的很多方面，以及感觉要由她来照顾弟弟和自己的责任感。当她谈到被抛弃的时候，她开始感受到自己的悲伤，并表达了对父亲没有陪伴她的核心愤怒。这是一种她当时就感受到的愤怒，之后也经常能感受到，却无法表达出来。在这一点上，很重要的是，要帮助她不要再像过去那样消除愤怒。她过去已经用很多方式消除愤怒：过于理解父亲的处境，经常忽视自己的需求和痛苦，以及关注父亲的需求。我帮助她意识到了自己中断愤怒的方式，并鼓励她承认出现的愤怒，而不是中断愤怒的表达。其中包括帮助她意识到并重新审视自己的信念，即她认为自己的愤怒会让她失去父亲的爱，会伤害父亲。我鼓励她把怒火指向过去那个强大的成年男人，而不是现在这个病弱的老人。然后，来访者体验并表达了对父亲所做的选择和给她带来的痛苦的愤怒。她想象自己是一个失去了母亲的7岁的小女孩。她说她需要来自父亲的安慰和保护，而他却不在身边。除此之外，她还说，在随后的一些年里，他对自己成年后的痛苦视而不见，这也让她非常生气。

一旦来访者能够充分表达自己的愤怒，而且她的体验得到了共情性的认可，她开始对失去母亲和失去父亲的支持感到更加哀痛。当一个人能够为自己的丧失感到哀痛的时候，转化就会出现。哀痛通常包含了在个体还没来得及流下眼泪之前，对自己的丧失表达愤怒的抗议。

通过承认自己的悲伤、强烈的责任感和觉得自己没有资格愤怒，来访者能够改变觉得自己没有价值的不健康情绪。这种变化是因为她承认了自己的核心健康情绪，并接纳了自己对支持和安慰的需求是合理的。她意识到自己可以，也应该在生活中期待得到别人的支持。她开始觉得自己更有资格去悲伤、愤怒，以及满足自己的需求。

在这个重新整理自己情绪的过程中，来访者也改变了父亲忽视了自己的观点。她开始相信，父亲并不像她所以为的那样抛弃了她，而是他没有办法照顾她，并且如果他意识到并知道怎样对待她的话，他也会回应她的。她还感觉如果父亲知道自己的感受，他现在也会想要帮助她并做出补偿。她可以放下对父亲的愤怒，为自己的丧失充分地难过，并且原谅父亲。她为自己的过去创造了新的解释。她觉得自己更强大了，因为在这个新的叙事里，她肯定自己是配得上父亲的爱的。几个月后，当父亲去世时，她其后能够感受到失去亲人所带来的单纯的痛苦和悲伤。

在本次咨询中，我的核心想法是聚焦对来访者来说，让情绪鲜活而深刻的事物是什么。通过聚焦于唤起来访者童年被抛弃记忆的鲜活事物，我帮助来访者在治疗的支持性氛围中开始改变，帮助她接近自己的悲伤和愤怒，她对支持的需求，以及理所应当有这些情绪的感觉。这为她提供了一种新的自我体验，并帮助她改变了对自我的看法，改写了她的一些人生故事。

在这个心理治疗的案例中，我们首先了解了人们中断愤怒的许多方式。治疗师需要帮助人们确认自己中断愤怒和悲伤的方式，并将这些中断过程带入意识，使其处于控制之下。人们需要了解自己能否转向愤怒体验，能否关注他人的需求，而不是自己的需求，以及能否相信自己的愤怒是危险的。个体能够调节愤怒和悲伤是很重要的——不仅包括不在某些不恰当的时刻表达愤怒，还包括在某些时刻表达愤怒。否则，人们就成了自动中断自己情绪的囚徒。

在这个治疗案例中，另一个重要的点是，体验感受并不只是表达感受。了解与情绪相关的需求和关注点也非常重要。因此，这位来访者对愤怒的体验和表达有助于她认识到自己对支持的需求，说出有这些情绪是她的权利，并且得到治疗师对这种权利的确认。正如我所指出的，情绪教练必须帮助人们了解到，在这种情况下，他们的情绪正在告诉他们那些与幸福感相关的需求、目标或者关注点。一旦人们认识到自己关注点的重要性，他们就会根据关注点重新组织自己。

处理两种原发情绪：愤怒和悲伤

表达愤怒的最好方式通常是"告诉他你怨恨什么"。怨恨这个词带有过去的味道，愤怒则没有这样的含义。当处理未表达的愤怒时，应从对外的愤怒开始（例如，"你是个混蛋"），但要转向自我确证式的愤怒（例如，"我因为你冒犯了我而愤怒""我因那件事而恨你"）。将注意力转向需求有助于来访者将破坏性的愤怒转为赋能性的愤怒。需要注意的是，愤怒是一种"分离"和"边界设定"的情绪，其目标是为自己赋能，并感到理所应当。悲伤则是另一种"联结"情绪，其目标是得到安慰或者休养。对于悲伤，最好说"告诉他你错过了什么/你是怎样受伤的"。你在寻找原发情绪来激活自己的需求。即使愤怒存在的时候，我们也要承认自己受到了伤害。要克服愤怒，首先必须接纳愤怒。想要离开一个地方，必须先到达那里。认识到自己的放弃往往是无法激起愤怒的，反而会出现羞耻和恐惧感，而愤怒是这两种情绪的主要解毒剂。在悲伤中，注意力往往是指向内部的，而在愤怒中，表达往往指向外部。分级实验（即逐步增强情绪的强度）通常是促进个体对他人表达情绪的最好方式。你也可以通过多说几次和说得更大声来强化情绪的表达。有时，你可以通过强化（例如，"告诉她我很生气"……"再告诉她一次"）来克服表达的障碍。另外，询问自己的需求也可以增强情绪。

然而，值得注意的是，表达情绪有时会干扰情绪的体验，尤其是非常戏剧化的表达。因此，在来访者表达悲伤之后，教练可以让来访者聚焦自己的内心。例如，"哭泣的感受怎么样？"在来访者表达愤怒后，教练可以问："你有什么感受？"鼓励强烈情绪的表达常常能够起到人际确认的作用，让别人认可自己的情绪，而不是宣泄情绪。你无法摆脱愤怒或痛苦。但你可以合理化情绪和情绪的强度。

在干预结束的时候，创造情绪的意义非常重要。教练要了解来访者对他们在空椅子对话中体验到的意义的看法。这可以巩固治疗的效果。然而，不过早地创造意义也很重要。相反，要在来访者体验到情绪唤起以后再去创造意义。强调从唤起的情绪体验中获得意义，这种获得意义的方法是情绪聚焦疗法与其他更纯粹的解释和认知干预方法的区别所在。

在治疗中，谈论治疗关系非常重要。例如，"你对我（治疗师）的感觉如何？我不确定我那么说的时候你的感觉是否减弱了。"跟随和引导的平衡也同样重要。治疗师最好跟随来访者的体验，仅在必要时做一些引导。然而，治疗师应该把自己看作一个提供指导和引导的教练，而不只是纯粹的跟随者。治疗师可以比来访者领先半步或一步，但绝不能领先太多。治疗师需要停留在来访者的最近发展区。治疗师要始终关注来访者是否可以使用自己提供的内容，并将来访者的反应作为反馈，以便重新校准下一步的回应。在共同探讨中很重要的是，不要将治疗师自己对感受的解释投射到来访者身上。接纳和不去评价来访者也非常重要。

本 章 小 结

本章中描述的治疗案例强调了以下经验：
○ 未表达的情绪及对其的过度控制会引发问题。
○ 责备、抱怨和受伤的感觉需要被区分为核心的愤怒和核心的悲伤。
○ 恰当地表达对过去冒犯行为的情绪会促进意义的转变。
○ 治疗中的情绪表达会导致一个人改变对他人的看法，选择放手或宽恕。

○ 人们需要意识到自己中断情绪表达和体验的多种方式。

○ 表达情绪有助于人们了解自己对自我和世界，以及情绪表达危险性的不健康信念。

○ 意识到情绪中的需求、目标和关注点对促进自我的重组非常重要。

○ 愤怒使人觉得自己的委屈是合理的。

○ 悲伤和哀悼促进人们放手，继续前行。

下一章将探讨情绪训练中的另外两种关键情绪：恐惧和羞耻。

◎ 第十一章

在情绪训练中转化恐惧和羞耻

羞耻是最强大、最重要的情绪。它表示我们害怕自己不够好。

——布林·布朗（Brene Brown）

度过危险以后，危险仍会让你扼杀情绪。除了恐惧，我想我再也不会有任何感觉了。

——格雷厄姆·格林（Graham Greene）

下文的临床案例阐明了目前为止所讨论的情绪训练的各个方面：促进情绪觉察、调节情绪，以及用情绪改变情绪。同时案例也说明了治疗师如何共情、肯定，以及促进来访者探索与重建情绪体验。这个案例还展示了如何处理恐惧和羞耻，如何用愤怒和悲伤来改变恐惧和羞耻。在这个案例的治疗中，来访者体验到了自己的非适应性恐惧和与童年虐待相关的羞耻，并通过获得对冒犯的愤怒，以及承认自己对丧失的悲伤和被困在一个虐待家庭的痛苦，来访者重建了自己的情绪。

来访者是一位五十出头的女士，由于长期的孤独和疏离感而寻求咨询。她结过几次婚，也离过几次婚。她打扮得非常漂亮，有着戏剧化的人际交往风格。她似乎很独立，也很冷漠。她说自己除了和不同婚姻中的四个孩子有关系，无法和别人联结，也难以建立关系。在接受治疗的时候，她说自己主要的体验是一种痛苦的孤独感，自己有时会"爬墙"，因为感觉自己被隔绝了。当她还是个孩子的时候，她感觉自己与世隔绝，常常"生活在玻璃泡泡里"，对生活无动于衷，只有很短的一些时间，她会觉得自己"参与"了生活。她小时候受到过身体和情感上的虐待。她曾不断地被人否定。人们总是说她"疯了""傻了"，说她在难过的时候"夸大其词"。所有这些童年的虐待在来访者的成长过程中引发了她原发的恐惧、焦虑和羞耻感。她害怕父母，他们完全主宰了她的生活，她经常对自己的感知和情绪体验感到困惑。她已经学会了害怕亲密的人际联结，害怕体验自己的软弱和需求。她学会了通过退缩回自给自足的状态，以逃避痛苦的记忆、情绪和脆弱。这让她感到疏离和孤独，迷失了方向，失去了对情感和需求的联结。她说，恐惧和焦虑——尤其是对父母的持续恐惧——主宰了她的生活。对她来说，治疗的一个主要目标是摆脱这些非适应性情绪的影响。治疗的其他目标是渴望与他人建立联结，并学习去了解和信任她正在体验的事情。

处理来访者对父母的恐惧

这个案例的治疗重点是，通过获得对丧失的悲伤、对冒犯的愤怒，以及调动当前的能力来保护自己，帮助来访者克服非适应性核心情绪。我用前三次咨询建立了共情性的联结，然后聚焦于来访者对虐待她的父母的原发恐惧。这种恐惧本来是适应性的，因为它在某种程度上帮助她避免了伤害。但现在这种恐惧是非适应性的，因为它继续支配着来访者当前与父母和他人的关系。我的干预目标是通过谈论童年来让她体验和再加工她的恐惧，来了解这种恐惧的结果，以帮助她增强自我。大约在20次治疗的中途，我还处理了她对依赖、软弱和脆弱的恐惧。由于父母的否定和嘲笑，她学会了不信任自己的内心体验，尤其是逃避与未满足的依恋需求相关的痛苦体验。在治疗中，这些痛苦的经历需要作为来访者核心自我结构的一部分被承认和接纳。

因此，治疗的焦点是来访者对父母，尤其是对父亲持续的恐惧。来访者描述了最近发生的一件事，在这件事中，她回到了自己的原籍国，看望父母，并发现作为成年人，她仍然对父母感到害怕。她的父亲现在使用手杖走路，而她害怕父亲会用手杖打她。我认可了她的恐惧是非常根深蒂固的，已经成为一种自动化的反应，我也承认她在努力摆脱。我们一致同意将治疗的目标聚焦于克服恐惧和自我赋能。

在心理治疗中，唤起来访者焦虑—回避型自我组织的发展中至关重要的情绪记忆是非常重要的。她的早期记忆之一是，她的父亲强迫她看着他淹死了一窝小狗。这是为了"给她上一堂生命的课程"，而来访者认为父亲乐在其中。在治疗中重温这一场景时，来访者获得了核心的自我组织，包括她对这个经历的"被压抑的恐惧尖叫"。在清楚地认识到她的原发恐惧对于当前生活是非适应性的之后，通过识别与恐惧相关的消极声音，了解核心痛苦情绪中的内心需求，以及获得替代性的健康情绪反应，我帮助来访者摆脱了这种恐惧。当她感到害怕时，我引导她注意到她嘴巴上厌恶的表情。这样做调动了她那次要的适应性情绪，使其成为一种资源，帮助她开始建立更强大的自我。我帮助她唤起和探索关于父亲的暴力和威胁性行为的其他记忆。想象自己回到家中的场景让来访者感受到了创伤，这让我们了解了她的核心情绪图式和一些应对反应，比如"像狗一样溜走"。这位来访者重新体验了她是如何学会保持沉默和没有存在感的。她清楚地表达了自己的感受，即无处可逃或没有任何受保护的感觉，以及恐惧是怎样难以忍受并压倒了她的其他体验。她谈到父亲的殴打：没有任何人的支持，没有任何人可以求助，没有任何保护，没有安全感，以及"无法说出"自己的困境。来访者回忆，在她小的时候，她常常梦到被丢下、被抛弃，以及完全无法保护自己。我的共情反应强调了原发恐惧是她构建自我和世界的核心部分，比如"所以，生活充满了恐惧，只有尽量不被人看到，才能不引起攻击"，或者"你永远不知道它（攻击）什么时候会发生，你只能在恐惧中害怕和孤独着"。

像许多受到虐待的来访者一样，这位女士表达了与父母保持距离的渴望，希望通过断绝关系来掌控自己的生活。她同时希望拥有不害怕面对他们的勇气，也就是说，克服自己的恐惧。我对这个渴望的回应是："所以，最好的情况是他们对你没有那么大的权力。"来访者回答说，她小时候父母对她有实权，而她虽然已经是个成年人了，他们的权力还在她的心里。我回应说："这里（指向头部）有什么东西让你被绑住，成为受害者吗？"这个问题让来访者聚焦于自己的内心如何赋予父母权力，并导致了她现在的恐惧和丧失权力的体验。这是让来访者感受到一些控制感的第一步。

来访者还觉得她应该直接面对父母。在这一点上，我肯定并支持了她的渴望，而不是她真实的行为对抗。尽管来访者没有明确地被劝阻去避免这样的对抗，但在他们探索和澄清自己的问题以及发展出更强的自我之后，他们更有可能不会真的行动。与父母面质的渴望是一种健康的、适应性的反应，因此在治疗中，我鼓励来访者"说出真心"，支持她的这种渴望。她发现给父母写信很有帮助，但她没有把信寄出去。在第五次治疗中，我帮助来访者在想象中直面她的父亲。想象父亲正坐在她面前，并唤起了她的厌恶和恐惧。当她还是个孩子的时候，她的恐惧最初压倒了所有其他情绪，让她很难与父亲对话。我帮助她停留在这个过程中，并获得控制感。通过想象父亲在房间的另一边，并只对他进行关键的、自我赋能型的陈述（愤怒），来访者和父亲保持着安全的距离。对脆弱（恐惧和悲伤）的表达与探索不是针对想象中的父亲，而是发生在和我进行的肯定性与安全性的对话中。

在想象中与父亲面质唤起了来访者的恐惧和童年时被殴打以及说她很糟糕的痛苦记忆，她只觉得自己迫切需要逃跑。我对她当时难以承受的恐惧和无助表示了支持，并询问她现在的感受，以及她想到自己还是个小孩子的时候，她经历了什么，需要什么。这将注意力引向了她的内心体验，帮助她获得了自己理应得到安全和不被侵犯权利的感受，而这种对需求的认知也让她产生了对受到残酷虐待的原发愤怒。获得的原发适应性情绪激起了来访者的自我保护反应，她开始维护自己，对父亲说："我并不真的觉得我糟糕，你才糟糕。"我顺应并支持了来访者这种自我赋能的出现，以挑战她的旧观念。我鼓励她把这些话直接告诉坐在空椅子上的想象中的父亲："让我们对他说吧。"强化愤怒的表达和体验（"再说一遍"），关注内心体验（"深入内心，看看说这些话时的感受是怎样的"），以及获得对安全和保护的需求（"你需要的是什么？"），这些干预有助于重建来访者的愤怒图式。愤怒取代了来访者的恐惧，我对她那新发现的权力感给予了支持，并强调了她对自身力量的觉察。这进一步激发了来访者的自信和自我肯定。

处 理 羞 耻

在治疗的过程中，来访者经常表现出羞耻和尴尬，这些往往与恐惧交织在一起。来访者的父母曾用严厉的批评、嘲笑以及身体虐待来惩罚她，她说自己最大的痛苦是"他们从来不相信我"。她的父母说她愚蠢、疯狂，是妓女、荡妇，她成长中在人际关系方面完全是瘫痪的状态。她已经把这些关于她的信念内化了，认为自己是低下的，或者怪异的，未来会一事无成。在治疗中，有迹象表明，羞耻是她自我的核心部分之一。例如，一想到自己要成为人们关注的中心或聚光灯的焦点，她就会变得畏缩。这些都是让她极其尴尬的体验。有时，她的羞耻会干扰她处理内心体验的能力。她体验到一种表现焦虑，害怕被仔细审视和评价。在治疗中，注意并承认来访者的羞耻感，尤其是在她感到脆弱的时候（例如，当她为暴露自己害怕被批评为愚蠢或虚伪而感到焦虑时），为来访者提供安全感和共情性的肯定，有助于让来访者注意和表达出敏感的信息。

在治疗中，还有一些时候，羞耻和恐惧会交织在一起。例如，在一次咨询中，当来访者的羞耻感被唤起时，她在想象中的父母面前感到自己很渺小和无足轻重。起初，她完全无法想象面对他们或者直视他们的眼睛，为了不再成为他们嘲笑的对象，她退缩了。与父亲相关的羞耻夹杂着回忆起他性暗示行为的恐惧和厌恶。她想远离父母，并且和父母断绝关系的目标之一就是，摆脱他们对自己的影响，以及摆脱那种"你将一事无成"的消极声音，并转而去看，如果她能够摆脱不断的辱骂、嘲笑和消极的期待，"我能做什么，或者完成什么"。

在这样一个否定性的早期环境中，来访者习得了对自己感受的羞耻和不信任。她已经内化了父母对"哭哭啼啼"的禁令，变得软弱，渴望寻求关注，而这些会让她很难承认自己的需求或痛苦，也很难去暴露自己、去哭泣或者寻求帮助。她认为自己的感受是"愚蠢的"或"傻的"。所有这些都在治疗中被唤起了。对她来说，想象自己对母亲表现出任何的爱意或情感上的温柔，都会非常尴尬。一想到要这样做，她就不寒而栗——"恶心"，一种通常与羞耻感密切相关的厌恶或讨厌的反应。她发现在治疗中有情感脆弱的体验，承认了痛苦的感受，并尴尬地说："我这么受伤真令人尴尬。"在唤起了羞耻感之后，我帮助她理解这种情绪，肯定了她对安全和舒适感的需求："好像你已经了解到，你的经历，你是谁，在这当中有让你感到厌恶或羞耻的东西。但是你当时只是个孩子，你的需求是什么呢？"共情性的肯定为来访者提供了安全感，因此，她可以去接近并接纳自己的痛苦体验，从中获得认为自己毫无价值的非适应性感受，而这种感受是在以往的经历中形成的，还泛化成当前的自信缺乏和社交回避。最后，相对于她所受到的虐待，来访者获得了一种自己值得被保护和安慰的感觉。

回忆起母亲在来访者第一次怀孕的时候对她的拒绝，来访者唤起了痛苦的回忆，以及对母亲的爱和支持的渴望。来访者承认她仍然需要母亲，这不仅让她觉得痛苦，也让她感到尴尬。最初，来访者甚至不愿意使用"需要"这个词。这种不情愿的部分原因来自来访者不相信母亲会有所回应，部分原因来自被拒绝的痛苦，以及感觉自己像个被抛弃的孩子的羞耻感。我用"你感觉自己有点沦落到像一个黏人的小流浪儿，迫切渴望关怀和爱"和"作为一个成年女性，你很难接受自己这么黏人。不知怎么，你觉得自己应该更加独立"这样的陈述，来回应承认自己有需求是多么困难。"损坏"或"破碎"是用来进一步唤起和探索被拒绝的痛苦的术语。这有助于来访者触及并允许自己去体验童年时的合理需求，并表达出自己被剥夺和不被爱的感受。她清楚地说出，她的核心情绪图式是一种感受，即根本上自己是有缺陷的、有缺失的、不可爱的，而且她一定有什么问题。看到她对自己的这些看法，了解这些看法如何影响自己，给了她一个新的视角。她意识到，自己对与他人亲近的强烈渴望感到既害怕又羞耻。她强烈的需求让她感到不合适、不可接受、不成熟和令人绝望，她需要控制或隐藏自己的需求。我反馈道，经历了这样的剥夺，她当然会觉得自己像个饥饿的孩子。获得这种羞耻感的情绪图式使来访者可以获得新的信息并重组自我。对侵犯行为的替代性愤怒和其他内部资源，比如，自我共情和自我抚慰的能力，可以被用来帮助来访者克服羞耻。我让她想象一个孩子坐在她面前的空椅子上，并询问她会对这个孩子说什么，而这个孩子的母亲对待她的方式和来访者的母亲对自己的方式类似。她看着我说："我会抱住她，告诉她，她和我在一起很安全。"

在克服羞耻感的内部体验方面，来访者区分了以一种客观的、事实的方式"承认"自己受到了伤害，和"承认"自己的痛苦。"承认"一词暗示了羞耻，比如承认某些坏事、缺点或错误。在一次咨询中，来访者谈到她看到电视上的儿童因虐待而排队打电话，以及对她来说，把自己看作其中一员是多么困难和羞耻。我回答说："是的，他们被如此虐待，无人疼爱。"对孩子们不公平处境的愤怒伴随着泪水从她的眼中涌了出来。我借助她对其他无助儿童的认同感，帮助她承认了对自己被虐待的愤怒，并帮助她修复过去。我肯定了来访者很难去体验这些痛苦的感受，这点是可以理解的，而且她在治疗中哪怕只做到了一点点，我也会称赞她的勇气，同时对她的软弱和力量都表达了欣赏。我再次利用她的愤怒来帮助她挑战认为自己毫无价值的非适应性信念，并重新建构她的核心情绪图式。治疗师的肯定和安全感在帮助来访者克服核心的羞耻感以及多年来父母的否定上也很重要。治疗的体验让来访者觉得不再那么孤单。在治疗结束时，她报告说，她觉得自己不再那么渺小了，她的父母也"降到真人大小"，更像人了。这表明她正在变得更加自我肯定，也更有力量。她已经克服了自卑感和恐惧感，开始建构对自我和父母的新观点，以及新的生命叙事，而在这个叙事中，她更像是一个英雄人物，而不是一个绝望的受害者。

触及健康的愤怒、悲伤和痛苦

唤起父母批评、嘲笑和殴打自己的记忆，同样帮助了来访者去触及自己童年未满足的需求所带来的原发悲伤和痛苦。我放任这些情绪的出现，肯定了来访者对安全的需求，共情了她可怕的孤独感。为了增强她对情绪体验的控制感，我帮助她与强烈的体验保持了适当的距离。每当她感到不堪重负或过于紧张的时候，我就会告诉她深呼吸，重新与当下联结，感受双脚在地面的感觉，并看着我。当她平静下来以后，我会邀请她回到痛苦中，并去面对痛苦。对来访者而言，帮助她具象并探索与父亲相关的情绪体验，而不是简单地被这些体验压倒，也有助于其厘清自己内心的混乱。在一次治疗中，来访者首先说到，她感觉自己像个正要回家的孩子一样恐惧，然后，她说自己多么恨他："我多次希望他去死，希望他给我的惩罚也发生在他身上。"我回应了她这种想要摧毁他的渴望，并让她在说这些话的时候关注一下自己的内心。她报告说，自己感到紧张和紧绷，身体缩紧。她需要得到帮助，以克服自己对愤怒的恐惧。她明确说出，希望自己的父亲去死，这是一个会导致严重后果的想法，而作为孩子，这种想法增加了她的焦虑。这种探索慢慢使她克服了在想象中面对父亲的恐惧，以及在治疗中直接对父亲形象表达自己愤怒的恐惧。她获得了与愤怒和厌恶相关的适应性的行为倾向性，并且能够告诉父亲走开，以及她认为父亲"很恶心"。这再次增强了她的自我，并帮助她重新建构了自己的软弱和对自我的糟糕感受，以及基于恐惧的图式。

在治疗的早期，我用痛苦这个词来具象来访者的体验，这让来访者感到惊讶，她从来没有这样想过。起初，她发现很难承认，也很难体会到自己受到了怎样的伤害。她的自信和戏剧化的风格使她远离他人。她需要交流和表达自己对陪伴的需求，以便克服对陪伴的恐惧。提高对内心体验的觉察是实现这些目标的一种方法。

来访者也经常会因为自己表现得黏人和感到受伤而尴尬——"我不想流泪""感到受伤真的很尴尬"。对于我的共情性、关心性的回应，一种悲伤的表情在她热泪盈眶的时候出现了。随着她的反应，我回应道："刚才有什么东西触动了你。"来访者托起双手，用小女孩的语调回答说，她无法"忍受别人的善意"。随后的干预中，我帮助她注意到并具象了这一体验："忍受……好像这会让你受伤""好像触到了你内心的痛处""善意不知道为什么让你痛苦……你会觉得自己像个绝望的黏人的小女孩"。这最后的回应点出了我是怎样聚焦于她像个小女孩的表现，无力的语调、手托着脸、压抑的表达，这些都促进了来访者的觉察和体验。当我问及来访者童年时对善意的记忆，来访者说什么都没有，只有早期被剥夺、缺乏爱和被否定的记忆。我再次让她把注意力转向自己未满足的基本需求上，她小时候一定渴望收到一些善意，而得不到善意是多么痛苦，以及善意是怎样触动了她内心深处的渴望和空虚。

这触发了她和母亲之间的情景记忆。来访者认为母亲对她缺乏爱，在其小时候对她的痛苦非常冷漠（例如，母亲看着父亲殴打自己，在她未成年怀孕的时候赶她离开，以及不断否定她的感受），而这些对母亲的观念让来访者感到特别痛苦。挨打和被母亲拒绝的记忆唤起了来访者当时的困惑和恐惧，她体验到了这些感受是怎样主导了自己的认知，盖过了一切，导致她变得孤僻，无法与别人交流。她意识到自己是怎样开始相信自己的感受和看法是不值得信任的，以及自己一定有什么问题。这些让她无法与人交流，变得孤独、封闭，痛苦地独处。在这种恐惧和困惑之下，其实是来访者深深的痛苦和悲伤。

我帮助来访者承认和具象了她对于失去和母亲之间的友谊与相互支持的关系而感受到的悲伤，并承认在她成年后，她是多么渴望这种关系，但又知道这是不可能的。她和母亲不是朋友，这对她来说是一个很大的损失。此外，她也承认自己花了这么长的时间才真正掌控自己的生活是多么痛苦。她说，这就好像她一直无意识地生活在一种迷雾中，浪费了很多年。这些认识也有助于激励来访者不再浪费生命，去治愈自己。她可以向我表达这些脆弱的感受，但仍然无法想象向父母表达这些感受。她觉得自己无法相信父母会倾听她的痛苦，她不能放下防备，也无法原谅他们。她对父母有很多责备，起初她无法体验到任何不带责备的悲伤。这位来访者在童年时一直被恐惧所支配，没有机会放下防备，去悲伤或者为自己而哭泣。"你在夸大其词"和"你在说谎"之类的内化信息，以及内化的来自母亲的嘲笑和嘲弄，都让她停止了对自己情绪的感受。在来访者脆弱的时候，我共情地回应了她因不被关心而感到的悲伤。我在她的泪水中看到她是多么需要一个母亲，以及这种需要是多么正常和可以接受。我帮助她意识到她不愿意表达悲伤和渴望，也拒绝承认自己需要母亲。我的做法是，共情性地理解她知道母亲不回应她的需求是多么痛苦，具象她是怎样因为受伤太深而发誓再也不需要母亲的。在这种共情性的环境中，来访者关注了自己的内心体验，即压抑自己的痛苦和需求，与这些痛苦和需求抗争，并试图让它们消失。治疗是一个肯定她的体验的过程，这让她能够触及并接纳自己的受伤感。

触及并接纳自己的受伤感，这有助于来访者激发自己与他人建立联结的深切渴望，也有助于她清楚地表达自己的恐惧和困惑如何干扰她的意识和能力，让她很难表达出这些渴望。对适应性悲伤的理解，和想要建立联结的行动倾向，促使她坚持治疗，让她能够面对自己的痛苦回忆。在我的帮助下，她去加入了一个社交技能同伴小组。她决心改变自己的生活。自始至终，我都肯定她在苦难中生存的能力，并认可她自我照顾的能力。我帮助她借由自己作为父母的经验，确定自己未满足的童年需求及其合理性。她需要大量的指导和支持，而我在支持与积极探索之间保持了平衡。治疗关系是新的人际学习的重要来源，来访者可以学习到，她可以信任别人，能够被理解和安慰。

以下的内容来自一次咨询的记录，说明了每时每刻的情绪训练帮助来访者处理她在承认痛苦时遇到的困难：

来访者：我曾经以为，如果我想到我的痛苦，我就会死掉。

治疗师：你能多说一点吗？（鼓励细化）

来访者：我记得有一次我在想，如果我曾经讨论过，如果我曾经试着对我感受到的悲伤做点什么，我就会死掉。

治疗师：简直难以忍受。（共情性的理解）

来访者：我知道我不会死，但那就是我的感受。

治疗师：这么的害怕，就像你会被悲伤完全淹没。（共情性的音调和前倾的关注姿势）

来访者：是的，被淹没了，悲伤绝对会溢出来。我以为悲伤会把我彻底消灭。想到我流泪、哭泣、嚎啕大哭……实在是太尴尬了。

治疗师：关于流泪和哭泣。如果真的为此哭泣，那会非常、非常难受，令人尴尬。（促进探索）

来访者：是的，失去控制让人尴尬。

治疗师：所以，是怕完全失去控制。

来访者：还有自我保护的能力。

治疗师：是的，所以觉得自己可以保护自己，可以感受自己的感受，并且能有一些控制力，对你非常重要。有一个方法是一次只在情绪里沉浸一点点。（关于处理痛苦的指导）

另一次咨询中产生了下面的对话：

治疗师：所以，你觉得她真的不在乎你。

来访者：我当时太忙了，没有太注意，但是我希望能得到一些人道的对待。

治疗师：你当时希望什么，错过了什么，用语言表达出来似乎挺重要的。（指导来访者去具体化）

来访者：我不知道我错过了什么，任何事都有可能［哭泣］。任何事都有可能。

治疗师：是的，停一下——我真的需要她在乎我。

来访者：那是第二次了，第一次是我怀孕的时候，我没有结婚，我不知道该怎么办。

治疗师：那时候你也需要她。

来访者：当我给她打电话告诉她的时候，她说我不准进入这个国家。

治疗师：你一定觉得被拒绝了，作为你的母亲，你其实希望她做什么？

来访者：她至少可以不妨碍我，给我一些人道关怀和关心。这听起来……我不知道。［从座位上坐起来，皱着眉头］

治疗师：刚刚发生了什么，让你停下来了？（聚焦中断）

来访者：我在想我自己，这听起来太幼稚、太可怜了，诸如此类，听起来我好像在发牢骚。

我继续指导来访者，说了如下的话：

"在一个理想的世界里，如果你能对你的母亲说出内心的想法，你会说什

么?"（接近感受或需求）

"发生了什么？你觉得……我怎么还是这么受伤？"（询问体验和猜测）

"有点像你非常需要她，而她却不在那里的事实让你很快切换回来了。[来访者抽噎]这让人几乎无法忍受。你非常需要一个母亲。"（反映来访者的感受和需求）

"听起来你最需要的就是这个。"（反映）

"你说得很有道理。说得非常完美。"（肯定）

克 服 中 断

在治疗的过程中，我也注意到，在建立了治疗同盟和安全感后，来访者出现焦虑和偏离的信号——大笑、急促地说话、分心。我开始处理来访者在治疗中关于人际焦虑和情绪中断的体验。我把来访者的注意力转移到她当前的内心体验上。来访者描述自己是"田野里的一只兔子，浑身在晃动"。我回应到"内心有点焦虑不安"，并鼓励她尽可能地停留在自己的体验里："这里也有威胁。"这让来访者去关注、探索，并根据当前的紧张状态来表达。来访者观察到，当她在治疗中感到紧张的时候，她会说很多话，并怀疑自己是否在逃避什么。我问她觉得自己在逃避什么。来访者回应说，她在治疗中没有感到不安，但是她想哭泣。她回忆起自己很难在日记中写出"痛苦"这个词，认为自己紧张是因为难以面对和父母相关的情绪痛苦。她说她总是害怕这样做，害怕自己可能会失去保护。她还表示害怕我会觉得她的表达愚蠢或认为她是个骗子。因此，当她发现自己可能在逃避什么的时候，治疗师让她聚焦可能正在逃避的事情，将有助于她说清楚自己对情绪体验的焦虑。她开始探索自己是怎样逃避体验未满足的需求所带来的痛苦的，也开始直接处理内心体验带来的羞耻感和焦虑感。

爱和支持的需求未被满足所带来的痛苦，一直是这位来访者记忆的一部分，也总是被快速中断。她会转身，捏下巴，或者变得僵硬。这里的干预包括肯定她的记忆有多么痛苦，肯定她去感受自己的黏人，去感受被拒绝或贬低的恐惧有多么困难，然后，探索和阐明她自我中断的过程。起初，来访者发现将

"收获"和"虐待"之类的词语联系到她的经历中是非常陌生的,她总会用最小化的词语来让自己远离自己的经历,并中断那些浮现出的让她体验到自己愚蠢或夸大其词的内化信息。我评论说,她似乎经常不把自己的痛苦当回事,同时让她意识到自己头脑中的嘲笑声阻碍了她去体验。最终,来访者可以向我表达出自己童年时未满足的需求。她从来不愿意向想象中的父母表达她对他们的任何"需要"。她解释了为什么她总是无法从父母那里得到任何东西,我肯定了她,并说:"如果你不相信别人会听或者会回应的话,你又为什么要表达自己,为什么要冒险敞开心扉呢?"她能够对我说出自己的需求和错过的东西,并表达对想象中的父母的愤怒。我支持了她这种健康的、自我肯定的观点的出现。

在治疗结束的时候,来访者承认自己是有价值的,并且理应从父母那里得到更多。她开始创造一个新的自我认同叙事,在这个叙事中,她是有价值的,并且在残酷的父母手中遭遇了不公平的对待。她也开始觉得需要爱是可接受的,她现在愿意学着去爱。在治疗结束的时候,她决定暂时切断与父母的联系。这是她一直想做但做不到的事情。我支持了她的这个决定,并帮助她接受了这个决定只是情绪处理过程的一个部分,如果她改变主意的话,这个决定并不是永久性的。我说"这件事很重要",来访者对此回应说:"是的,这是我练习掌控自己生活的一种方式。"

本 章 小 结

这位来访者的部分治疗聚焦于帮助她处理与童年期虐待和缺乏爱有关的痛苦与悲伤。她致力于解决小时候未满足的依恋需求,以及成年后长期难以建立长久的依恋关系。很多治疗都是聚焦于探索她内化的无价值感信息,以及她对脆弱和黏人的恐惧。她成功地克服了非适应性恐惧,与自己受到的深深的伤害建立了联结,并开始治愈这些伤口。一开始她发现很难承认自己受到了伤害。她说她永远不会让父母知道她对他们的任何需要,或者他们伤害了她,她也很难敞开心扉,变得软弱。通过反复肯定,我帮助她承认了自己的脆弱,将注意力引导到她内心的痛苦和悲伤体验上,并在意识的层面具象了这些体验。

治疗的一个重要焦点是治疗师提供人际安全感和积极的情绪体验。这种更积极的关系体验帮助来访者动摇了她关于亲密关系的功能失调信念。另一个重要的改变过程包括：①允许并接纳来访者先前痛苦的情绪体验和关于未满足的依恋需求的记忆；②获得一种理应得到安全感和保护的感觉。这引发了健康的悲伤和有力量的愤怒，帮助来访者改变了情绪的图式记忆。通过这个过程，来自原发情绪和需求的适应性信息被整合到来访者当前的现实建构中。情绪训练还旨在通过唤起记忆，了解与童年期虐待相关的核心非适应性恐惧和羞耻，而这些最初的自我保护性情绪反应——相关的信念和逃避行为，已经不再适用于当前的情境，于是它们就会被转化。

◎ 第十二章

针对情感创伤的干预：放下和宽恕

> 弱者永远不会原谅。宽恕是强者的属性。
>
> ——圣雄甘地（Mahatma Gandhi）

在本章中，我们将关注如何帮助人们处理情感创伤。身体的伤害会威胁生命或损坏身体的完整性。人际的情感创伤则会威胁或损坏个体健康的自我认同的完整性，或者威胁或损坏与加害者之间的安全依恋。随着时间的推移，处理和释放未解决的情绪对于解决情感创伤至关重要，能够促进个体的宽恕。

宽恕和放手是什么？

宽恕有时看起来非常神秘，因为直到要求我们给它一个解释之前，我们似乎都知道它是什么。宽恕描述的是，一个受到不公正伤害的人主动放弃了对侵犯者的怨恨，同时对侵犯者抱有仁慈和同情这些不应有的品德。在这个定义中，"抱有仁慈和同情"处于宽恕的核心方面，它是指"放弃怨恨"。在宽恕的不同定义中有一个共同元素："放手"，即放弃或中止与伤害行为相关的记忆的情感联结。受害者感到愤怒和怨恨；侵犯者感到内疚，对后果可能感到害怕。在这里，宽恕的意思是停止感受这些情绪。因此，随着被侵犯者和侵犯者各自情绪的中止，他们都可以体验到类似的宽恕。

人际宽恕的重要特征是：
- 不需要其他人参与的内心过程。
- 放弃对侵犯者的敌对。
- 放弃过去会改变的愿望或希望。
- 放下怨恨、负面的评价、报复或惩罚的欲望，以及让另一方受苦的愿望。
- 对侵犯者的仁慈或同情，真心希望他们得到最好的。

除此之外，需要注意，宽恕不是：
○ 默许（允许伤害性的行为继续发生）。
○ 纵容（没有认识到任何伤害或不公）。
○ 忘记（人们很难忘记）或重塑记忆。
○ 否认（为发生的事找借口）。
○ 和解（可能但是不必要）。
○ 忽视后果或者放弃正义。
○ 特赦或者赦免。
○ 听任无法改变的事情发生。

宽恕导向的训练包括帮助人们释放很多情绪，这些情绪的中心可能是对丧失的受伤感、悲伤和痛苦，对侵犯的愤怒、报复和怨恨，或对耻辱的羞耻感。怜悯、爱和关心的积极影响也源自宽恕，宽恕本身就是一种核心情绪。一旦一个人感到宽恕，其行为就会不同。基于我们的研究结果，我们得出结论，宽恕包含两种重要的不同情绪过程：一是放手的过程，二是积极情绪的发展，如对加害者同情性的理解、爱的善意和共情性的关心。人们通过减少糟糕的感受和增加积极的感受来原谅情感伤害。

宽恕与放手

对不宽恕的放弃或者减少并不等同于对宽恕的促进[10]。虽然有时在一个人对侵犯者到达情绪中立的立场之前，减少不宽恕已经完全足够了，但我仍然从这个过程中区分出了放手和宽恕。沃辛顿（Worthington）和维德（Wade）将不宽恕定义为对加害者的一系列负面感受的组合，他们表明人们可以在不增加宽恕的情况下减少不宽恕[196]。放手指的是释放和持续地缓解对加害者和伤害事件所产生的痛苦的消极感受和想法。这是一种放弃或者放下负担的感觉。放手还包括受伤的人对侵犯者的期望和渴望的结束，即侵犯者承认、承担责任，和/或对所发生的事情悔过，以满足他们的需要。因此，放手包含了摆脱伤害，摆脱愤怒和使人苦恼的记忆。当遇到或想到对方的时候，受伤者会感到问题已经解决了，是平静的或者是中性的，而不是受伤的或愤怒的，而且相关记忆也不再让人苦恼。放手并不包括改变对对方的看法,而是对对方的感受变成中性的。

宽恕超越了放手,宽恕让感受从受伤感和愤怒转化成了同情和慈爱。这不仅是放下负担,也是一种慈爱的给予。积极的关系记忆会被找回来,受伤者会从简单地把加害者看作"绝对坏人"转变成对对方有更复杂、富有同情心的理解和接纳。

当一个人成功放手的时候,他实际上就可以从这段经历中走出来,不再会受到侵扰或困扰。有时,这是对伤害事件非常合适的反应。这种情况常常发生在来访者是童年期虐待的幸存者或关系暴力、家庭暴力的受害者的时候,尤其是在侵犯者仍不悔改的情况下。在治疗中,如果侵犯者没有参与关系修复的过程,敦促来访者去宽恕是不明智的。当伤害正在发生或非常严重,且侵犯者毫无悔过之意的时候,这个提醒尤为重要。

用于情感创伤的空椅子对话

格式塔疗法的空椅子对话技术,即来访者对空椅子上想象中的他人表达未解决的感受,在处理未完成事件和情感创伤上非常有帮助[10,127]。和空椅子上的他人进行想象中的面质成为情感创伤治疗的中心。空椅子工作的目的是帮助来访者处理未解决的情绪,发现接受过去的伤害的新方式,而不是让这些问题无益地纠缠自己,从而陷入长期的非适应性不宽恕中。需要记住的重点是,空椅子工作帮助来访者接受发生在过去的伤害,但当伤害发生在当前的人际关系中时,不建议使用。在后一种情况下,来访者如果被要求进行空椅子对话,可能会错误地认为这种干预能找到回应当前的加害者,让对方停止伤害的方法,或者将这种干预作为演练面质的机会,这些都可能会无意中增加对方继续做出伤害行为的风险。空椅子工作应该在解决过去的未完成事件时使用,这才是它的预期用途。

情绪聚焦疗法处理情感创伤的前提之一是,原发生物适应性情绪的中断或阻断破坏了健康的边界设置、自我尊重的愤怒和克服情感创伤所必需的悲伤。因此,本章的内容强调了帮助来访者克服这些情绪障碍的重要性,以及触及和表达情绪痛苦、悲伤，以及与情感创伤相关的痛苦、愤怒和悲伤等原发情绪的重要性。在情绪训练过程的所有阶段，都要强调提高原发情绪体验的强度，以便获得与伤害相关的、先前未被承认的核心情绪图式，促进其发生改变。

例如，与其阻止来访者表达他们的报复幻想，不如将这种欲望正常化，并视其为受害者受伤程度的指标。这种愤怒的表达也能教会来访者接纳和忍受他们的愤怒，并处理愤怒，而不是与之对抗。宽恕者的潜在怨恨以及对报复或赔偿的渴望是相当重要的。这些会导致来访者产生一种自我感受，认为曾经受到不公平对待的自己是一个有价值的人，理应得到不同的对待，并有助于来访者形成新的、适应性的情绪图式，促进来访者应对能力的转变。虽然在人身伤害面前，最初的怨恨和自我保护性的愤怒是合适的，甚至传达了自我尊重和自我价值的积极反应，但如果要宽恕，这些感受还是需要转化的。这种转化导致了来访者自我概念和自我认同叙事的修正。在治疗中需要转化的不是最初的敌意，而是过度的、错位的或可能变成"积怨"的那些报复性怨恨。

研究表明，针对未完成事件和情感创伤有两种不同的解决方式[183]。第一种方式是设定边界，而不是共情加害者。这包括来访者自我肯定和自我坚持的过程，让来访者从依恋关系中退一步，找到力量让对方为所造成的伤害负责。这通常是那些曾经受到创伤性虐待或暴力的受害者所寻求的解决问题的方式，因为他们当时太脆弱或太依赖加害者，以至于没有办法成功阻止伤害的发生。如果来访者正在处理痛苦，这种痛苦是来自和某人（比如伴侣或配偶）当下的、持续的关系，且这个伴侣或配偶过去曾经是加害者，但他既否认自己曾经伤害过来访者，也不承认发生了什么，还坚持自己对来访者的痛苦没有责任（他通常会责备来访者，或者说是情境中的某些原因导致了伤害行为），此时，设定边界可能是一个更安全、更合适的问题解决方式。这样做会让来访者放手，而不是宽恕。

第二种问题解决方式是对加害者形成新的观点，这样来访者就会理解对方的行为是由什么引起的，从而在不去最小化或忽略伤害的情况下，也可能原谅对方。出现这一切的可能性在于，在空椅子对话扮演自我与他人的过程中，来访者可以想象并相信，如果加害者充分掌握和理解了来访者所遭受的痛苦与折磨，加害者将会承担伤害的责任，会感到懊悔，愿意参与到依恋关系的修复过程中，并做出改变，使这段关系变得安全可靠（关于空椅子技术的更多信息，见第五章）。想要找到一种方法来理解和原谅加害者，通常是因为来访者想要接纳伤害，而这种伤害并不是当前的人际关系造成的，或者是因为来访者渴望恢复与某人心理上的依恋，这个人是来访者非常在意的，但两人已经分开了（由于当下的距离，或者加害者已经死亡）。

在空椅子技术里处理未解决的情感创伤通常从来访者表达自己的很多继发、反应性的情绪开始，尤其是抗议、责备或抱怨。例如，在第一次治疗中，一位来访者对她的父亲表达了既谴责又无奈的感受："他是个糟糕的父亲。他现在仍然是，从来没有变过。我已经放弃和他的关系了。他总是告诉我，我将一事无成。我现在跟他没什么好说的了。我永远不会原谅他所做过的事。"在治疗师的建议下，在第三次的咨询中，她想象父亲坐在空椅子上，对话从她表达自己的谴责和无奈开始。在两次这样的对话以后，她发泄了自己的愤怒："我恨你。他们在集中营就应该把你给阉了。你就不应该被允许生孩子。"在承认并表达出自己的愤怒，以及为自己从未得到过的父爱而悲伤以后，她开始在对话中有所软化，承认了父亲在生活中的难处和不足，她原谅了他，并且和他在生活中有了更亲近的关系。

不管采用的是哪种解决方法——让对方负责，或者理解并原谅对方——咨询师都需要帮助来访者想象空椅子上的加害者，促进来访者与想象中的对方进行对话，使来访者对对方的描述变得生动起来，从而为来访者创造机会，改变其对自己和他人的感受。来访者对自我感受的改变包括，从感觉自己软弱和脆弱转变成感觉自己足够强大，能够照顾自己，并能够应对伤害带来的痛苦，或者从愤怒的无能感转变成明确自己的边界且自我尊重的坚定感。通过这些转变，治疗师能够帮助来访者体验到自己可以自由地选择如何更好地回应他人，并能够为这些选择负责，而不受他人行为的影响。或者，来访者的感觉可能会从孤独和不被爱，转化成被关心和被安慰。

在开始描述成功的空椅子治疗案例，以及治疗师和来访者的任务之前，需要注意的是，当未解决的经历具有严重的创伤性，或者来访者有再次受到创伤的风险，又或者当来访者最近有自我伤害的行为（如自残、自杀意图）和/或其他伤害行为（比如，攻击或者暴力行为，将他人置于风险中的冲动性的冒险行为）时，采用空椅子技术可能是不明智的，并且可能是有害的。当这些行为成为来访者应对强烈的痛苦或唤起的方式，建议治疗师采用更少的唤起性干预，至少推迟引入干预（如空椅子对话）的时间，直到治疗师和来访者建立了特别牢固的治疗关系，并为来访者提供了一个可以作为资源、让其内心安全的场所。在引入空椅子对话之前，必须建立足够的内部和外部支持来帮助来访者面对想象中的加害者。

基于创伤的空椅子工作通常比父母忽视、抛弃或糟糕的养育方式所造成的情感创伤更加强烈。在基于创伤的伤害中，个体是脆弱的，遭受着有害记忆和使人衰弱的情感痛苦的折磨。为了促进持久的改变，处理情绪失调非常重要。有这类问题的人，对于他们是否要回去面对创伤的根源，或者进行空椅子对话，常常会犹豫不决。一方面，他们提出这个问题是想要摆脱侵入性的回忆，但另一方面，巨大的痛苦将会威胁着再次给他们带来伤害。因此，只有当安全感已经建立，并且来访者准备好了面对施虐者的时候，才能建议使用空椅子技术[7]。

还要注意的是，解决伤害的过程并不需要病人真的对着一张空椅子说话。在解决问题的过程中，你可以采用共情性的跟随和引导，而不是下命令，比如，你可以说："如果他在这里的话，你会对他说什么？"以及"他说了些什么？"也可以用其他多种方式的意象来唤起未解决的情绪。视觉系统和情绪高度相关，所以可以用想象力来唤起未解决的情绪，在想象中展开对话，并体验到新的情绪，或者在想象的场景、情境中加入人物或资源，帮助个体用新的方式来体验场景。因此，治疗师可以让来访者想象儿童会怎样表达出自己的需求，或者想象将成人自我代入童年期的场景中，来重建一个被破坏的原始场景。成人保护者可以提供缺失的保护，或者带来增强能力或保护想象中的儿童的帮助，比如能够让房间变得安全的锁和钥匙，或者把恐惧的人关起来的笼子[2]。

治　　疗

下面的内容可以看作宽恕导向、情绪聚焦过程的路线图。治疗的第一阶段总是培养安全的关系和建立工作同盟。在这一阶段，在与来访者逐渐熟悉的同时，治疗师听到了将来访者带到治疗中的创伤叙事，并共情性地理解了为什么来访者在这个时间点来进行治疗。

十有八九，来访者没有告诉任何人他们的情感创伤，或者即使他们告诉了别人，他们可能也习惯了家人和朋友做的两件事：要么从来访者身边离开，暗示他们不想再听到这个故事了；要么积极地倾听，提供建议，告诉来访者他们应该如何走出伤害，如何继续生活。来访者来接受治疗，他们希望当自己向受过倾听和帮助训练的人讲述自己的故事时，事情会有所不同。因此，治疗师首先需要帮助来访者展开他们的故事。

开启对话

当来访者表现出他们已经准备好处理过去未解决的伤痛（通过表现或再现伤害的言语和表情标志），治疗师要肯定这些感受，然后开始进行对话。让来访者想象在空椅子上有一个重要他人。在这个对话开始的时候，确保来访者正在与想象中的他人建立联结。唤起对他人存在的感知，确保来访者正在以直接或间接的方式体验着想象中的某人或某物的存在，这对于唤起情绪图式记忆是非常重要的。

你可以用下面的话开启对话，"让我们把她带到这里，告诉她这些"，或者"我听到你对她有很深的感情。让我们试试……你能把她放到椅子上，告诉她你的感受吗？"如果来访者一开始对空椅子上的人就有积极的反应或没有唤起最初的反应，治疗师可以让来访者先表达这些当前的感受，然后聚焦于未解决的感受，对来访者说："现在告诉她，她是怎么让你受了委屈的。"如果来访者难以感受到他人，你可以说："你能看到那个人在这里吗？或者在某种程度上，可以感受到那个人吗？"或者你可以建议："你可能想在想象的时候闭上眼睛。"如果来访者不能以激起情绪的方式想象出他人，那么你可以说："你能想到一个他伤害你最深的时候吗？"

让他人演示出伤害行为对于唤起来访者的情绪性反应也非常重要。扮演他人的目的就在于提高他人行为的刺激性，继而唤起来访者相应的情绪反应。通过引导来访者设想空椅子上的他人做了什么（比如，询问他人具体说了什么或做了什么，并要求来访者做出相应的行为），治疗师能够帮助来访者区分出他人的哪些行为是有伤害性的。了解他人对来访者的"侮辱""忽视"或者

"伤害行为"的细节。设定重要他人并不是为了促进自我和对方在椅子上进行辩论，而是为了唤起情绪。在治疗中，通过多次扮演他人来唤起更多的情绪。引导来访者去演出他人所做的，并将细节充实起来。慢慢地，记忆开始浮现。这为抵达情绪训练的阶段奠定了基础。现在，根据第四章中列出的早期训练步骤，教练将帮助人们意识到自己的情绪，欢迎并接纳情绪，并在必要的时候调节情绪。教练会鼓励来访者用语言描述自己的感受，发现自己的原发情绪。

一旦他人演出了其消极的行为和态度，来访者的情绪反应就会成为焦点。治疗师会让来访者回到自我的椅子上，然后问："针对他人的椅子，你的内在发生了什么反应？"伴随着治疗师细心而协调的追踪和反思，和他人相关的情绪将会浮现出来。通常，来访者开始时会愤怒地攻击，比如"你是个混蛋"，但随后会转向自己的愤怒，比如"我对你侵犯我感到愤怒。你说过会保护我，但你背叛了你的承诺。我恨你。最伤人的就是背叛。"

很重要的一点是，治疗师既要帮助来访者与自己的感受建立联结，又要让这些感受与感受的对象（他人）建立联结。因此，这里需要对感受的觉察和对感受的表达。如果来访者不愿意面对他人，不要强迫来访者去面对，而要去探究不愿意面对的原因。你可以将椅子转开，或者先把椅子放在远处（逐渐靠近，以便来访者与他人建立联结），或者你也可以去识别和探索联结建立的障碍。

治疗师要帮助来访者明确地定义出伤害，并确定问题所在。尽早地确定到底是哪里出了问题或者伤害是什么样的，这是非常重要的。越早清晰地定义出问题所在越好。例如，"告诉他他做的最伤人的事是什么。"。我们称这个过程为确认伤害的特殊影响。这里有一个重要的广泛性的问题，即跟随和引导之间的平衡，尤其是在空椅子技术的早期咨询中更要注意。我们的目标是平衡主动权，这样既有利于来访者的引导，也有利于治疗师的跟随。也就是说，你不要过早有很多主动权，不要去引导太多；相反，你要让来访者参与到自我激发的体验过程中。如果来访者带着"好吧，现在'治疗'我，或者告诉我做什么"的态度坐着等待，你要让来访者理解，你们的任务是一起探索问题。最初的任务就是让来访者能够参与到体验过程中。然而，在形成外部叙事的过程中，你通常也不希望来访者有太多主动权，这会阻止来访者触及自己的内心体验。如果来访者主动远离了自己的情绪，而你被留在一个被动的位置，你就必须努力恢复主动权的平衡，让你的存在被感知到。如果来访者充分引导了整个过程，他们可能会像过去一样陷入困境。治疗需要真正的共同构建，双方都需要为问题解决的实现做出贡献。

唤起和探索

当来访者谈论过去未解决的情感伤害时，他们通常首先表达的是一种"混杂"的感受——受伤感、对悲伤和愤怒的怨恨。人们会以抱怨表达出对所发生的不公感到的愤怒或抗议。被打败的无可奈何感和绝望感也可能出现。来访者的感受是当下的，但他们的表达包含了被压抑的原发情绪，或者被限制的继发、反应性情绪，比如绝望，而不是完全不受干扰地表达出原发适应性情绪。例如，来访者可能会通过抗议表达愤恨（"你为什么打我妈妈？"）而不是通过一种理性的、自我尊重的方式（"我对你打我妈妈感到愤怒/生气"）。或者他们可能会带着一种绝望的渴望，即希望过去能被抹去，来讨论发生了什么，而不是充分表达出，由于受到了伤害，他们感到悲伤。他们原本纯粹的信任和安全感现在已经无法挽回地从关系中消失了。

一旦来访者对他人的体验被充分唤起，对话的目标就变成了去超越这些最初的反应，从而区分出潜在的感受和意义，并鼓励来访者表达原发的情绪状态。原发情绪最开始往往是在一种混乱的方式中体验和表达的，并且完全混杂在了一起。例如，混杂着愤怒和悲伤的抱怨常常以疑问的形式出现："你为什么不更……？你为什么……我只是想知道为什么？"治疗师必须从抱怨中区分出更基础的愤怒和悲伤的成分，而且这些成分是需要来访者去体验、具象化和分别表达出来的。在空椅子工作中，绝望、放弃、抑郁和焦虑等典型的继发情绪通常以指向外部的方式和责备的语气表达出来。治疗师肯定来访者的这些情绪，并帮助他们处理这些情绪。治疗师鼓励来访者直接表达出原发情绪，比如"我讨厌你"或者"我想念你在我身边的时候"，而不是"你是个混蛋"或者"你为什么忽视我？"

治疗师必须训练来访者忍耐自己的痛苦情绪。帮助来访者接纳和停留在情绪里，而不是仓促地改变情绪，这是非常重要的。在治疗过程中，不要过早地对他人抱有积极的情绪期待（如果有的话），因为你可能会错误地培养出一种想法，即在宽恕别人的体验中，消极情绪是没有位置的。EFT的一个原则是："在没有到达一个地方的时候，你是无法离开那里的。"停留在情绪里包括接近情绪，能够将注意力集中在情绪上，体验情绪而不是回避情绪，以及能够忍受情绪。在个体对当下的情绪形成观察者视角的过程中，容忍同样会出现，有点像与情绪隔着一小段距离站着，与情绪形成元关系（需要注意分配的转移）。人拥有情绪，而不是让情绪拥有人。这有助于在人和情绪之间创造出一个工作距离，使人能够具象化情绪，而不是被情绪淹没。值得注意的是，担忧往往是逃避情绪的一种方式，而接纳潜在的情绪有助于缓解担忧。

家庭作业包括强化治疗中的任何发现（例如，"无论在一周的什么时候，或者无论你什么时候见到他，注意对这种愤怒情绪的觉察"，或者"注意觉察你的愤怒是怎样转化成悲伤的"）。更广泛地说，你可以要求人们注意他们在一周中是如何体验自己的情绪，以及如何阻止自己去感受情绪的。治疗师可以要求来访者通过日记记录他们对他人的感受，以及治疗对感受的影响；如果来访者非常难以感知到情绪，治疗师可以要求来访者记录一周的情绪日记，或者每天至少写下三种感受到的情绪，或者使用附录练习7中的情绪觉察训练列表。

在进一步的咨询开始时，治疗师首先检查来访者当前的情况，以及一周的情况。然后询问他们在上一次咨询的空椅子对话后有什么感受。这是一次临床判断，评估是否再次使用空椅子对话。如果在一次咨询中没有引入对话，那么治疗师就在下一次咨询中使用空椅子对话。没有空椅子对话的治疗将深入探索创伤和背景，也会寻找当前的伤害与过去可能存在的联系。如果伤害是与当前人际关系中的对象（如伴侣）相关的，这是否反映了以前的关系？这个伤害是否与亲子关系、早期的婚姻，或者过去的丧失有关？这种对过去关联的探索会发生在治疗的前半部分，是叙事背景的一般性信息收集的一部分。与伤害自己的配偶或老板的对话通常会恢复来访者与父母或其他依恋对象的对话。仔细倾听，如果过去的场景出现了，治疗师要引导来访者进入过去的场景，并进入最突出的部分。在引导可视化的过程中，当你要求来访者回到原始的场景（在想象中重新进入），来访者可以带着当下的情绪和意义（我很愤怒）回去，也可以和当时的感受建立联结（我很害怕），或者只是单纯地回去。你可问来访者,"你想说点什么?"或者"你像是什么样子?一个小男孩?作为一个小男孩,你的感受是什么?"最后,"你需要什么?"

当来访者在空椅子上表演他人的时候,为了了解他人对自我的影响,治疗师可以问,"她给了你什么信息?她的脸或者声音传达了什么?"过分关注来访者叙述的内容会让治疗师远离情绪的基调。治疗师要与对话中明显的情绪基调保持协调。注意听语调。与来访者核对,确定来访者是否"感受到"自己所说的话。询问来访者,"当你这么说的时候,你有什么感受?"

如果在自我的椅子上,情感/体验的强度减弱,来访者需要短暂地扮演他人,来重新刺激出情绪。花时间扮演消极的他人,强调消极的一面,才能让侮辱/伤害/冒犯的含义变得更加清晰。了解来访者"你背叛了我"的本质或者性质——其独特的方式。伤害如此严重,可能不在于说了什么,而在于怎样说。因此,如果来访者描述对方是轻蔑的或者漠不关心的,治疗师可以问来访者:"对方做的事让你这么生气,这些事情的核心意义是什么?找到对方传递出的元信息。把对方作为情绪的触发器,而不是辩论对手!"仅是问来访者椅子上的自我,对方现在看起来是什么样子(比如,面部表情、身体姿势)就可能足以重新唤起情绪。治疗师还可以问:"他的脸现在是什么样子?他会怎么说?"关注来访者当下最活跃的部分,跟随并强化这个部分。

一般来说,"为什么"的问题不能加深体验。"怎样"和"什么"的问题是更好的。分析来访者怎样表达,然后将表达过程转化成内容。重要的是表达的方式,而不是内容。因此,你要问"当你这么做的时候,你会怎么去说?"或者"你在表达什么,你的态度是什么?"注意来访者的身体语言。来访者如何传递信息会转化成为信息本身。例如,如果来访者的风格和态度是轻蔑的,那么就指导来访者告诉对方:"我蔑视你。"治疗师可以将过程转变成内容。采用空椅子对话的一个优点是,它增加了表达的维度,并引出了"怎样表达":胆怯的或具有敌意的。追踪情绪的过程,而不是情绪的内容。注意当下的非言语表达,并将其融入对话中。例如,如果来访者的手举起来,像盾牌一样,这可能是一种身体信号,此时来访者或许需要保护。

干预应该关注来访者当下的立场。不要问过去的问题,要将来访者带到现在,唤起现在的感受。治疗师要将事情/故事与当下的感受联系起来,关注后者。例如,"你现在讲这个故事的感受是怎样的?""你有什么身体感觉?"

然后指导来访者向他人表达出来。的确,所有的情绪都嵌在一个重要的故事中,而所有重要的故事都以重要的情绪为基础。人们更习惯于讲故事、听故事,我们则要将情绪置于故事之上。

在处理创伤的时候,治疗师要肯定来访者感到委屈的合理性,比如,"告诉她,我很委屈……你侵犯了我的边界。"肯定来访者的愤怒,并增强其情绪:"你可以愤怒。"在愤怒达到高潮的时候,问来访者"你需要什么?"或者"你想从对方那里得到什么来结束这一切吗?"有一点很重要,治疗师要弄清来访者的陈述,如"我需要"或者"我值得"是否完全基于内心的失落、有力量的愤怒,或者理所应当的感觉。如果不是这样,治疗师要强化来访者有力量的愤怒感或者发自内心的悲伤感。

要求来访者去他们所在的地方,而不是他们不在的地方。如果来访者不想告诉他人自己与创伤有关的情感经历,情绪教练应鼓励来访者表达出自己的不愿意:"我不想告诉你。"然而,当来访者努力放弃自己未满足的需求时,你需要给来访者增加损失。例如,如果来访者很难接纳他人"不在"自己身边,无法放弃永远不会出现的希望,情绪教练可以说:"告诉对方那天晚上你的心里哪些东西已经死去了……告诉她,面对她永远不在身边的事实是多么痛苦……告诉她,放弃希望是多么艰难。"

帮助来访者区分不同的情绪:"现在最重要的感受是什么?对你来说,什么感受最活跃?什么感受最强烈?"给来访者一句话,帮助他们识别和表达自己的感受:"你能说'我鄙视你'或者'我想你'吗?"将这看作一个实验,也就是说:"试试这样说,看看会发生什么……这句话合适吗?……有什么感受?"试着用一个恰当的词来表达来访者的感受,即怨恨、愤怒、暴怒和厌恶。对来访者说:"告诉他'我很愤怒',告诉他你讨厌什么。告诉他你怨恨什么。"对来访者说,"把眼泪中的话说出来""这真的很受伤""我想要一个关心我的父亲"。为了促进体验的区分,你可以用有鲜明对比的句子。例如,你可以告诉来访者试着说"我爱你",然后说"我恨你",或者说"我不会"而不是说"我不能",然后问来访者"说这些话,你的感受分别是什么?"为了消除对父母表达愤怒或憎恨而产生的内疚感,把父母分成"好父母"和"坏父母"有时是很有帮助的,来访者可以向坏父母表达消极感受,同时知道这些消极感受并不是全部。你也可以将感受的句子结合以促进整合。例如，"说一个你讨厌的事物，然后针对你讨厌的事物，说出一个你欣赏的点。"

区分不同形式的愤怒和悲伤

为了帮助人们觉察并欢迎自己的情绪，用语言描述情绪，以及发现他们的原发情绪，了解原发的愤怒和悲伤是非常重要的。因此，区分继发和原发情绪很重要。

原发愤怒，或者对侵犯的愤怒反应，是必要的。必须肯定它，也必须鼓励它的表达。这种愤怒可能已经被否认了，因为在最初的关系中表达愤怒是不安全的。在无法触及原发愤怒的情况下，人们失去了获得健康资源的机会，无法促进适应性的行为。因此，表达愤怒并站起来对他人说，例如，"你那样伤害我，我很愤怒，你真让人讨厌，我不应该受到那样的对待"，是很有力量和具有治愈性的；相反，继发愤怒更狂暴、更具破坏性，会把他人推开，或者掩盖了更脆弱的情绪的表达。继发愤怒是没有力量的，它的表达不会带来解脱，或者无法促进体验的处理。通常，愤怒可以是继发暴怒。这种暴怒掩盖了核心的无力感、绝望感，或无助感："光说有什么用呢？"无力的愤怒是一种艰难的体验：它是一种愤怒，却无处可去。在愤怒中经常会有很多无用的挫折感。治疗师可以反映给来访者，有这样的愤怒是多么糟糕，而且感受到这样的愤怒也无能为力。当一个人被困在无力的愤怒中想要知道怎样克服这种愤怒时（例如，"我不想再感受到这种愤怒了。我该怎样停止？"），一个重要的新情况出现了：来访者意识到了这种愤怒的无用，以及其可能会对自我造成破坏。让这个问题保持活跃，和来访者一起思考。放下对报复的渴望，以及停止为失去正义感到悲伤，都是非常重要的。有时，来访者表达的愤怒是工具性的。例如，"我应该得到它，因为我一直是个好女孩。所以，把它给我！"这通常与低自尊有关。工具性的愤怒就像是一个被宠坏的孩子，而不是原发的适应性愤怒。原发的适应性愤怒是更深的悲痛过程的一部分，包含了对失去重要东西的悲伤，以及对需求未满足或目标受挫的愤怒。例如，"我很生气你不是我理想中的父亲。"

原发悲伤或对丧失的悲伤是必要的，必须肯定它，也必须鼓励它的表达。这种悲伤可能被否认了，因为过去没有人能安慰自己，或者自己害怕变得软弱。在无法触及原发悲伤的情况下，人们失去了对悲伤放手的能力，也无法继续前进。例如，通过说"我想念你的爱，想念我们在一起的时候，想念被需要的感觉"表达悲伤和为丧失而悲痛，有助于人们去悲伤，并感受到与他人联结的需求的合理性。相反，继发悲伤具有绝望和无助的性质，掩盖或者阻止了人们去体验更脆弱的情绪，即孤独的被抛弃感，以及最终的悲伤和渴望。它不是疗愈性的，它的表达也不会带来解脱，或者无法促进体验的处理。工具性的悲伤是一种"可怜可怜我"的悲伤，或者是一种流泪以唤起他人的支持的表达。比如，"为什么这种事总是发生在我身上"或者"我再也受不了了"，这种工具性的悲伤通常与低自尊有关。工具性的悲伤就像一个依赖的孩子，而不是原发适应性的。原发的适应性悲伤是更深的悲伤过程的一部分，是失去重要东西的悲伤。

如果愤怒和悲伤都存在，要保证一旦它们被区分开之后，尽可能地保持两者的分离。愤怒和悲伤经常同时出现，因为"没有得到想要的，我很愤怒；没有得到想要的，我也很悲伤"。正如我们所看到的，愤怒和悲伤的融合让人们陷入无力的受伤感中，并以抱怨表达出来。在处理虐待关系中的情感创伤时，需要向施虐者表达愤怒。然而，通常情况下，最好不要向施虐者表达悲伤。每一种情绪都要找到合适的表达对象，因此悲伤可能需要向治疗师或者生活中的保护者来表达，而不是向施虐者表达。

在虐待的案例中，非适应性恐惧和羞耻感需要被触及、被肯定，并被重新处理，直到来访者能够获得适应性的原发愤怒和悲伤[3]。在严重的抛弃经历中，至关重要的痛苦情绪通常是非适应性恐惧和悲伤，而且这些情绪来自依恋受到伤害。在这一点上，教练会帮助来访者评估伤害背后的原发情绪是健康还是不健康的反应（情绪训练的第5步）。对亲密的恐惧，或者对不足的羞耻，是否是对当前真实威胁的一种适应性反应，还是过去未解决的体验的一种残余，现在已经不再适应了？个体的愤怒是非适应性暴怒，还是有力量的健康愤怒？悲伤是一种健康的难过，还是一种孤独的被抛弃的旧感受，已经不再是对当下的反应了？如果发现这种情绪是非适应性的，那么与这种不健康的情绪相关的消极声音就可以被识别出来（第6步）。像"我是毫无价值的"或者"世界是一个危险的地方"这些过去习得并形成的信念就会被识别出来。

一旦情绪被区分开，干扰被消除，作为处理创伤的一个必要先决条件，情绪唤起就会出现。研究发现，处理创伤的下一个重要步骤是改变对他人的观点，而情绪唤起就是这一步的重要先导。没有情绪的唤起，做到这一步的可能性就小很多[183]。在这个阶段处理情绪的时候，治疗师需要知道，一旦原发情绪被充分且自由地表达出来，它们就会迅速转变。愤怒和悲伤倾向于按顺序此起彼伏，并且会出现强度递减的相关循环。最终，当原发悲伤被充分表达出来时，原发适应性的愤怒就会迅速出现，并创造出新的边界。反过来说，适应性愤怒的充分表达也让来访者能够承认失去和背叛带来的痛苦，并能够为自己错过的一切感到悲伤。

自我中断的处理

这方面的治疗包括干预来访者中断的标志，比如情绪的紧缩、放弃，或者绝望。这些干预旨在将被动、自动化的中断过程转变成主动过程。这个阶段显然不是和唤起的工作相互独立的，而是通常发生在唤起之前。这个阶段的目的就是提升来访者对自我中断情绪方式的觉察，然后消除这些中断的过程。自我中断本质上是给自己一个指示："不要去感受。不要有需求。"中断包括了复杂的生理、肌肉、情绪和认知过程，这些过程抑制了体验和表达。

在一个双椅扮演过程中，治疗师鼓励来访者演出自己是怎样阻止自己去感受的，并用语言表达出给自己的特殊禁令，或者夸大中断过程中涉及的肌肉收缩[4,150]。最终，这引发了被压制一方的反应，通常是对压制的反抗。例如，体验到自我挑战禁令、限制性的想法，或者肌肉的阻挠，以及被压抑的情绪打破约束，爆发出来。由此，阻碍被消除了。

阻碍的表现形式包括分离以至令人窒息的眼泪，甚至转移。首先，治疗师要帮助人们意识到自己正在阻碍情绪，然后意识到自己是怎样阻碍的，这有助于让他们意识到自己在阻碍情绪的过程中所起的作用。从长远来看，这会帮助他们体验被回避的情绪。在处理中断的时候，治疗师无法知道什么被压抑了，而只能知道有东西确实被压抑了。因此，处理自我中断需要"由外而内"的方法。这项任务需要三个基本步骤：

○ 让来访者注意到自己正在打断/压抑。（比如，提醒来访者，当他提到某些事情时就会把目光移开，改变主题，或者微笑。）

○ 通过询问并将个人能动性告诉来访者，将被动过程变为主动过程，将自动化的反应变成有意的反应。（比如，"你是怎样阻止自己或者打断自己的？"）这是一项觉察的任务，可以让来访者详细说出有意识的体验，并具体化中断的过程。（比如，"你对自己说了什么？"或者"你有什么肌体反应？"或者"你会怎么对我？"）

○ 最终，对来访者和治疗师来说，被压抑的东西都会变得很明显。

进入中断的标准化干预例子有："你是怎样让自己感到无助的？"或者"你是怎样阻止自己感受愤怒或者悲伤的？"如果来访者正在中断自己的愤怒或者眼泪，让她换一张椅子（转换角色）："马上阻止她。你是怎么做到的？不要让她生气"，或者"你是怎样把她的眼泪挤出来的。现在就这么做。"放弃和死气沉沉通常是抑制和压抑情绪唤起的结果。"有什么用"常常包含这种感受。"我不在乎"通常是在面对未完成事件时一种悲观而无奈的表达。来访者可能会说："他从来没有给过我想要的，所以感受或者需求有什么用呢？"针对中断的双椅扮演过程如下：

来访者：我很生他的气（对着空椅子上的父亲）。

治疗师：告诉他。

来访者：我做不到。我只能把一切都憋在心里。

治疗师：到这边来，别让他生气。

来访者：在这边的我是谁？

治疗师：成为你自己的一部分，阻止自己的那一部分。

来访者：我父亲看起来太高尚、太强大了，我只能后退。

治疗师：那就做你自己，让自己后退。你是怎么做的，你内心的声音在说什么？

来访者：呃，你没有权利。不要生气。我很害怕。这样不行，很危险。

治疗师：让他害怕。你会说什么？

来访者：小心。你不能说话了。

治疗师：让他不能说话。

来访者：呃，你真愚蠢。你没有这个能力。你也会变得非常情绪化，你会哭，或者你会破坏关系。所以后退吧。

治疗师：嗯，再对他说一遍。

来访者：后退，退回去，消失掉。

治疗师：回到自己。你会怎么说？

来访者：但我十分确定我的观点是对的。我感到很生气。

治疗师：（重新指向父亲）把父亲放在那里，告诉他，"我对你很生气……"

如这个例子所示，在处理自我中断以后，一旦来访者感到自己更值得，他就会说："我理应得到它。我没有做错任何事。"治疗师现在就要把刚刚获得的感受和需求引回到对方身上。

赋权和放手

现在，教练的工作是帮助来访者获得痛苦的核心情绪和替代性的健康情绪反应中发自内心的需求，并构建一个新的叙事来发起挑战（第7、第8和第9步）。在这最后一个过程中，需要获得之前未表达的非适应性情绪和适应性的原发情绪，激活和增进来访者对未满足的需求的权利感，并支持来访者改变看待加害者的方式。可以通过以下途径促进来访者对他人看法的转变：唤起自我的情绪，以及激活针对之前未满足的需求的权利感。通过扮演他人来阐明他人的世界观，这促进了对加害者的共情，治疗师能帮助来访者更好地理解或者追究他人的责任。

人们发现，表达情绪，或至少中等水平地唤起，以及激发未满足的需求，可以促使他人对自己温和[183]。他人发生转变可以有两个主要的方向：从一个忽视的他人转变为一个更亲和、有爱的他人，或者从一个强大的他人转变为软弱、可悲的他人。后者常常出现在有虐待背景的案例中，来访者会说："现在我是一个成年人了，我知道你是一个多么恶心的人。"在这里，感觉他人不那么强大这件事，会给来访者更多力量。一旦来访者发生了改变，你可以让来访者扮作他人来"更多地告诉自己你的生活是什么样子"，以促使来访者更加明确和巩固这个改变。这也可以帮助来访者更好地理解他人。

唤起情绪不仅包括表达情绪，还包括表达和确认未满足的人际依恋、分离或肯定的基本需求。这些是从未在最初的关系中表达出来的需求，因为人们觉得自己没有权利去表达，或者他们的需求是不会被满足的。为了使治疗有所成效，来访者必须表达出属于自我或来自自我的需求，并且带着自己有权这样做的感觉，而不是表达成一种对剥夺的抗议或者对他人的指控。因此，来访者是在主张自己的需求理应得到满足，而不是表达出令人绝望的需求。这一步是至关重要的，它帮助人们建立有自主的自我意识，独立于他人，并感到自己有存在的权利。自我肯定和自我维护是问题解决的重要部分。

在这个阶段，治疗师应鼓励来访者表达情绪和需求。此外，治疗师还要帮助来访者具象和维护边界。例如，对侵犯说不，或者重申他们的权利。治疗师要意识到，在早期经验中，人们经常发现必须否认自己的基本需求，因此，他们不会自动化地注意或表达这些需求。所以，当听到并发现需求的时候，治疗师要快速肯定它们，并鼓励来访者表达出来。对感受进行彻底的探索通常会伴随着对相关需求的描述。

在他人不能满足或不愿满足需求的情况下，来访者必须认识到他们仍然有权让他人在过去满足自己的需求。这会让来访者允许自己对未满足的需求放手的重要过程得以出现。在对话的这个点上，治疗师支持和促使来访者放弃未实现的希望和期待。治疗师帮助来访者探索他人能够满足自己未实现的期待，如果不能，治疗师可以帮助来访者探索对期待的执念有什么影响。放手通常会产生新一轮的悲伤，在这个过程中，来访者要默哀自己失去了从依恋对象那里得到需求满足的可能性。这往往是最辛酸和痛苦的体验过程。例如，一旦人们能够为自己从未拥有的父母而悲伤，那么他们就能够放手并继续前行。

如果来访者不能放弃未满足的需求，例如，仍然需要父母的爱，你可以不加批判地共情询问："当你65岁的时候还需要这些吗？"这就与来访者的执念倾向进行了对抗。将来访者放到他人的位置上有助于来访者的共情和放手，而正是他人的位置常常带来了改变的发生。当你让一个人扮演家长的角色时，你可以试着让其对他人有一个更温和的视角，说："过来。你会对她的需求说什么？"但不要过度引导，说："过来。你能同情她吗？"因为你可能只会得到来访者的迁就。带着同情或共情地扮演他人，或者表演自己共情他人，可以促进来访者对他人的共情。

如果他人没有变得柔软，来访者说出类似"我想让她感到抱歉，但她永远做不到。她永远也不会明白"的话，你可以说："她这样无法回应你，你得到的这么少，这对你来说一定很难过。"这有助于来访者产生更多的感受来重新处理情绪，并通过治疗师的共情得到安慰。我发现，当人们难以放弃去尝试让他人满足自己未满足的需求时，往往需要更深的悲伤来促使来访者的放手。这时，人们必须先为失去最初的依恋对象而悲伤后才能放手。对负面他人的执念，为人们提供了安全感，因为这是人们所拥有的一切，也是他们所理解的爱。对这一切放手，感觉自我将会崩溃。来访者必须认识到这种对崩溃的令人绝望的恐惧，也必须揭露自己为了避免焦虑所做的一切。表达和思考这种渴望（例如，"如果妈妈不在，我就会死！"），可能会让相关经历变得更有意义，而不是像过去那样只是让来访者感到绝望。在这一点上，你可以鼓励来访者进行一些认知重组和情绪调节，尤其是进行自我安抚，比如，让来访者思考"为了生存，我需要做什么？"最后，将丧失具体化可能会让悲伤变得不那么难以承受："对你即将失去的东西说再见"或者"这些东西对你有什么用？"还可以补充说，"你可以怎样整合积极的东西，然后将其带走呢？"或者"为了自己，你是怎样做到这一切的？"在放弃未满足的人际需求时，来访者必须去承认、默哀和放弃那些错过的或者失去的东西。放手就是放弃你得到想要的东西的希望。放手也同样是放弃去尝试改变过去。随之而来的可能是一种解脱的感觉。

宽　　恕

正如许多情感专家所观察的，宽恕的关键是对他人发展出某种形式的共情[197]。这包括从他人的角度看待世界，并对这种角度有一些同情或理解。对他人视角的转变或者对他人的新体验是改变过程中非常重要的部分。为了对他人产生共情，来访者必须对他人有更复杂的观点（转变）。例如，认为加害者有伤害以外的其他动机，有助于来访者以新的方式来看待加害者。治疗师可以尝试促进来访者的理解，而不是关注宽恕本身，前者更可能引起来访者的宽恕。认识到自己也可能做错事（如果没有上帝的恩典，我也会那么做）以及宽恕对自己的好处，同样可以促使来访者宽恕。也许某人会改变"怀恨在心有好处"的看法，或者改变觉得对方"都是坏的"的认知，并产生更复杂的看法。你可以通过让来访者思考"在我的生活中，做错事是什么感觉，我被宽恕过吗？"来促使来访者觉察存在的相关宽恕意识。

在我们的宽恕研究中[10]，我们发现，宽恕的关键过程不是对他人的共情，而是来访者能够想象他人是有同情心的，能同情自己的痛苦，并且想象他人能够关心自己，从而感到懊悔和抱歉。这个过程可以得到促进，方式是让来访者扮演他人的角色，"你能听到对方的痛苦吗？"和"对此，你有什么感觉，或者想要说点什么？"如果加害者表现出了共情或者懊悔，那么治疗师要促使其向自我表达出来。然后，让自我回应加害者的共情，"听到这些，你有什么感受？"然后问，"你对加害者有什么感受？"随后，通过追究他人的责任，共情他人，或更加依恋地理解与感受他人，来处理来访者的情感创伤。对他人所造成的痛苦进行想象中的共情，以及从情感上设身处地地对他人共情，都将会导致宽恕的出现。

当一个未完成事件解决以后，当某人回到或者想到该情境的时候，不会再有消极的感受，也不会再有糟糕的身体感受。这种接纳的感受还可以影响其他关系，或者这种解决方法也可以推广到其他关系中。有这样一个实验（治疗中或者治疗外），试着看看当来访者想象在未来的情境中看到某人/目标时，是否还有任何感觉。在宽恕和放手之前未满足的人际需求时，宽恕者就会从试图让加害者理解所造成的伤害的程度和试图让加害者承担责任的陷阱中解脱出来。

理想状态的宽恕的特点是没有仇恨，也放弃了报仇和赔偿的愿望。然而，在治疗中，治疗师和来访者都认为被表达和放弃的怨恨很可能会在以后再次浮现。当个体处理的是长期关系中未解决的问题，而不是某一次创伤导致的宽恕危机时，怨恨更有可能出现。怨恨和仇恨的浮现与再次浮现可能不是没有宽恕的表现，而是表明还有其他侵犯需要被宽恕。

当宽恕还没有出现的时候，治疗师也可以促使来访者使用自我安抚。在这种想象的转化过程中[3]，治疗师可能会说："闭上你的眼睛，想想你在这样一个情境中。尽量得到具体的画面。走进画面中。在这个场景里，把自己当作孩子。告诉我发生了什么。在这个场景中，你看到、闻到和听到了什么？你在想什么？"过段时间后，治疗师可以让来访者转换视角，并说："现在，我希望你用成年人的视角来看这个场景。你看到了什么、感受到了什么、想到了什么？你看到那个孩子脸上的表情了吗？你想做什么？去做吧。你能做点什么去干预？现在，在想象中试一下。"再次改变视角，治疗师让来访者变成孩子。"作为孩子，你的感受和想法是什么？你需要从成人那里得到什么？说出你的需要或者想要的。成人会做什么？做得够吗？你还需要什么？说出你的需要。你还想要其他人的帮助吗？把别人提供的关心和保护接受下来。"治疗结束时，治疗师可以说："现在检查一下你的感受。这一切对你和对所需要的东西来说，意味着什么？现在，回到此时，回到成年人的自己。你的感受是怎样的？你现在会和那个孩子说再见吗？"

本 章 小 结

无论用什么方式解决情感创伤，最终都要改变情绪图式的记忆。情绪通常嵌入在关系背景中。它们在记忆中将自我和他人联结在一起。因此，例如，人们会有这样的记忆：面对轻蔑的父母时感到羞耻，对侵犯者感到愤怒，对施虐者感到恐惧。因此，了解他人的视角有助于唤起情绪，而获得对他人的替代性观点，并调动出对他人的新反应，将有助于情绪记忆的改变。

个体相关事件存储在情绪记忆中。因此，当前的沮丧与其他的沮丧有关，可能是对其他的丢脸事件感到羞耻。所以，当前的情绪体验总是多层次的，唤起了与之前相同或相似的情感经历。我们需要帮助人们在治疗中获得新的生活体验，并重建他们的情绪记忆。获得新的情绪是改变旧情绪记忆的最好方式之一。一旦一个之前无法靠近的情绪记忆被唤醒了，新的情绪体验就能融入其中，而当情绪重新巩固的时候，新的情绪就会和旧的情绪融合，并转化旧的情绪。

然而，新的情绪记忆的形成有助于叙事的改变。没有情绪的故事就没有意义，而且没有情绪会发生在故事背景之外。在很大程度上，为了理解自己的经历和建构自我，人们所讲述的那些故事都取决于他们可用的各种情绪记忆。通过改变人们的记忆，或者不同记忆的可及性，人们改变了他们的生命和自我的故事。

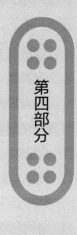

第四部分
特定领域的情绪智力

◎ 第十三章
伴侣的情绪智力训练

> 最能伤害我们的人就是我们爱的人。
>
> ——弗朗西斯·博蒙特（Francis Beaumont）
>
> 不成熟的爱说："我爱你，因为我需要你。"成熟的爱说："我需要你，因为我爱你。"
>
> ——艾瑞克·弗洛姆（Erich Fromm）

本章是从伴侣的心理教育角度来写的。对于所提供的观点，情绪教练可以用来对伴侣进行心理教育，也可以看作教练应怎样和伴侣来访者进行工作的介绍。本章从理论上阐述了情绪在伴侣的功能和功能失调中的作用，也就教练应如何处理伴侣的冲突提供了简要的指导。对于如何与伴侣来访者进行工作，格林伯格和戈德曼进行了更详细的讨论[132]。

鲍勃和玛丽是一对年轻的夫妻。当他们在一天结束的时候看到对方，他们感觉很好。当玛丽对着鲍勃的笑话发笑的时候，鲍勃的身体会有一种不愉快的感觉蔓延开来，而如果玛丽不笑，鲍勃又会觉得泄气，感觉有点想找个地缝钻进去。当他们拥抱的时候，彼此都感觉温暖和安全，就像在母亲的怀抱中一样。当鲍勃和玛丽生气的时候，双方都会觉得受到了威胁，体验到各种不愉快的身体感受。

人们之间的关系是情绪体验的源泉。当两人联结在一起时，就像两种化学物质相遇：各种反应都会发生。尽管他们不知道这一点，但亲密伴侣之间会产生少量的神经递质，通过彼此的身体传递信息。爱与快乐相关，爱人的眼神或触摸会通过身体的复杂旅程释放内啡肽。这是一次特别愉快的旅程，因为内啡肽是一种天然的鸦片，可以止痛并引发快感。被不同的线索激活的其他化学物质穿过伴侣的身体，使他们出现不同的感受和行为。恋爱关系就是化学物质和受体位点的喜结良缘。这是一个高度生理化的过程。伴侣可以影响彼此的心率、呼吸、出汗和身体健康。这种影响的基础在本质上是具有神经化学和生理性的因素。有意识的感受和想法随后才会出现。爱的舞蹈在我们的意识内外都在不断上演。

情绪从根本上来说是关系性的。它们将人们联系在一起。一旦人们意识到情绪，情绪就会为人们提供关于他们的亲密联结状态的信息，告诉他们联结是否是处于良好的状态、是否已经被破坏，或者是否需要维护。当人们和亲密伴侣之间一切顺利的时候，人们会感到平和，感觉良好。当一切变得糟糕的时候，他们就会感到不安和烦躁。情绪在日常生活的人际关系中非常重要。通过引导人们意识到与依恋和亲密相关的感受与需求，并以平和的方式去沟通这些感受和需求，情绪教练可以帮助人们改善人际关系[133]。

在亲密关系中，伴侣寻求的是拥有某种良好的感受，而不是那些糟糕的感受。不同的感受也会带来不同的积极体验，例如，触摸的良好感受不同于兴趣或游戏带来的良好感受，就像恐惧失败和分离焦虑是不同的。情感生活就是由这些情感积木构成的，而且我们追求获得某些情绪，因为这些情绪中蕴含的接近、退缩、推开、逃跑、拥抱或需求的目标有助于我们的生存[132]。

下面我将简要概述并阐明依恋、认同和吸引/喜欢这三种动力系统，这些系统体现了人们在人际关系中的核心关注点。正如我所说的，需求的构建来自人生中的情绪，以及人们想要调节情绪和创造意义的驱动力。不过，我们似乎可以识别出一些运行在亲密关系中的一般动力系统。然而，人类的变化是无限的，因此治疗最终总是需要倾听来访者以及他们的独特感受和需求。

依恋和认同相关的情绪是亲密关系的基础

根据进化，当人们靠近照顾者的时候，他们会产生愉悦的感受，而当人们被迫与照顾者分离的时候，他们会产生不愉快的感受。当人们和所爱的人在一起时，人们基本上都会感到快乐，而当亲密的联结破裂时，人们则会感到恐惧和焦虑。人类需要他人来感到安全和快乐。健康的成人依恋和亲密包含了情绪可及性、回应性、安全感和温暖，这种关系还会导致神经化学物质，如催产素的分泌。当伴侣获得了他们所需的亲密时，他们会感到安全。只有当一个人无法忍受分离、勃然大怒或者因为丧失、分离或距离变得抑郁的时候，对伴侣的需求才会变得不健康。

以下关于核心依恋的句子，抓住了人们在情感领域中所需要的回应类型：

○ 当我需要你的时候，你会在我的身边吗？

○ 你能给我需要的东西吗？

○ 你能理解我的感受和需求吗？我能靠近你吗？

当依恋受到威胁后，人们潜在的主要脆弱情绪包括：无法独立生存的恐惧，以及因失去所爱之人的安抚而感到的悲伤。分离背后的主要联结情绪是悲伤，也可能是坚定的愤怒。当依恋需求没有得到满足的时候，出现的互动模式如下：伴侣A感到悲伤和被抛弃，并经常以责备的形式寻求更多的联结；而伴侣B感到自己不够好或者害怕，会有退缩或拖延的行为。追求的一方往往开始试图改变退缩的一方，而且这可能会变成强制性的行为。另一个基本动力是让自己的认同得到肯定。根据进化，当照顾者认可和重视自己的时候，人们会有愉悦的感受。因此，伴侣如何看待自己在亲密关系中也有着重要的作用。自我认同、羞耻感和自尊是影响伴侣感情的核心因素。当个体被伴侣认可和肯定的时候，个体会感到有价值（骄傲）。当个体被伴侣忽视或者控制的时候，个体会产生令人不快的羞耻感或无力感。对自我认同的挑战是伴侣之间的一个关键问题，可能会导致权力和控制权的争斗。

健康的自我认同包括自尊、自主性和自我强化，并导致神经化学物质（如血清素和睾丸素）的产生。但是，如果自我认同受到威胁后个体做出强制性的支配行为，并且产生愤怒/轻蔑的情绪以维护自己在他人眼中的地位，这时的自我认同需求就会变得不健康。

以下关于核心自我认同的句子，抓住了人们在情感领域中所需要的回应类型：

○ 你能看到、认识和肯定我吗？

○ 你能接受真实的我吗？

○ 你能支持我的愿望吗？

○ 你能尊重和重视我和我的角色吗？

当自我认同受到威胁后，人们潜在的主要脆弱情绪包括：对贬低和否定感到羞耻，对自己的地位或控制力受到威胁感到恐惧，以及对无力/失去控制感到焦虑。当个体的自我认同屈服后，人们潜在的主要坚定情绪是在边界被侵犯后有力的愤怒。对权力或控制权的坚定可以成为面对挑战时有攻击性的回应（即感到愤怒或轻蔑，以便保护自己在自己和他人眼中的地位），在亲密关系中，一种支配和屈服的互动模式常常会随之而来。然而，人类可以通过许多不涉及攻击的方式来竞争资源/认知。通过提高自己对他人的吸引力，人们可以维护自己的权利，也可以通过让自己成为理想伴侣来争取职位、认可和社会地位。这些能够激发他人心中的积极情感，而不是恐惧和/或屈服（如攻击）。

在亲密关系中还有第三个重要的因素，我们可以给它一个宽泛的名称：吸引力/喜欢/浪漫的激情。在联结系统中，对方的温暖、喜欢和欣赏似乎是另一个重要而独特的方面。我们从伴侣的真实自我中寻求和汲取兴奋、有趣和快乐。信息素似乎还能引发吸引力。人类的情感/喜欢的系统可以被视为包含多巴胺的奖励系统，而多巴胺与欲望和成瘾相关。因此，亲密的关系对于参与者来说是愉快的，是主动去寻求的。人们可以变得沉迷于爱情。他们会在被抛弃的时候感到愤怒。激情可以用这样的话表达出来："我可以为你而死。"性欲，似乎与生理上的冲动/需要和睾丸素相关，也表现为某种形式的渴望。

关于需求的最后一点说明：在我们看来，问题产生自未满足的成人依恋、认同和情感需求，而不是神经质的婴儿需求的表达。因此，为了解决冲突，伴侣需要能够展示真实的自我，并被接纳——被看到和被了解。在伴侣的冲突中，需求不是问题，害怕表达需求或应对需求受挫方式才是症结。强迫自己的伴侣改变，以满足自己的需求是主要问题之一，而通过相互展示自我，宽容对方的不同和怜悯对方是解决问题的方法。

伴侣关系中的情绪

伴侣们通常知道自己的情绪影响着两人的关系。他们也知道自己的情绪会影响自己与对方的相处。然而，即使伴侣直觉上知道他们的情绪有多重要，他们通常还是不知道怎样处理自己在关系中的情绪体验。他们只是没有学过如何处理自己的情绪。他们学过的是，消极、愤怒或痛苦的情绪是很麻烦的，应该不惜一切去避免，而爱的感受通常是很美好的。他们也从自己的生活经历中学到，他们有时可以表达自己的感受，也会得到回应，但通常别人会忽视、轻视，甚至嘲笑他们的感受。因此，人们常常认为，他们最好能压抑、控制或忽视自己的感受，直到感受随着时间消失或改变。

鲍勃和玛丽有了他们的第一个孩子。由于玛丽一边忙着收入来源，一边忙着履行自己作为妈妈的新角色，鲍勃现在觉得自己被抛弃了，很孤独。他很难接受自己现在不被爱的感受，他不再讨论自己被忽视的感受，而是开始批评玛丽的做事方式，并且变得更加专横。批评和争斗开始了。

像鲍勃和玛丽这样的伴侣通常很难处理他们的消极情绪，因为他们也不知道如何处理好自己的情绪。当他们感到孤独、愤怒和受伤的时候，他们不知道应该怎么办。当他们觉得自己不够好，或者当他们觉得不被爱和自己不可爱的时候，他们也不知道该怎么办。他们不知道自己期盼能从伴侣那里得到什么，也不知道自己的感受是成熟的，还是幼稚的、不可接受的。教练需要帮助伴侣们了解亲密关系包括分享受伤的感受。在爱的关系中经常会出现问题性的、有冲突的情绪，人们有时会不可避免地恨自己的爱人。伴侣们还需要了解，除了被对方吸引，他们有时也会感到被对方拒绝、怨恨和欣赏，这些感受都是正常的。教练需要帮助伴侣处理在他们的关系中出现的各种各样的情绪。他们需要帮助人们学习哪些感受是有问题的，需要进一步去处理，而哪些感受是健康的，应该表达出来。现在，对迄今为止我所讨论的一些关于情绪的内容，我将把它们应用在伴侣的情绪智力训练中。

情绪提示了问题的出现

情绪识别出了人们需要解决的问题。因此，当鲍勃开始因为玛丽的不回应而生气，或者当玛丽害怕鲍勃会生气或者不赞成的时候，他们的感受自动报警说："这很重要，这里有问题。我对关注或支持的需求没有得到满足。"伴侣们需要了解这种形式的情绪反馈一直在发生，而且它在告诉他们应该如何表现自己以及他们的关系会如何发展。教练需要帮助人们注意到这些反馈。如果一个人对他的配偶感到害怕、悲伤或者愤怒，她其实收到了信息：一定有哪里出了问题。如果她不关注自己的感受和需求，她与配偶的关系将会恶化。情绪告诉人们，正在发生的事情与他们的幸福感相关，他们的某个需求并没有得到满足。然后，他们必须开始采取行动来处理这个问题。如下面的小故事所示,如果伴侣学会有效地处理他们的情绪,解决困难的情境就会变得更加容易。

由于鲍勃和玛丽学会了要关注自己的情绪,他们意识到有问题出现了。他们能觉察到自己的感受。鲍勃由于感到自己被忽视和冷落而生气。玛丽则害怕鲍勃的反对,感到不知所措。现在,他们可以利用自己对感受的觉察开启一场没有责备的对话,讨论彼此的感受和对对方的需求。他们能够用最少的责备进行对话,不带偏见地倾听,并以各自最好的方式带着接纳和关心去回应对方,而不是指责、评判或试图改变对方。作为普通人,他们并不需要完美,但从根本上来说,他们的目的显然是要解决问题,而不是责备对方,是讨论而不是打击,是辩论而不是争输赢。这有助于他们倾听和回应对方。

情 绪 交 流

在过去的几天里,玛丽一直忙于工作和家务,她既疲惫又易怒,但是没有时间或精力来说这些事。事实上,玛丽已经有一段时间没有关注鲍勃了。她需要的是鲍勃能够对她的感受敏感一些。鲍勃意识到发生了什么事,他注意到玛丽的声音有时是急躁的,甚至和自己说话的时候有时也不会直接看着他,好像她很心烦意乱。这些情绪信号告诉鲍勃,玛丽有压力,不想对他有任何需求。阅读这些情绪信号可以为他们的关系省去很多的困难。

情绪在交流中起着重要的作用。在亲密关系中,情绪是主要的交流信号,而且实际上,从婴儿期开始,情绪就是主要的信号。在婴儿期,情绪会传递信息,调控照顾者的行为。婴儿的叫喊声会让照顾者跑过来,而满足的轻哼会让照顾者非常高兴。情绪在成年以后仍然是一种主要的交流方式,调控他人的反应。对他人的情绪信号,尤其是对亲密伴侣的信号,表明了伴侣对于自己关系需求和期待的满足程度。它们还向一方表明了另一方的状态和意图。因此,伴侣需要仔细地阅读彼此的情绪信号。

关于伴侣之间情绪的最佳表达方式,文献中存在很多混乱的内容[133,198]。有些作者认为,人们总是应该表达自己的感受,而另一些作者则提醒,感受是有破坏性的,不应该表达出来。有些专家提倡激进的责任感,认为每个人都需要承认自己是自己感受的创作者，而不能说"你让我感觉……"这种陈述是不能容忍的。情绪是个体自己的。另一些专家则提倡对他人有更多的共情和接纳，但被批评是在建议人们对待伴侣像对待婴儿。在伴侣的沟通中，处理情绪真正需要的是头脑和心灵的整合，是接纳和责任感的整合。

情绪性地引导、理性地表达和行动似乎是最好的。伴侣不需要在任何时候都脱口而出他们的愤怒；相反，他们需要用愤怒来告诉自己，他们感到被侵犯了，然后需要用理性来分析当前的情况。在理性和情绪相结合的基础上，他们可以用理性的方式表达自己的关切，比如说："我不喜欢被批评。"只有当人们意识到自己的情绪和感受的时候，这一切才会发生。伴侣需要了解自己的情绪是怎样运作的，他们的表达对伴侣有什么样的影响，以及他们可以怎样处理并适应自己的非适应性情绪。他们需要对如何处理自己的情绪承担责任，也需要练习接纳伴侣的感受。

例如，玛丽知道自己有时候会因为工作问题而感到不知所措。她意识到，在这些时候，她也感受到了鲍勃的愤怒和不支持。这种情况之前发生过，玛丽对自己的反应有所了解。她过去感受到了很多，但什么也不说。这导致了一连串的内心对话，使她感到更加的抑郁和愤怒，然后最终爆发。当她看到这样没有用的时候，她学到了最好早点表达自己的感受，而且，她只需要表达特定的感受而不是所有感受。她了解到，首先，有助于问题解决的是她说出自己的经历，而不是鲍勃的行为或动机。其次，她需要说出自己最核心、最深刻的感受，通常是感到受伤或孤独，而不是更多地依赖自己防御性的感受——往往是愤怒。再次，她学到要解决问题，她需要倾听鲍勃的感受。最后，在倾听鲍勃的感受的时候，她不需要忘记自己的感受，也不需要忘记她想让自己的渴望被听见。她和鲍勃都认识到，为了解决分歧，他们都需要以一种非常亲密的方式来讨论和倾听彼此是什么样的，以及彼此的需求是什么。他们需要重视彼此的差异。

情绪表达与亲密关系的建立

创造和保持一种令人满意的亲密关系是人生的关键任务之一。亲密关系是指人们将自己的内心世界，包括感受、需求、渴望、恐惧、感知和幻想，暴露给外部世界——相处的人、他们的伴侣，并让这些亲密的他人接纳和确证自己的内心世界。当人们告诉伴侣自己的原发感受、关切和体验的时候，这些是被理解的，亲密就会产生。这是一个互惠的过程。每个人都想要一个倾听、理解、接纳、同情、倾诉、宽恕和承认自己的伴侣。情绪教练需要帮助伴侣们意识到并向对方表达自己的原发核心感受，而不是他们的继发、防御性或者自我保护性的反应。正是伴侣间暴露自己真心的体验，尤其是当关系变得冷淡和陈旧的时候，才为关系注入了新的活力。帮助人们表达与依恋相关的恐惧和焦虑，甚至是羞耻、悲伤和愤怒，都会让关系保持亲密。

亲密关系通常包括表达受伤的感受，因为受伤之时往往是人们最迫切需要支持但又羞于开口的时候。人们常常无法提出要求，因为他们以前没有得到足够的支持，让他们觉得自己的需求是正当的。人们也可能不相信自己能够在没有回应的情况下生存，或者由于过去的伤害，人们可能发誓不再让自己有需要或者再次受伤。因此，阻碍人们与他人之间的亲密关系的往往是人们与自己感受的关系，而不是与伴侣的关系。因为丈夫认为，如果他告诉妻子自己的真实感受，他会被妻子拒绝，所以他就闭嘴了。他告诉自己要强大。他常常鄙视自己的黏人。他甚至没有给妻子回应的机会。很多时候，在这种情况下，想象中的拒绝更多的是幻想而不是现实。人们真的不知道别人会如何回应他们的感受，但他们害怕冒险。为了变得亲密，人们必须能够表达自己及内心正在发生的一切，并且相信自己，如果对方没有像他们所希望的那样回应，他们也可以应对。

在一次特别困难的交流之后，玛丽指责鲍勃控制欲强——他从来不说自己想要什么，但总是希望她去猜。她告诉他，现在她拒绝扮演这样的角色。鲍勃承认自己有控制的无理需求，当他说这话时，他以一种孩子气的方式殷勤地看着她。这是一个关键的时刻，玛丽可能错过这个时刻，因为她太过于卷入自己的心理过程，比如她的怨恨和受伤，或者她也许会看到鲍勃脸上的软化、吸引力，以及她内心中钢铁的熔化。她能感到温柔，能以关切的目光回望他。在她的表情的支持下，鲍勃可以开始敞开心扉了。他可以说出自己是怎样经常观察她的反应，寻找拒绝的信号，以及他是多么想亲近她，但害怕自己被拒绝，所以他最终试着控制一切。他承认没有袒露自己，因为他害怕被伤害。鲍勃的这种软化可以帮助玛丽更加开放地谈论她是如何放弃回应他的，因为她担心自己会由于犯错而受到批评。于是她选择了走开，躲着他。她现在也许可以讨论自己对批评的敏感，并请求他认可和尊重，将认可和尊重自己作为支持他的先决条件。现在两人可以相互对视了，空气中有东西活跃着，发生了一些新的事情。这段关系中重新注入了生机。仍然有很多工作需要去做，但是新的可能性已经出现了：分享脆弱的亲密关系。

恐 惧 亲 密

一旦受到伤害，许多人发誓再也不让自己变得脆弱或需要别人。他们出于对亲密关系的恐惧而采取了自我保护的立场。人们害怕情感上的亲密，主要是因为他们害怕再次受伤。他们害怕拒绝，害怕被抛弃，害怕被否定和失去控制。婴儿对分离的恐惧是生物学上固有的，以保护他们不遇到危险的分离，而成人仍然携带着相同的程序。为了避免所有的这些恐惧，人们常常避免依赖任何人，他们害怕亲近。羞耻感也会阻碍亲密。当人们觉得自己不可爱的时候，他们会害怕和他人变得亲近，害怕破坏关系，所以他们会通过保持距离来保护自己。他们害怕如果他们表现自己，人们会发现他们的缺陷或不足。恐惧和羞耻这两种非适应性情绪妨碍了人们获得他们所需要的爱。

阻碍亲密关系的非适应性情绪还伴随着消极的声音，这些声音会影响个体对他人的看法，尤其是对异性的看法。例如，萦绕在女性大脑的往往是她们从父母、文化和经验中学到的说法，这些声音在说："你不能相信男人，他们没有感情，他们太强势，你必须强化一个男人的自我。"同时还说："如果你没有男人，你就是个失败者。"在男性的头脑中，有声音在说："女人太情绪化、太苛刻、太有控制欲。"同时还说："如果你不能让你的女人开心，你就是个失败者。"这些给想要但是害怕亲密关系的人制造了很大的冲突。只有当人们克服了恐惧和羞耻感，改变了看似在保护他们但实际上阻碍了他们获得亲密关系的消极信念时，亲密才会出现。

伴侣之间问题的开始

伴侣遇到的主要问题来自与联结或亲密相关的需求、分离，或者与自主相关的需求，以及为了满足这些需求而做出的改变伴侣的努力。这种性质的未解决的冲突导致了某些不断升级的互动循环的发展。教练需要努力识别这些循环，了解与依恋相关的潜在情绪，并帮助伴侣改变这些循环。

试图改变另一半的问题

问题往往初现于关系中，因为人们没有说出自己的感受或需求，或者当他们试着向对方解释自己的需求时，对方并不理解。这是一个沟通的问题。然而，随着时间的推移，人们可能会成功地与伴侣沟通自己的需求，但是仍然存在问题。现在，导致问题的并不是缺乏沟通或者误解。随着关系的发展，伴侣们往往非常了解对方的需求，但是他们根本无法或者不愿意给予对方他们想要的回应。由于伴侣的独特性，且每个人都是独特的，都有自己的需求，所以，他们不能总是在正确的时间用正确的方式回应对方。通常，一方的感受与另一方想要的感受是不一样的。当伴侣需要对方的付出或关心的时候，对方并不总是能感受到；他们也不会正好以恰当的方式做对方想要他们做的事。然后，人们往往就会开始觉得他们的伴侣很冷淡或者漠不关心。这就是冲突的开始。人们开始试图改变伴侣，他们开始责备或者回避对方，以达到改变对方的目的。其中一方可能最终会尖叫："给我，给我。你太封闭了，你害怕亲密。"而另一方可能会高喊："离我远点，你太苛刻了（或者黏人）。"这才是真正问题的开始。这样的循环经常出现，因为人们无法表达自己最私密的感受。伴侣们应该怎样解决这些冲突呢？他们需要能够走出攻防或者追逃的恶性循环，真正接纳自己和伴侣。伴侣们需要通过表达自己与依恋相关的主要感受，以及自己对亲密与安慰的需求来改变互动。要做到这一点，他们通常需要改变自己，而不是改变对方。情绪教练需要警惕一些会干扰伴侣们公开表露自己的问题。

破坏性循环的出现

破坏性循环是由未表达的原发情绪和需求造成的。这些循环通过表达继发情绪（如责备和怨恨）来维持，继发情绪掩盖了原发情绪，或者通过工具性情绪反应（如当个体生气的时候，噘嘴或哭泣）来维持，这些反应是个体从他人那里获得想要的东西的一种手段。这些循环的形成围绕着伴侣最敏感的关注点，即每个人都觉得最脆弱和最需要的部分。伴侣的一方可能会想要更加亲密，对联结更加焦虑，需要更多的保证；伴侣的另一方可能更倾向于觉得自己不够好，过度担心自己是否称职，需要更多赞美，或者需要空间，对别人的打扰很敏感。其中一方可能会更快地做出反应，更加果断和积极，如果受到约束，也会更加不耐烦。伴侣之间的节奏可能是不同的：一方可能更快，另一方更慢；一方比另一方需要更多休息和放松；一方可能很大胆，而另一方容易害怕。伴侣彼此从来不是完全一样的。人们有时在不同的关系中确实会扮演不同的角色：在一种关系中是领导者，在另一种关系中则是跟随者；在一种关系中追着别人，而在另一种关系中远离别人。然而，在他们最重要的关系中，人们最终都会对唤起他们最深层的焦虑和未满足的需求的问题变得非常敏感。伴侣的按钮不会被相同的关注点按到，或者至少程度不同。一方可能关注亲密，而另一方则关注控制。这会导致需求的不匹配和冲突。伴侣之间出现了不同类型的循环。

1. 追—逃循环

在亲密的需求上，人们永远不会和伴侣完美地匹配。一方通常想要更多的亲密，更多联结，更多对话，更多接触，或者更多相处的时间。因此，最常见的循环是追—逃循环，在这种循环中，基本上都有一方追求和另一方更加亲近或亲密。通常，伴侣会诉诸于大量的责备和抱怨，以此作为获得亲密的方式，而这种方式让他们的需求变得不易显现。即使另一方可能想要建立联结，他也会觉得不知所措。他的自主性及自我认同受到了威胁，而且，这可能会让他感到自己无法满足伴侣所追求的要求。

2. 主导—顺从循环

鉴于自我认同是一个重要的问题，权力则是另一个关键的关注点。谁更频繁地发号施令，更频繁地定义事物，这起初可能是一个难以觉察的问题，但之后可能会成为一个大问题。伴侣的其中一方可以更快地陈述需求、选择电影，或者选择餐厅。另一方一开始会同意，也许甚至喜欢不用去想自己想要什么。最终，这可能会成为另一种类型的循环——主导—顺从的循环，这种循环也会导致很多问题。一方掌控和过度行使权责，另一方则放弃和削弱自己的权责。

在主导—顺从的循环中，通常伴侣的一方认为自己必须是正确的，并要按照他的方式行事。主导的伴侣可能会觉得，证明自己是对的是一个事关生存的问题。如果受到挑战甚至质疑，主导的伴侣会高度保护自己的地位。另一方在顺从多年以后，已经忘记了如何选择或者做决定，他们害怕犯错误或自我辩护，以及制造冲突。

3. 责备—退缩循环

当一个人的感受没有被听到，关系的需求没有被满足的时候，问题就出现了。然而，这种情况经常发生，因为人们觉得自己的感受和需求是不可接受的，所以，他们不会说出自己的感受和需求。当伴侣的一方感到不安全或孤独，觉得自己没有权利拥有自己的感受和需求，那么这些感受就不会被表达出来。人们希望伴侣能够觉察到他们的感受和需求，而当伴侣觉察不到的时候，他们就会感到孤独。然后，未表达的悲伤或孤独感、不被爱或被忽视的感觉就会变成愤怒，人们开始批评或责备他人。面对伴侣一方表达的批评和轻视，伴侣的另一方会感到害怕或者觉得自己不够好，于是出现了退缩或防御。现在，这对伴侣就被锁在了一个有着自己生命的循环中。一方责备，另一方退缩。退缩方退缩得越多，责备方的责备也越多，而责备方的责备越多，退缩方又会更加退缩。

一般来说，责备方会感到孤独或者未被倾听，而退缩方会感到害怕或觉得自己不够好。责备方通常会因为伴侣的退缩而更加有被抛弃的感觉。实际上，退缩方只是在试图保护自己，而责备方却把这种退缩理解成拒绝。抱怨或批评的伴侣真正想要的是满足自己的需求，但受到责备的伴侣感受到的只有批评。退缩方感觉自己不够好，于是他们开始保护自己。通常，正是这种最初的不够好或者焦虑的感觉让他们变得不那么容易相处，并唤起了伴侣被抛弃的感觉。因此，循环开始发展。在一种类型的循环中，追求者寻求情感上的亲密，但方式是责备和批评，而退缩者则为了情感保护而做出退缩反应。在另一种类型的循环中，主导方主导、过度行使权责，做所有的决定，然后感到自己的负担很沉重。而感到不安全、不确定或者顺从的伴侣则削弱自己的权责，做得很少，但最终他们会觉得自己是隐形的，就像在关系中不存在一样。

鲍勃感到孤独和不被爱。他开始感到孤独，因为玛丽太过关注自己的事业，而且虽然他最初试图表达自己的感受，但后来他觉得自己可能太依赖他人了，所以他压抑了自己的感受。然而，随着时间的推移，他发现自己感到愤怒，并且开始批评玛丽。最后，在他批评了好几个月之后，玛丽开始疏远鲍勃。她回到家里就会受到鲍勃的批评，感到自己做得还不够，就像她不够好一样。玛丽没有理解鲍勃的受伤和孤独，这在被批评的时候是很难做到的，她一直在试着保护自己，最终他们陷入了攻击和防御的循环中。然后，玛丽开始退缩。她觉得谈话或者叙述都是不值得做的，最安全的做法是在鲍勃生气的时候避开他。距离和疏离开始产生。通常，这对伴侣是意识不到这种动态的循环的，也意识不到自己的感受。他们只是意识到了距离和疏离。他们开始说："我们在放任自流，你的兴趣不一样了，我们已经分开了。"事实上，他们已经彼此封闭了。

一旦责备—退缩的循环开始出现，它就会真正掌控关系。关键的情感问题仍然没有被解决。亲密成为不可能的事，因为伴侣双方都觉得他们必须保护自己以免进一步失望。这也阻止了伴侣们去冒险，去向伴侣透露自己内心深处浮现出的感受。

4. 羞愧—愤怒循环

伴侣之间一个特别重要和消极的情绪循环是羞愧—愤怒循环，在这种循环中，其中一方首先感到羞辱，然后开始愤怒。这可以非常激烈，最终导致伴侣之间的暴力行为。在这里，人们的愤怒通常是对自己无法处理更核心的羞耻和无力感而做出的反应。

如果伴侣感到愤怒，他需要学会如何平息愤怒，并找到愤怒的根源。通常这是一种无能的羞耻感，对脆弱和无助的羞耻感，或者对悲伤、孤独或被抛弃的羞耻感。如果一个人经常非常生气，他不仅需要控制自己的愤怒，也要学会体验和表达隐藏在愤怒之下的更脆弱的情绪。表达潜在的恐惧、羞耻或受伤，这对伴侣的影响和表达破坏性的愤怒是完全不同的。因此，当核心情绪出现的时候，觉察并接触到它们，是防止破坏性愤怒出现的关键途径。因此，人们需要知道，例如，当他们出现防御性的愤怒时，他们需要表达出在愤怒之前出现的恐惧。教练需要帮助人们培养安抚自己和伴侣的能力。这是避免问题消极升级的最佳解药之一：安抚自己和他人的脆弱的能力。

幻灭阶段

最终，伴侣们会为争吵的方式而争吵，这成为新的争论点。其中一方会说,"你在责备我"或者"你太冷漠,反应太迟钝"。此时,伴侣已经进入了"改变你的伴侣"的关系阶段。这个阶段的发展通常需要若干年的时间。然而,伴侣的革新和努力往往没有达到他们期望的结果。结果往往是关系的恶化,而不是家庭的改善。这是幻想破灭的时期。一开始,伴侣双方可能会努力沟通,相信一旦双方都知道彼此需要和想要的东西,他们就都能得到满足。然后,一方开始明白,自己的伴侣很清楚自己想要的是什么,自己是一个成功的沟通者;而伴侣只是不想给自己想要的东西。人们很难理解伴侣的理由,即他们彼此是不同的,每个人都有自己的需求和挣扎,这会使他们无法成为对方想要的东西的可靠提供者。在这个阶段,伴侣开始怀疑他们对彼此的爱,开始解释为什么对方没有给他们想要的东西。通常,当伴侣感到越来越匮乏的时候,他们不会说自己的伴侣是累了或者有压力了。他们不再给这种情况找理由,而是直截了当地归因于伴侣的性格。一个人可能会说自己的伴侣要求太高、自私、没有安全感、冷漠、害怕亲密、无法表达愤怒,等等。现在,这个人要么需要改变伴侣的性格,要么离开这段关系。两者都不是愉快的选择。最好能找到别的解决之道。

在这个时候,伴侣双方通常都受到了很大伤害,当然,他们一直都在受伤害。他们原本可以如何更具建设性地表达自己受到的伤害呢?人们有可能不带怒气地表达自己受到的伤害吗?有些作者说过,伤害只是未表达的怨恨。人们能感受到伴侣带来的伤害而不生伴侣的气吗?这里的问题在于,愤怒往往会把伴侣推开;然而,伤害和悲伤需要的是安慰。当伴侣感觉到对方的愤怒时,他们将无法提供安慰,因为他们正忙于准备防御愤怒可能带来的攻击。同时,受伤或愤怒的伴侣正期待着自己的受伤得到抚慰,并将伴侣的无动于衷视为伤害之余的侮辱。作为对无动于衷的侮辱的回应,他们现在真的开始愤怒了。伴侣们怎样才能从这个旋转木马上下来,或者更好的是,就不要骑上这个木马呢?附录中的练习25有助于伴侣们识别和改变他们的循环。他们可以通过表达自己内心的柔情来做到这一点。

难以应对的情绪状态

如果伴侣们不关注彼此未满足的核心需求,他们就会深陷在自己的循环中,开始一种特殊的舞蹈——一种伴侣合跳的疯狂的舞蹈。在这些舞蹈中,两人都可能会转变成通常被视为"疯狂"的状态。他们随后会说，他们在这些状态中的感受和言论都是不真实的，"并不是真实的自己"。这种"非我"的状态似乎有着自己的想法。它们就是非适应性情绪状态。在这些状态中，人们可能会开始对彼此大喊大叫，而不是好言好语，或者他们可能会切断彼此的联系，而不是去倾听对方。他们可能曾经多次这样争吵，并且解决了这些争吵，或者多次理解和原谅了对方，但这种情况又会一再发生。他们甚至能够预见这种情况的出现，但一旦他们陷入这种不健康的威胁、侵犯或者羞辱的情绪状态里，而且这些情绪状态往往有着过去的创伤基础，他们就会转变为其他的自我。对于男性，渴望的感觉可能会成为一种身体的感觉，他可能会从自己的身体深处对伴侣渴望着某种东西。而女性可能会感到非常需要保护自己，以免被摧毁。她害怕因为伴侣而变得不知所措；她认为伴侣具有强大的侵入性，于是她会闭嘴，变得僵硬，感到冰冷，拒绝任何接触。这些极端的状态通常反映了非适应性情绪状态。它们往往不是一个人对自己的伴侣最初的、主要的反应。相反，它们是由不健康的内部和互动循环造成的。下面给出一个例子，在这种情绪雷暴中人们进入了不健康的状态。

在一个特定的循环中，为了回应丈夫的需求，妻子开始对丈夫的反应感到不知所措。她听到了丈夫的声音，看到了他脸上熟悉的愤怒表情。她不知道到底发生了什么，但是她感到很危险。她身上的某些东西开始封闭了。她变得冷漠，感到被攻击和无能为力。他似乎总是冲她说着愤怒的话语、问题和指责。她并没有去听；她只是想让他停下来，然后走开。但是他不断地提要求、打扰她，而她希望他能离自己远一点。她需要逃跑，远离他。她无法思考。她开始爆发，说了一些可怕的话让他停下来。这时，她是恨他的。然后，她退缩了，只是努力地逃离，让这一切停止。

丈夫想和妻子亲近，但妻子选择远离。妻子所说的话让他感到受伤和被忽视。他曾希望能够亲近妻子和进行亲密的性行为。他感到受伤和愤怒，认为妻子很冷漠和拒绝。他试着告诉妻子他的感受，但因为妻子并没有倾听，他变得生气了。他解释了她所做的对他有多么大的伤害，并问她为什么要这样做。他迫切需要她的温柔，开始感到极度无力，然后愤怒起来。他失去了和她的一切联结，只感到她筑起的心墙。他对这堵墙感到愤怒，所能想到的就是摧毁它，因为它阻碍了自己得到迫切需要的东西。他觉得妻子在残忍地压抑着她自己，他希望能够摧毁这道障碍。他几乎觉察不到妻子的爆发,因为他太想拆除障碍了。他只感到疏远和冷漠。

处理受伤和愤怒:隔离之墙的两大主要构件

一旦识别并意识到了循环,情绪教练就需要帮助伴侣处理让他们彼此分离的感受,并帮助他们处理各自的疯狂状态。毫无疑问,伴侣陷入困境的最重要途径之一是无法处理他们自己和伴侣的愤怒。正如我所讨论的,虽然对侵犯的愤怒是一种需要被表达的健康感受,但是愤怒通常更多的是对更深层的受伤感、不被爱的恐惧感或者不被支持的恐惧感的继发反应。伴侣还有很多"更难"表达的情绪,比如愤怒、怨恨和蔑视,往往是为了保护自己不受伴侣的伤害,或者为了保护自己不受到悲伤、恐惧和羞耻等更痛苦、更"柔软"的情绪的伤害[199]。

受伤和愤怒是关系中很正常的部分。情绪教练要如何帮助人们处理这两种不受欢迎的情绪,使它们不会成为筑成疏离和隔离之墙的砖头呢?教练要怎样帮助伴侣处理这些情绪,而不把它们转化成关系中最有害的元素,并最终发展成责备和蔑视呢?

受伤和愤怒的问题在于,如果不羞辱或轻视对方,或者变得苛刻和控制,它们很难表达出来,但是如果伴侣不把这些情绪表达出来,它们就会开始筑起一堵心墙。很重要的是,我们要认识到悲伤通常是受伤的基础,而受伤显然往往是愤怒的根源。难点之一就是要把愤怒和悲伤区分开。正如我在未解决的情绪记忆中所讨论的,这两种记忆常常会融合成一个受伤的、愤怒的球,主要表现为抱怨、受害的感觉和责备。为了能够成功地表达这些情绪,伴侣首先必须能清晰地愤怒,纯粹地悲伤,而且情绪之间不互相污染。

每个伴侣的愤怒都需要清晰地表达出来,不受到责备,如果可能的话,还应表现出善意。我个人尝试过的一个比较成功的技巧是说:"我不想生气,但是我确实对……感到生气。"这传达了一种想要和睦的愿望,可以让伴侣安心。人们必须学会承认自己的愤怒。语气不能表达出蔑视或者愁闷,以及冷嘲热讽的敌意。想要毁灭的愤怒是行不通的。那些表明自己的立场并告诉伴侣他已触线或过界的愤怒,尽管并不总是容易接受,却是必要的:"我生气了,你没有按照我的要求做。这让我觉得我对你不重要。"真正重要的是伴侣之间的非言语沟通，以及他们的态度。如果他们的态度是轻蔑的，他们的愤怒就是破坏性的；如果他们的态度是尊重的，那么愤怒就没有破坏性。

未表达的怨恨和随后的退缩或封闭，这些形式的愤怒是关系中的毒药。封闭通常是退缩方试图解决冲突的方法。这并没有用。建立联结才有用。表达隐藏的怨恨是很有帮助的，首先是因为这样做会让退缩方不再隐藏；其次，让退缩方大吃一惊的是，追求方将会发现愤怒比疏离更容易处理。这感觉就像是有了情感联结，而不是冷漠的沉默，或者冰冷的距离。联结就是追求方想要的，因此，退缩方表达愤怒其实可以增强亲密关系。

然而，愤怒的问题在于它可能会升级，或者围绕愤怒的互动也可能会升级。一旦伴侣生气，除非他们很快得到一个理解性的回应，否则他们就很容易失去控制。有些人愤怒的表情中几乎有一种快乐或愉悦。所有的情绪都是放任和克制的结合体。我曾经看见一位老年人，他正失去调节不同功能的能力，逐渐开始对轻微的挑衅感到愤怒。最初，他很合理地要求对方停止挑衅，但是随后他就无法控制自己迅速升级的愤怒，愤怒最终全面爆发。因此，能够调节表达而不让表达失控是非常重要的。

失控升级对伴侣来说是个问题。即使伴侣的一方是以一种可以接受的方式生气，另一方在感觉到边界被侵犯时，也会以同样的愤怒来回应。现在两人就像两个拳击手在循环中保持着平衡。一般而言，顺序是这样的：只要一方提高了愤怒的水平，另一方也会提高，而且很快他们就会在互动中相互攻击。配偶的性格、母亲和厨房的水槽都会成为拳击场。这些通常都是痛苦和破坏性的争吵。有时，争吵也是甜蜜和好的前兆，常常会伴随亲密的性行为。浓烈、激情和亲密可以治愈争吵带来的创伤，但是为了和好而发生的争吵最终会适得其反。争吵会变得非常具有破坏性，以至于无法和好。通常伴侣的一方更喜欢争吵。对这个伴侣来说，愤怒带来的强烈联结比紧张、冰冷的距离感受更好。问题是另一方可能与之不同，认为争吵太可怕或者太伤人。争吵本身并不是问题，问题在于无法解决争吵，导致了双方的疏远，最终导致亲密关系的破裂。最糟糕的情况是，局势迅速升级，蔑视和反抗都被表达出来。例如，妻子对丈夫说，"去洗碗"，而丈夫说，"哦，你试试看（逼我去洗）。"这些都是未来会离婚的信号[200]。

解决伤害和愤怒的方法是将悲伤和愤怒分开，让它们以一种纯粹的形式出现。愤怒应该是一种要求清晰边界的声明，而悲伤应该是一种对安慰、陪伴的呼唤。愤怒需要成为个人边界的表达，坚定但不带攻击性。受伤不应被视为对破坏行为的必然反应，而应被视为人们基于真实的自己和自身失去感的独特反应。与其认为伤害是由他人造成的，不如把伤害视为自己的情绪性功能。另外，如果人们认为自己的伴侣是在故意伤害或破坏，那么愤怒就是恰当的反应。

自我安抚

为了帮助人们应对他们在争吵中的"疯狂状态"，情绪教练需要帮助人们学会自我安抚。有些人可能会觉得无法自我安抚，因为他们缺乏内在的情感结构或过程来放松、平静或者滋养自己。当他们作为孩子的时候，他们可能没有得到足够的安抚，也可能没有建立起一个可以利用的内在的、滋养型父母的象征形象。当关系暂时中断的时候，这类人会感到绝望，很难保有从这段关系的真实经历中所产生的安全感。然后，他们就会很难缓冲哪怕轻微的破坏，也无法为关系投射出一个安全的未来愿景。因此，他们会体验到巨大的威胁感，或者有一种被侵犯的感觉，就好像疏远或者轻微的破裂就意味着关系结束了。这听起来可能很陌生，或者过于极端，但无论我们多么有安全感，我们每个人都会在某些时刻发生这种情况。

回想你与亲密伴侣之间的一次激烈争吵。你们中至少有一个人可能进入了焦虑的依恋状态，这可能就是情况会升级成争吵的原因。其中一人失去了判断力，突然觉得除非你们能马上解决这个问题并变得亲密，否则你们的关系就要完蛋了或者自己就无法活下去了。你的伴侣可能会感受到一种认同威胁，即除非他当时被你理解了，否则你将会永远误解并否定他。你们俩不一定都真的这么想，但是你们的焦虑都在不顾一切地保护着某些东西。不幸的是，你试图通过指出、说服或指责来解决问题并保护自己，这通常会成为问题。我们需要的是能够利用过去有安全感和体贴的形象，以及糟糕的时刻会过去，情况会变好的认识，让自己冷静下来。你需要安抚自己的焦虑，让自己相信"这也会过去的"，就像过去一样。因此，教练需要帮助来访者在伴侣无法回应的时候进行自我安抚。与这部分内容相关的是，第八章所讨论的关于处理非适应性的情绪和情绪调节的技巧。

自我安抚被视为其他安抚的补充，对于打破伴侣之间不良情绪的升级非常重要。在伴侣关系中，自我安抚是与整体健康情绪调节相关的额外但必要的能力。当伴侣暂时不在的时候，自我安抚的能力变得尤为重要[132]。伴侣之间的磨难可以追溯到核心的认同问题，比如伴侣的价值感，这些通常最好通过自我安抚而不是其他的安抚来处理。例如，如果一个人的核心情绪是羞耻感，而且这个人觉得"我有点不对劲，我太弱了、太黏人了，还不够好"或者"我根本就是有缺陷的"，那么来自伴侣的安抚或者安慰虽然有所帮助，但是并不能改变其对自己的看法，最终也无法解决问题。换言之，如果一个人暴露出对自己的羞耻感，其伴侣没有离开，那么这个人就会感到安慰，并对伴侣产生更多的安全感，但这并不能导致其羞耻感的自愈。另外，自我内部的情感变化，比如通过获得自豪感或者自信来转化羞耻感，并被伴侣见证和支持，可以导致一个人对自我看法的持续改变。这种改变会反馈到关系中，因为一个人对自己有了更积极的看法，并且得到另一半全新方式的看待。

看看这个例子。一对夫妻已经接受了一段时间的治疗，两人在冲突中会陷入的典型基本非适应性循环是，妻子追求亲近和联结，但感到被拒绝，然后变得愤怒和挑剔。这将导致丈夫感到自己被责骂，或者退缩并去别处寻求肯定，或者也变得愤怒和闷闷不乐。在丈夫的成长史中，作为长子，他的妈妈对他很苛刻和挑剔，要求他达到很高的标准。对此，他积极回应，非常顺从并成为一位成就斐然的专业人士。然而，他也有着高度的自我批评，不断质疑自己的价值，尤其是在他和妻子卷入冲突中的时候。在本次咨询之前，两人已经完成了大量的夫妻关系修复工作，他们都能够分享许多潜在的恐惧和脆弱。然而，当涉及自我肯定的时候，他就会陷入困境。来访者分享了一个故事，他在故事中说自己是一个更幼小、更脆弱的男孩。他描述了自己在小学时的一段特殊记忆，由于当时没有为自己辩护，他感到羞愧。

治疗师援引了"小男孩"的说法，聚焦于丈夫对小男孩的探索，接纳小男孩的恐惧，同时也热情地认识到他对内化的男孩的喜悦和喜爱。于是，丈夫能够接纳并肯定自己对支持的需求，获得了自我安抚，也为自己提供了自我肯定。现在，他开始以一种全新的方式体验自己，感到更加自信和有价值。

教练需要为陷入困境的伴侣做些什么？

关于伴侣在治疗中如何发生改变的研究表明，在中等的和更温和的形式中，解决伴侣冲突最有效的方法就是暴露彼此的脆弱感受、彼此的依恋和亲密需求[133,135]。亲密可以通过毫无抱怨地分享感受来创造。分享受伤的感受可以成为冲突激烈的关系的解毒剂。当关系中存在非常强烈的暴力或愤怒时，我并不建议使用这种方法。然而，那些卷入中等冲突中的伴侣，如果他们透露并表达了自己之前没有表达的情绪，比如对失去的悲伤、对威胁的恐惧，以及对侵犯的愤怒，那么他们会对彼此产生神奇的影响。当伴侣们真的看到对方的眼泪，听到对方的恐惧或愤怒时，他们会突然从一遍又一遍地重复自己的立场或者捍卫立场的恍惚状态中挣脱出来；相反，他们变得更有活力、更富有同情心、更温柔，也对伴侣更感兴趣、更加关心。伴侣们很快就会意识到，由于感情是关系的基础，表达真实的感受对于改变互动有着不可思议的力量。真实的脆弱会让对方消除敌意，唤起对方的怜悯，而非控制性的愤怒则会设定界限，唤起对方的尊重和关注。

许多教育家和治疗师都谈到过如何教授良好的沟通技巧，比如，用"我"来陈述，保持一种不责备的态度，倾听，等等。这些都是对的。所有这些技巧都将帮助人们打破维持冲突的循环。然而，问题在于人们是怎样采用这些更加温和的立场的。他们其实是通过自己的情绪做到的。人们的怜悯、关心、爱和兴趣让他们能够专注和倾听。而他们没有表达出来的恐惧和愤怒使他们有所防御，不那么温和。

指导伴侣表达核心的受伤感

情绪教练是怎样帮助人们感受到治愈性的关注和关心的？他们又是怎样帮助人们从伴侣那里得到关注和关心的？答案有点出乎意料。我不知道怎样轻易地帮助人们感受到爱、怜悯和理解，但是正如前面所提到的，我已经发现了怎样帮助一方去让另一方体验到自己对他的感受。通过分享依恋和与亲密相关的感受及需求，伴侣们通常会软化自己对彼此的立场[135,201,202]。当人们毫无责备地真诚表达出自己对亲密或认同的需求时，他们的伴侣会倾听并感到放松。一旦双方都感到自己被听到和看到了，他们就更有可能进入更缓和的关系中，然后双方都会开始获得更多的爱的感觉。

情绪教练能做的最好的事情就是，帮助伴侣们以一种最有可能被对方听到和看到的方式，尽可能诚实、开放地表达自己的感受和需求。这并不意味着伴侣们要恳求他人或者非常谦逊地取悦他人，以赢得好感；相反，在教练的支持和他们以往经验的验证下，伴侣们会变得足够强大，敢于暴露自己的依恋需求，而且如果这些需求没有得到回应，他们也能够容忍延迟满足。对没有回应的容忍力包括个体有能力记住伴侣过去的可及性，以及在未来能够再次可及。这种对伴侣可及性的信心让人们能够暂时脱离目前没有反应的伴侣，并且即使他们并没有得到满足，他们也能够宽仁地转向关注自己。如果人们之后能够回到伴侣的身边，不带任何怨恨，反而充满幽默感，有自嘲的能力，并能豁达地接纳冲突不可避免，这些将有助于促进伴侣之间重新建立联结。和解本身就是一门艺术，需要对自己和伴侣的状态敏感，需要与共情相关的情绪智力，以及把握时机的技巧。

在过去的几个月，鲍勃的生意一直不太好，而玛丽说她的哥哥买了一辆很漂亮的小汽车，这让鲍勃觉得自己很无能。当玛丽谈到她哥哥的车时，鲍勃觉得她是在抱怨他们没有足够的钱，他感到羞愧，而这种羞愧感让他很难接受。然后，愤怒就出现了，他开始大喊大叫。鲍勃只是无法承认和表达自己被贬低或羞愧的感觉。他需要努力去了解和表达自己的核心感受。生气和愤怒的防御性和操纵性感受对他是没有帮助的。如果把生气和愤怒表达出来，它们会造成两人的疏远，破坏联结。教练需要帮助鲍勃接近他的羞耻感和觉得自己不够好的感觉，并帮助他向玛丽袒露当她说这些话的时候他的感受。

人们必须学会在表达自己受伤的时候，不带责备，也不要求得到安慰。教练需要训练人们在表达受伤的时候，伴侣没有被攻击的感觉，并且伴侣觉得能够根据自己的感受自由地回应。通过帮助人们认识到他们感到受伤是由于自己的脆弱、需求，并且别人没有义务不去做或不去说那些自己认为有伤害的事或话，教练能够实现这个目标。

比如，当妻子告诉丈夫一些对她很重要的事时，丈夫没有去听，或者在丈夫想要亲近的时候，妻子改变了话题或者表现得不感兴趣。在这些情况下，人们可能会感到受伤或愤怒。例如，伴侣的一方因为性拒绝而感到受伤，而这是这对伴侣相处的一种模式。丈夫通常对性更感兴趣，但常常等着妻子主动。双方讨论过这一点，并一致认为这是一个很好的方式，可以避免丈夫感到被拒绝。尽管如此，丈夫有时还是会主动，而每次妻子虽然愿意，但缺少激情，丈夫就会觉得兴奋感和相互之间的联结消失了，然后感到受伤或愤怒。在这种情况下，丈夫陷入了困境。如果他继续沉默，他将会分裂成两个部分：一部分隐藏自己，另一部分和妻子进行亲密接触。这并不是一个令人满意的解决方案。如果丈夫表达了受伤或愤怒，可能会引起更大的关系破裂，夫妻之间联结的破裂。如果丈夫能够用一种不带责备的态度发自内心地表达自己的愤怒，这一切就不会发生。如果他说："我觉得这很难，因为我再次感到了受伤，就像你不爱我或者不想和我亲近，而我正努力和你保持联结"，妻子可以自由地做出自己认为合适的回应。这就是关键。如果妻子有一点被胁迫的感觉，那么丈夫就会得到不满的回应，而且他最终会从妻子那里得到更多怨恨。附录中的练习26为伴侣提供了建设性的争吵指南。

拥有情绪

在生活中，人们常常没有告诉伴侣他们真正的内心感受和想法。顺着自己的内心感受说话似乎很困难。人们是如此害怕：害怕显得愚蠢，害怕被拒绝，害怕得不到想要的回应。在婚姻治疗中，不幸的是，一个几乎普遍性的神话必须要被打破，或者至少被搁置，那就是"鱼缸"幻想：相信配偶中的一方应该能够看到另一方，因而能够意识到另一方内心的所有感受和想法。人们在一种破坏性的假设下行动，即他们的伴侣应该知道他们的感受和需求，而不需要他们提出要求。他们也可能认为，如果他们不得不提出要求，伴侣所给予的和自发给予的价值是不一样的。自发的表示可以证明伴侣的意图，更具体地说，证明伴侣的爱，这个观点是有道理的。然而，不断要求爱的证明并不是维持长期关系的方法。能够表达自己的感受，并提出自己想要和需要的东西，才是确保满意度和更平稳关系的最佳方式。当别人欣然给予自己所要求的东西，这就足以证明关心了。

当伴侣作为夫妻遇到麻烦，当他们困在愤怒、失望和疏远中，治疗师需要帮助他们聚焦自己最真实的感受，并试着以一种不带责备的方式表达出来。通常情况下，他们会因为失去联结而感到悲伤或者害怕。伴侣们必须能够以一种非防御的方式倾听自己或伴侣的感受。不去责备和辩护是重建亲密关系的核心。这意味着双方必须能够以自己为中心，谈论"我"而不是"你"。帮助每个伴侣聚焦自我，说出内心的想法，有助于消除责备。

用这种方式说话，通过说"我感受到了伤害"而不是"你伤害了我，你这样所以这样"来承认自己的受伤，是更加清晰的感受交流，人们需要经过训练才能做到，并且会觉得这样做很舒服。想想一个220磅重的足球运动员，或者一个想要独立的坚强的年轻女子，或者一个习惯于发号施令的高级主管，如果他们无法在不抓狂的情况下接纳自己软弱、受伤或黏人的感受，如果他们不能用自己的方式表达这些感受，那么他们就注定会陷入困难的、令人不满意的亲密关系中。每个人都有黏人的时候，就像婴儿一样，每个人也都有需要被照顾的时候，这并没有错。成年人的依恋需求包括关爱的需求，就像孩子一样。这并不是幼稚，能够表达自己的需求是一种高度成熟的能力。当伴侣无法回应自己的依恋需求时，只要人们能够让理智和心灵相融合，能够忍受挫折，就是成熟的。伴侣也需要学会如何转换照顾和被照顾的身份。当一方脆弱和有需要的时候，另一方能够用关心和联结的方式真正安抚和照顾其需求，这对关系是一种很好的滋养和补充。只有当双方都需要被照顾的时候，这才会成为一个问题。就像家里同时有两个需要照顾的孩子很困难一样，处理两个成年人的依赖需求也很困难。当双方都感到精疲力竭，需要被关心的时候，其中一方不得不尽快成长；否则，双方最终都会以苛责的方式朝彼此吼叫。照顾者和依赖者的角色必须是灵活的，伴侣双方可以互换角色。

解决冲突的另一个重要因素是，每个人都要清楚激活互动的需求或目标。当一位伴侣当前最高的目标是和睦相处，而且这个人有保持和加强关系的真实愿望时，其反应就会尽可能有建设性。然而，很多伴侣都在跳着"我是对的，你是错的"这样无休止的控制性华尔兹。要想维持一段良好的关系，伴侣们必须明确生活中的快乐比正确更加重要。然后，他们才会看到分歧只是一种不同，而不是对或错。

欣赏伴侣的训练

在相处中的另一个重要因素是，感受并表达对对方的欣赏。人们需要能够向伴侣表达他们积极和消极的感受。尽管人们需要表达更多积极而不是消极的情绪是有道理的，但人们在关系中很快就会忘记这条黄金准则[203]。有些伴侣陷入麻烦是因为他们认为积极的情绪是理所当然的，以至于他们最终只表达了消极的情绪。另外，有些伴侣觉得他们不被允许表达消极的一面，因此完全回避消极。这两种策略都没有建设性。教练需要帮助人们表达对彼此的欣赏，并做出让每个人都感到被关心的行为。一点点的积极对帮助人们保持良好的依恋关系都会大有裨益。

◎ 第十四章
父母的情绪智力训练

我在一个没有爱和情感的家庭中长大,这让你难以释怀。

——比利·考根(Billy Corgan)

艾维是个只喜欢巧克力冰激凌而不喜欢香草冰激凌的孩子。他3岁了,这是他第一次参加朋友的生日派对。派对即将结束,这是一个令人兴奋的时刻,但是每个人都感到很累,变得暴躁。冰激凌出来了!香草味的。艾维很失望,他开始看起来不高兴了。他对他的爸爸说:"我想要巧克力味的冰激凌。"爸爸回道:"抱歉,艾维,他们只有香草味冰激凌。"

"我想要巧克力味的。"艾维抱怨地说。其他的家长看着艾维的爸爸。他开始紧张起来。他该怎么处理呢?艾维的爸爸知道他不能给艾维一个替代品,而且他发现他的儿子很难过,他只能提供理解和安慰。

"你想要巧克力味的冰激凌。"艾维抬头看着爸爸,点头。

"你很生气,因为我们不能给你想要的冰激凌。"

"是的。"

"你希望你现在就能吃到巧克力味的冰激凌,而且其他孩子都有冰激凌,你却没有,这看起来也不公平。"

"是的。"艾维更坚定地说,但是他不再抱怨了。

"我很抱歉,我们没有让你吃到喜欢的冰激凌,我知道这真的让你很懊恼。"

"是的。"艾维说,看起来不那么难过了。

"我真的很抱歉。"

艾维看起来释怀了,这时他的爸爸建议:"我们回家后可以吃一些巧克力味的冰激凌。"他看起来很高兴,然后就跑出去玩了。多年以后,爸爸才了解到有些口味敏感的人会觉得香草味很讨厌。

这种对孩子感受的共情性理解是父母情绪训练的核心。艾维爸爸的行为比哄骗艾维去吃他不想吃的东西,或者说艾维没有感激之心,应该更加知道变通，别人给什么就吃什么，要有效得多。

如果父母能够站在孩子的角度，从他们的视角看世界，孩子们很可能会很少感到孤寂和孤独。忽视孩子的感受并不能让感受消失；相反，当孩子能够谈论糟糕的情绪，用语言表达出来，并感受到父母的理解、安慰和关心时，糟糕的情绪才会发生转变。然后，孩子会把父母看作他们努力理解内心和外部世界的盟友，继而会更多地向父母寻求支持。

理解共情是什么很容易，但要练习和自己孩子的共情却极其困难。这是我的经验之谈。父母必须能够让自己慢下来，能够让自己摆脱那些阻碍他们共情的焦虑。焦虑，比如想保护孩子不受自己所遭受过的拒绝，担心孩子不会变成"正确"的人，对自己希望孩子成为什么样的人的期望，对他人关注的担忧，以及对正确育儿的担忧，都是为人父母的一部分。如果一个人的女儿回家说她被朋友拒绝了，对于父母来说，重要的是先停下来回应女儿的受伤感，而不是急着去解决问题、提供建议或者试图让孩子不那么敏感。这种情感联结是情绪训练的一部分。

对父母的情绪训练包括帮助他们成为孩子的情绪教练。这包含引导父母意识到和管理他们自己的情绪，以及教他们如何处理孩子的情绪。有时，与父母的咨询包含了单独指导父母帮助孩子聚焦和管理孩子自己的情绪。在其他时候，教练可以建议父母和孩子一起咨询。在后一种情况下，当孩子在实际互动中出现情绪的时候，教练可以指导父母如何应对。例如，教练可以教那些与孩子有矛盾的父母如何抱孩子，如何用语言回应，以及如何对孩子的眼神更加细心并做出回应。

本章旨在帮助家长了解情绪训练的重要性。育儿教练可以使用本章中提供的视角来帮助父母进行心理教育。在戈特曼关于情绪训练的著作中[204]，我们可以找到一个为父母和教练提供的更详细的指南。

育儿过程中的情绪训练

约翰·戈特曼是一位研究情绪教养理论的心理学家，他发现相比那些父母有情绪忽视理念的孩子，父母有情绪指导理念的孩子在很多领域都表现得更好[203]。在戈特曼的研究中[203]，在时间点1测量了父母对情绪的态度，以及他们与5岁孩子的互动。3年后，在时间点2，研究再次测量了这些已经8岁的孩子的一些指标。这些指标包括教师评定的同伴关系、学业表现，父母报告的儿童情绪调节的需求，以及儿童的身体健康。在时间点1，接受情绪训练的父母的孩子在时间点2有更好的学业表现。在控制了智商以后，这些孩子的数学和阅读得分更高。他们和同伴的关系也更好，社交技能更强，而且他们的母亲报告说他们的消极情绪更少，积极情绪更多。测量得知，这些孩子尿液中与压力相关的激素含量更少，静息心率更低，他们在生活中的压力水平更低，并且能更快从压力中恢复过来。据报道，他们出现感染和感冒的概率也更低。这个研究的一般性结论是，在时间点2的各项指标上，表现得更好的这类孩子的父母在时间点1表现出了特定的特点。

成功孩子的父母对自己和孩子的情绪表现出更高的情绪觉察水平。他们有一种情绪训练的理念，在处理愤怒和悲伤的时候能够给他们提供接纳和帮助。此外，在他们的行为中没有贬低（侵入、批评和嘲笑），或者只有单纯的温暖（积极但没有关注情绪）。他们不仅温暖，而且更加关注情绪，能够在需要的时候提供指导，且当孩子的行为符合目标时也能够给予表扬。这种准则和表扬的惯例是以一种轻松的方式提供给孩子的，例如，简单地陈述游戏的目标和过程，而不给孩子过多的信息让其产生压力。这些父母等待孩子的行动，而不去强迫他们，然后他们主要是在孩子做得对的时候发表一些意见。在这个维度上表现得比较差的父母给孩子的准则较少，而信息太多，让孩子感到兴奋或者困惑。他们会对孩子的错误进行评论，并经常提出批评。

情绪训练帮助孩子控制自己的情绪，培养其自我安抚的能力。对儿童感受的情绪聚焦训练对儿童有安抚的作用，导致他们产生副交感神经系统反应的改变，影响诸如心率和注意力的情况。有趣的是，那些在5岁时接受过情绪训练的孩子——在出现情绪的时候有谈论情绪的能力——在8岁时和同伴相处不会过度情绪化。事实上，观察到的情况正好相反。保持适度的冷静是常态，这些接受过良好情绪训练的孩子似乎最能和同伴友好相处，因为他们已经培养出了妥善处理情况的技巧。他们可能更能意识到自己的情绪，能够更容易地从生理和行为上调节自己的沮丧情绪，并且能更好地关注情况中突出的问题。他们可能也学会了如何在情绪唤起的情况下学习。

在情绪训练中，对孩子有决定性影响的父母特征是：

○ 对自己和孩子的低强度情绪的觉察。

○ 将孩子的消极情绪视为亲近或者教育的机会。

○ 共情和肯定孩子的情绪。

○ 帮助孩子口头标记他们的情绪。

○ 与孩子一起解决问题，设定行为的边界，讨论目标，并为处理消极情绪产生的情境提供策略[203]。

这些父母显然拥有情绪智力、情绪觉察、共情以及思考和调节情绪的能力等所有的元素。请注意，高情绪智力的育儿方式不仅包括单独的温暖或设定边界，还包括这两者的结合。它包含一种注意和管理的情绪训练风格：觉察并能够处理情绪。父母需要对自己的情绪感到自在。他们不需要总是去表达情绪，但他们必须不能忽视情绪。情绪训练的一个关键因素是，当孩子正在感受自己的情绪时，父母能够与孩子交谈，并帮助孩子用语言把情绪表达出来。这有助于孩子理解自己的情绪，以及唤起情绪的情境。和成人一样，将情绪转化成语言，是一种将理性与情绪相整合的方式，并且在大脑的不同部分之间建立新的连接。这有助于将情绪整合到一个有意义的故事中，从而能够解释事件。另外，帮助孩子从一种情绪状态转化到另一种状态是训练的一个重要方面。在这里，不同的状态之间建立了桥梁，也鼓励不同状态之间进行灵活转化。哭闹的孩子先是被安抚，然后得到一种新的、令人兴奋的刺激，比如鬼脸和滑稽的声音，抑或是一种新的体验，比如在一种没听过的发动机声中被快速地举到空中。这有助于孩子进入一种新的情绪状态。反复体验这种经历有助于孩子发展出自我安抚和转变状态的能力。

相反，有着情绪忽视态度的父母会认为孩子的悲伤和愤怒是对孩子的一种潜在伤害。这些父母认为，他们需要尽快改变这些破坏性的情绪体验，而孩子需要意识到，这些消极情绪并不重要，如果他们能驾驭这些情绪，它们就会很快消失。这并不是说这些父母一定对情绪不敏感，而是他们对待情绪的方式，比如他们会尽可能地忽视或者否认悲伤，并且不让孩子生气或者惩罚孩子的愤怒。他们会说，诸如"看到我的孩子伤心会让我觉得不舒服"或者"悲伤需要控制"[203]。在这些父母的生活中，情绪是不受欢迎的；相反，他们相信有情绪是"不好的"，需要最小化和避免出现情绪，而且消极的情绪是很危险的，甚至是邪恶的。有些父母会把自己的悲伤最小化："悲伤有什么好处呢？"他们也会最小化孩子的悲伤："小孩子有什么好伤心的？"

父母对孩子的情绪智力有很大的影响。婴儿从父母对他们的情绪反应中习得，情绪是有指向的，而且需求是可以被满足的。他们习得了一种感受是有可能转换成另一种感受的，他们不会被自己的情绪压垮。特别是，他们了解到痛苦、愤怒和悲伤是可以变成平静、满足和愉悦的。因此，他们开始在生活中建造非常重要的桥梁，帮助他们从混乱过渡到平静。那些父母缺少回应的婴儿们则习得，当他们处于痛苦和哭泣中时，他们只会体验到更多的痛苦。他们从来没有遇到一个向导，指引他们从一个地方到达另一个地方，指引他们从痛苦走向安慰，所以他们并没有学会怎样安抚自己；相反，糟糕的感受就像一个黑洞，吞噬了他们。

教练需要向父母建议，他们应该很早就开始教导孩子情绪智力的技巧，并在整个儿童时期持续教导孩子。教练需要训练父母接受的技能包括，从婴儿时期就与孩子打开情感交流的渠道，这样他们就可以帮助孩子建立早期的"情绪词汇"。父母需要学会鼓励孩子讨论他们在生活中是怎样感受事件的；他们也需要倾听孩子的感受，而不是妄下论断。父母需要了解孩子不那么强烈的情绪，而不仅是那些强烈的情绪。如果孩子对明天唱诗班的试演感到犹豫或紧张，父母最好今天就和孩子谈谈，而不是让孩子明天在试演时呆住。为孩子提供有助于其探索和表达情绪的活动和玩具，也有助于培养孩子运用情绪词汇的能力。为了培养孩子的情绪智力，父母应该选择有助于孩子认识情绪、识别情绪，进行情绪交流和倾听他人感受的玩具和游戏。

父母和婴儿

情感是父母和孩子关系的核心。通过情绪表达，父母和孩子开始了解彼此的愿望、意图和观点。早在孩子能说话之前，孩子的情绪就已经告诉了父母，在亲子关系中，什么对他们有用，什么没有用。因此，从孩子出生起就学会觉察孩子的情绪是父母最重要的任务之一。婴儿是喜怒无常的，很容易激动。由于无法控制自己的反应，婴儿很容易突然感到沮丧、无聊和疲惫。他们依赖成人来解读自己的情绪信号。

起初，对许多父母来说，关心孩子的情绪是很自然的事情。在孩子出生时和出生后的头几年里，父母会仔细倾听和观察孩子表情的每一个细微差别，试图去理解这个奇妙的小生命和其所有的想法。孩子哭了，父母就会跑去安慰；孩子笑了，父母就高兴极了。人类父母通常非常关注婴儿，比其他任何物种的关注都多。人类婴儿出生时比其他哺乳动物更加无助：他们需要照顾。孩子的生存完全依赖父母。父母是如此适应这一点，以至于他们不仅会被孩子的每一声咕咕和咯咯所吸引，还会在安静的夜晚去检查孩子是否还在呼吸。在教养谱系另一极端的父母，他们不仅不适应婴儿，还会被这些小小婴儿的情感弄糊涂。他们不理解为什么没有婴儿管理指南。这些父母需要在识别情绪、理解情绪的含义，以及应该如何回应方面接受更明确的训练。在这种情况下，父母—婴儿训练是非常重要的[205]。范·登·博姆（van den Boom）对6个月大的易怒婴儿和他们的母亲进行了3个月的训练干预，该干预旨在增强母亲的反应敏感性、改善母婴互动、婴儿探索和婴儿依恋的质量[206]。在3个月训练结束的时候，母亲们对孩子的反应性更强，更容易兴奋，视觉上更专注，也更能控制婴儿的行为。婴儿在社交能力、自我安抚的能力和探索能力方面得分更高，哭泣的情况更少。在12个月大的时候，接受了干预的婴儿比没有接受干预的婴儿更有安全感。

人类婴儿比其他物种的依赖性更强，也有更高的神经可塑性。由于婴儿非常善于学习，所以他们的早期经历，尤其是情绪体验，会对他们产生深远的影响。家庭生活给婴儿上了第一堂情绪课。正是在这所亲密关系的学校里，孩子们将会根据别人如何对待他们来认识自己。他们将学习别人会怎样对他们的感受做出反应，并由此开始形成对自己感受的态度，以及如何处理自己的感受。婴儿并不是作为一张白纸来到这个世界上，让人们在纸上写下经历。他们有自己的气质、能力和情感倾向。婴儿确实是促进自身发展的积极主导者，但他们也需要照顾者的大量帮助以适应环境。一旦他们开始发展，他们就会真正开始全面成长。

令人惊奇的是，这些依赖他人的小生命的大脑中蕴含着许多他们未来能力的种子，这些种子将帮助他们掌控自己的世界。这些种子只是在等待成长的机会。婴儿生来就具有很多情感能力，这些能力为他们提供了在与照顾者的亲密关系中生存下去所需的一切，而与照顾者的关系将是他们经历过的最亲密的情感联结。对婴儿来说，具有特殊意义的是先天情感系统提供的建立联结的能力。父母回应婴儿情绪的方式，为后者进一步的情绪发展奠定了基础。

一个处于哺乳期的婴儿，其需求得到了爱的关注和爱抚的回应。母亲慈爱的目光和包容的手臂随着乳汁一起被吸收，婴儿随后心满意足地在母亲手臂的摇晃中睡着。这个孩子习得了人们是可以相信的，他们会注意到自己的需求；人们也是可以依赖的，他们会帮助自己；而且自己在满足需求方面付出的努力也终将成功。然而，如果一个孩子碰到了一个易怒、不知所措的母亲，孩子躺在母亲紧张的臂弯里，母亲则茫然地看着前方，等待喂食的结束，孩子将会习得另一种经验。在不安地应对母亲的紧张时，这个孩子习得的是，没有人真正在乎他，人们是不能依靠的，自己为了满足需求而做出的努力也不会得到满意的结果[38]。研究发现，抑郁的母亲注视、抚摸和与婴儿交流的时间更少。她们表现出很少或者消极的情感，而且经常对婴儿发出的信息没有反应。她们的婴儿继而会表现出异常的活动水平和更少的积极情感。这似乎是因为他们频繁地暴露在母亲非适应性反应中，这些婴儿也自己发展出了功能失调型的互动[207]。对孩子的信号具有反应性和敏感性的教养方式会促进婴儿社交和认知功能的提高。

莱格斯蒂（Legerstee）和瓦吉斯（Varghese）研究了母亲的情感镜映或共情反应对2~3个月婴儿发育的作用[208]。如果母亲表现出以下行为，就会被归类为高情感镜映：更加专注、持续、投入或者跟随婴儿的注意力，例如，说出"你在看你的袜子吗？袜子真漂亮，不是吗？"她们对婴儿情绪线索的反应是温暖和敏感的，包括反应的及时性和恰当性，接纳婴儿的兴趣，一定量的身体接触、积极情感和语调。她们对婴儿有社会化的反应，会模仿婴儿的微笑和声音，并调节婴儿的消极情绪。请注意母亲的这些行为和共情性情绪训练中所建议的共情性跟随之间的相似性。研究发现，相比那些母亲具有低情感镜映特点的婴儿，母亲以这些方式做出回应的婴儿具有更高的反应性，会回应母亲的情感和微笑、咕哝，并且凝视母亲。这些婴儿表现出更多的社会化行为，更经常与母亲分享情绪状态。当他们与母亲现场互动或观看母亲的影片时，这些婴儿的表现具有差异。相比观看母亲的影片，他们与真实的母亲互动更多。然而，那些母亲低情感镜映的婴儿却没有对此表现出差异。

婴儿进入这个世界的时候，带着渴望早日运转的高度人际反应性的情感系统。他们出生后不久就会对脸型做出积极的反应。脸型的面具很快就能唤起婴儿的微笑。年幼的孩子会对逼近的阴影产生恐惧反应，甚至会把目光从快速接近的物体上移开。后一种反应在一个实验中有所显现，该实验模拟了一枚快速接近的导弹，即电视屏幕上出现一个膨胀的圆点[209]。圆点迅速增大，填满了婴儿目光所凝视的屏幕。婴儿们会自动地把头和眼睛转开，以保护他们的脸不受到快速接近的导弹的伤害。

婴儿在发育早期就开始了学习。当他们长到4天左右时，他们就能区分并表现出对充满母亲乳汁的乳垫的偏好，而不是对充满陌生人乳汁的乳垫的偏好。很快，他们就能区分出有生命的和无生命的物体，并对有生命的物体表现出更多的兴趣和偏好。新异的刺激，甚至是相同闪光的新异序列，都比一遍又一遍地展示旧东西更能吸引他们的注意力。最初的几周和几个月是非常忙碌的，不仅对于照顾者是如此，对婴儿来说也一样，因为婴儿的大脑在生长发育，分化程度越来越高，神经元连接形成了一系列重要的通路。使用频率稀少的通路将会萎缩并逐渐消失，而那些最常用的通路将成为未来高度结构化的通路。

学习有助于大脑的发育。早年（如4~10岁）经常练习小提琴或钢琴的孩子，他们的大脑中与音乐相关的区域显示出更发达的神经元连接。这包括与手眼协调相关的高度分化区域。因此，大师们的大脑是通过早期练习，以一种再也不会发生的方式和速度发育起来的。未来的音乐天才也是在离开摇篮后不久的童年练习中形成的，年轻的足球和棒球运动员的脑区也是在童年的操场上发育起来的。当他们踢、打球或任何相似的东西时，大脑就会产生新的连接，控制运动的协调。

因此，儿童是主动的，他们从第一天就开始形成生物的我。父母如何回应孩子的基本交流——情绪——对孩子的幸福有着重要的意义。意识到孩子的情绪实际上是一种天生的能力，特别是如果一个人在童年经历了良好的养育或有着其他良好的关系。孩子们似乎也是极具天赋的情感生物。然而，不幸的是，这种天赋往往会随着他们的成长而被侵蚀。随着婴儿逐渐长大，语言能力也有了发展，父母对他们的情绪关注越来越少，在生活的忙碌和压力中，父母往往希望孩子能为自己说话。当孩子十几岁的时候，他们不想让父母知道自己的感受，而父母通常也没有兴趣了解。在日常微小的情绪交流，以及激烈的情绪交流中，亲子之间的沟通模式就逐渐形成了。父母经常发送这样的信息："我有重要的事情要做，不要打扰我。"为什么随着孩子的成长，父母不再关注孩子的感受了呢？

一个重要的原因是，父母自己的情绪管理理念[203]。如果父母觉得自己和他人需要压抑、控制和避免出现情绪，他们就会停止关注孩子的情绪。父母认为，孩子需要学习控制情绪的课程，以及他们不再是婴儿的事实。按照这种观点，成年就意味着控制自己的情绪，其中最糟糕的情况是通过体罚来实现，而最好的情况是通过促进对情绪的理性控制来实现。情绪控制是有益的，这种观点因其显而易见的正确性而得到了回报。父母通常不希望孩子是个爱哭鬼或者懦夫。在童年期或成年期，人们受欢迎的程度和情绪能力也并不相关。而坚强则是一种备受推崇和渴望的品质。然而，正如我所说的，从长远来看，力量和情绪智力来自理性和情绪的融合，而不是控制情绪。

父母对自己情绪的感受和想法是他们如何处理孩子情绪的主要影响因素。父母按照自己的想象来抚养孩子。例如，研究表明，父母给孩子讲故事的方式影响了具有性别刻板印象的情绪处理方式的形成[210]。母亲们讲故事的主题往往是失望和悲伤。而总体来说，在父亲们的故事中使用情绪主题的可能性很小。与儿子相比，母亲更有可能向女儿讲述悲伤的故事，而且对女儿也表现出更强的表达能力，这可能解释了为什么女孩更善于社交，在社交交往中更有微笑倾向[211]。父母给孩子讲故事和表达情绪的方式，似乎是传递性别相关情绪及其表达方面的信息的重要途径。研究还发现，随着时间的推移，母亲也会影响婴儿的表达。马盖（Magai）和麦克法丹（McFadden）总结了他们对婴儿和母亲的表达进行的长达5年的纵向研究[211]。他们发现，母亲的行为可以被理解为是在试图调节婴儿的情绪表达。母亲将她们的回应模式局限在更积极的社交信号，比如兴趣和快乐上，而且多年来，她们增加了对婴儿这些情绪的匹配反应，而减少了对婴儿痛苦感受的匹配反应。在婴儿2.5个月到7.5个月大的时候，母亲对快乐和兴趣回应水平更高，婴儿们的这类情绪也有所增加。

因此，父母必须学会把孩子的情绪看作与孩子进行联结，亲近和肯定孩子体验的机会。这是帮助孩子学习情绪管理的第一步。父母不应否定和驳回孩子的情绪，忽视情绪，或者将情绪视为一种需要被消除或被控制的不受欢迎的干扰或破坏。

现在，我来指导父母应该如何处理孩子的情绪，而这些情绪以后将会给父母带来很多麻烦。

孩子悲伤情绪的处理

渴望被爱的哭声让所有人心碎，几乎会让所有人愿意为婴儿提供爱和温柔的照顾。没有得到爱和温柔照顾的婴儿无法茁壮成长，反而会变得悲伤和抑郁。孤独和无力感是老人和年轻人们悲伤的导火索，而且如果悲伤持续很久，他们将会产生抑郁。失去朋友和自尊、失望、目标未能实现、失去最初和后来的爱人都会让孩子们感到悲伤。没有被爱的感觉，自主性不足或者无助，会导致青少年的绝望。

在没有成熟经验的情况下，父母应如何指导孩子处理生活中的悲伤？父母通过自己对这些情绪的反应、对这些情绪的语言描述、自己所表现的特定情绪，以及对某些情绪而非其他情绪做出的反应，来塑造孩子的情绪。情绪对话对儿童的发展非常重要。在一项研究[209]中，母亲越多地和3岁的孩子谈论他们的情绪状态，孩子在6岁的时候就越能熟练地判断出陌生成人表现出的情绪。下面是一位母亲和她2岁的儿子丹尼斯之间的情绪对话。

丹尼斯：吃麦片。吃麦片。（嚎哭）

母亲：你哭了？我们真的很纠结，不是吗，丹尼斯？现在再吃一口。哦，天哪，你做了什么，你吐出来了。

丹尼斯：哭了！（假装哭）

母亲：丹尼斯在哭。不想吃麦片。妈妈想让他再吃一点。丹尼斯很难过。哭了。

丹尼斯：丹尼斯很难过。哭了。

在这里，母亲和孩子开始形成一种共享的经验，他们正在学习如何更好地理解对方。没有人真正知道丹尼斯最初为什么会哭，但他的母亲试图去理解，而丹尼斯则学习母亲对他为什么会哭的认知。他们一起构建了一个对正在发生的事情的共同观点。这位母亲是一位导师，一位情绪教练，她在这里帮助丹尼斯将情绪表达出来，并建立了情绪和情境之间的联系。后来，随着丹尼斯的成长，母亲将会做更多指导，帮助他以恰当的方式表达和行动。到3岁的时候，当孩子们看到其他孩子哭泣或受伤的时候，他们就会表现出关心，还可能会跑去找这个孩子的母亲。甚至在更早的时候，孩子们就理解了情绪的原因和悲伤常见的前因，他们会说这样的话，比如"妈妈难过了，爸爸做了什么？"或者"我哭了。女士，扶我起来，抱紧我。"情绪教练需要指导父母参与到情绪对话中。

父母可以通过以下建议的步骤成功处理孩子的悲伤情绪。父母可以在心理教育小组中学习这些指导建议：

1. 对自己和孩子的悲伤，即使强度很低也能觉察

你需要注意失望、孤独、无力感或放弃的非言语信号或微弱的语言信号，而不仅是哭泣和吵闹形式的悲伤。

2. 将孩子的悲伤视为亲近或教育的机会

亲近通常包含分享受伤的感受。没有什么比分享孩子的受伤感受更珍贵的了，这是一个彼此拉近距离的好机会。作为福利，父母能够帮助孩子缓解悲伤，这将给孩子带来宽慰，并让父母在孩子心中的地位飙升到满意和感激的高度。不要害怕孩子的悲伤，你的害怕只能教会孩子害怕悲伤。不要回避悲伤，如果你回避了，你的孩子也会学着回避。然而，随着孩子长大，进入青春期，他们将开始远离父母，并形成自己的身份认同。自主成为他们的重要目标。现在你必须改变你的风格，以便适应孩子的心情。对于青春期的悲伤，你现在只能在收到孩子邀请之后，才能去讨论或分享。不要错过这个机会。如果你的孩子表现出了自己的悲伤，这就足够成为一次邀请。你可以说，如果这件事发生在你身上，你将会很难过。随着孩子的成长，你的指导应该继续，但是当孩子长大了，不要直接说你的孩子很难过，而要等孩子自己说出来。当青少年正在为自己的能力和力量而挣扎，没有准备好处理这些与脆弱相关的情绪时，过于接近这些情绪，比如悲伤，可能会是一场潜在的灾难。接近这些情绪只会让青春期的孩子与你渐行渐远，可能会伤害其自尊，而不是促成你所期待的开放。

3. 认同孩子的悲伤

这非常关键。悲伤已经够让人痛苦的了，用"不要做个爱哭鬼"或"没有什么好难过的"来否定悲伤，就是在制造羞耻感。认同悲伤包括说一些类似"当……行不通的时候，你很难过或失望"的话。找到一些真正理解孩子悲伤

的方式。

4. 帮助孩子用语言表达自己的情绪

在前面丹尼斯和母亲情绪对话的例子中，从很小的时候开始，谈论感受就是帮助孩子培养对自己情绪的觉察，以及对他人情绪共情的重要方式。这两者都是情绪智力的重要方面。及早注意到悲伤和失望，并将它们用语言表达出来，敞开心扉，这些都是非常重要的。这样做可以防止悲伤升级为退缩。然而，对孩子来说，早点区分原发、继发和工具性的悲伤非常重要。大多数孩子很快就知道，悲伤有时能让他们随心所欲。所以，他们会用悲伤来达成自己的目的。为了让孩子随心所欲而去认同孩子脸上故意表现出的悲伤，其实是在认同错误的东西。与其用"米奇很伤心"来回应工具性的悲伤，不如说"米奇想要糖果"。有些训练可能会有所帮助，例如，说："你不用为了得到糖果而假装伤心。"

5. 最后，和孩子一起解决问题

在必要的时候，给孩子设定行为限制，讨论悲伤中涉及的需求和目标，以及处理产生悲伤的情境的策略。在认同孩子的悲伤以后，以一种非强制的方式提出解决方案将会有所帮助。当阿曼达为自己小心翼翼竖立在斜塔上的积木的倒塌而伤心时，她哭了。妈妈说道："当积木倒塌的时候，你很失望，你只想哭。当积木倒塌的时候，妈妈也觉得很难过。"（阿曼达依然在哭。）"你不想让积木掉下来。当我们因为积木倒塌而难过的时候，我们会哭一哭，然后就擦干眼泪。就是这样。"（阿曼达停止了哭泣，开始环顾积木四周。）"现在，让我们看看那些掉下来的积木在哪里。我们看看这次能不能把大的积木放在下面。"阿曼达的母亲没有忽视她的悲伤，也没有直接重建积木，而是将阿曼达的哭泣视为亲近和教育她的机会，并指导阿曼达处理悲伤的情绪。注意此时一种状态是怎样转换到另一种状态的。

孩子愤怒情绪的处理

幼儿是世界上最愤怒的人。他们又小又无助——他们掌握世界的技能才刚刚开始发展。他们做了很多，但做得很糟糕。这会导致大量的挫折感。如果成人对他们感到恼火，只会增加幼儿无望失败的感觉。孩子的愤怒是爆发性的——短暂爆发，然后以令人困惑的速度恢复正常。1~2岁的孩子在游乐场里会非常凶猛。他们可能会咬、抓、打、拉扯头发，还会偷别人的玩具。

即使在这些年幼的年龄段，孩子们也会表现出不同的愤怒：无助的愤怒，当玩具卡在沙发后面的时候，他们只会站着尖叫；更多目标导向的愤怒，通过愤怒地拉玩具来释放愤怒；以及对偷玩具的孩子的报复性愤怒。随着孩子们的成长，报复性的愤怒也会增加。大多数父母看到孩子在愤怒时毁掉了一个玩具都会感到震惊。孩子的这种不可接受的行为往往会导致父母严厉的训诫或惩罚。孩子必须克制自己的敌意。所以，孩子会隐藏自己的敌意。值得注意的是，在一种文化中，人们强调学习拼写的重要性，从ABC开始，逐渐积累到成人的词汇量，而人们意识不到逐步学习情绪课程直至能在情绪上雄辩滔滔的重要性。学习数学首先需要区分1和2，然后学习数到10，以此类推。而学习情绪调节同样是一个复杂的过程，一个人不可能一下子就学会所有的东西。在学习调节情绪表达的过程中，一种整体的情绪反应，如愤怒，需要根据经验加以区分，变成各种微妙而恰当的反应。首先，人们需要意识到自己的愤怒，将愤怒命名，然后，循序渐进，学习如何实现愤怒背后的目标。只有这样，孩子们才能区分他们的愤怒，以满足亚里士多德的要求，即在正确的时间，以正确的方式，对正确的人，以正确的程度发怒。在北美，青少年的愤怒和攻击性已经成为一个难以解决的问题。我在此提出的建议就是预防。从早期开始的情绪训练将促进情绪容忍和调节技巧的联结和整合，这将有助于防止青少年的情绪爆发。父母需要与孩子沟通，以设法解决许多孩子心中的空虚、痛苦、孤独和缺乏希望的感觉。

没有接受过情绪指导、训练或者培训的愤怒儿童将会成长为愤怒的成人。除非父母能耐心地面对孩子的愤怒，吸收、容忍、共情，以及认同愤怒，然后以适合孩子的速度开始与愤怒对话，并以建设性的方式指导孩子，孩子才有机会发展和成长。只有给孩子的愤怒这样的关注，愤怒才会发展成更细化、更社会化且恰当的表达形式。孩子们报复性的愤怒在学龄期达到顶峰，然后逐渐减弱，直到在青少年时期大多都会消失。青少年往往会生气和对抗，并对那些强迫他们的人感到愤怒。他们尤其会对兄弟姐妹发怒，而且当他们觉得被束缚、被欺骗或者感到羞耻的时候，他们也会感到愤怒。

许多父母处理孩子的愤怒是压制，而不是帮助孩子理解他们的愤怒，并将这种理解用于问题的解决。孩子们带着不同的气质来到这个世界，其易怒和愤怒的程度也不同。脾气暴躁的婴儿是有可能成长为快乐的成人的，但一开始就生活在不良情绪中的婴儿将很难被安抚，尤其是如果他们的父母过于严厉地控制他们或父母本身焦虑不安的话，他们就可能成长为愤怒的儿童。

家长们可以参考以下指导，帮助他们处理孩子的愤怒：

1. 能够觉察自己和孩子身上的愤怒

你不仅要注意孩子愤怒，还要注意孩子的易怒和怨恨。

2. 把孩子的愤怒看作一个机会，让你能够了解孩子身上发生的事，并教育孩子

针对这段愤怒的插曲，你可以帮助孩子学习如何更好地处理这种愤怒。不要将愤怒埋在心底——它不是一种需要被埋葬的有毒产品。此外，不要让自己被孩子的怒气所控制，也不要为了摆脱孩子的愤怒而屈服。将这一切视为孩子学习和教育的机会，而不是一场灾难。

3. 认同孩子的愤怒

为了认同孩子的愤怒，而不是将愤怒视为需要被盖住的火山爆发，你需要对自己的愤怒及其表达感到自在。记住，愤怒是在说"我被冒犯了"。找出孩子所经历的冒犯，并了解孩子生气的原因。理解孩子经历的意义是认同最重要的部分之一。即使你觉得给孩子设定一个限制很重要，也要传达这种理解，例如，"我知道你对哥哥拿走玩具感到愤怒（或者难过）。我知道你想要玩具，但是我希望你现在让哥哥玩。轮到哥哥了。"共情孩子对你的愤怒也会有所帮助。说"因为我限制你看电视，我能理解你对我很生气"是有帮助的。这样既保持了孩子和你的联结，也认同了孩子的愤怒。

4. 帮助孩子用语言表达自己的愤怒

这通常首先是为孩子提供词语，但是当孩子长大，能够说出自己的感受时，你首先要问"你是生气了吗？"然后问"你的感受是什么？"

5. 与孩子一起解决问题

必要时给孩子设定行为限制，讨论愤怒中涉及的目标，以及处理产生愤怒的情境的策略。

孩子恐惧情绪的处理

对分离的恐惧是许多孩子最基本的恐惧，并且由于缺乏安全感，这种恐惧会变成焦虑。大多数婴儿都会恐高，害怕摔倒和突然的噪声。许多恐惧会随着想象而增加。在婴儿大概8个月大的时候，对分离的恐惧就开始出现了。此时婴儿的认知能力已经充分发展，能够识别熟悉的人和物体。与熟悉的照顾者分离，婴儿会想象可能的后果，这种后果可怕到难以预料，而陌生人的出现则给他们带来难以想象的可怕景象。

很多恐惧是习得的。孩子们经常害怕父母害怕的东西，或者他们从恐惧中学到了教训，开始害怕其他东西。研究表明，孩子和母亲的恐惧之间存在相关[211]。当父母自己对他人感到焦虑，孩子们就会将其理解为对陌生人的恐惧。如果成人对孩子的健康或受伤高度焦虑，孩子们将会想象出可怕的后果。害怕黑暗、害怕水、害怕牛或狗是其他常见的童年期恐惧。另外，恐惧往往会自发产生，并随着孩子的成长而消失。

严格或严厉的惩罚会引发恐惧，就像父母的暴脾气一样。来自发生过暴力或激烈的婚姻或家庭纠纷的家庭的孩子，往往生活得很谨慎。这是一种在家庭中习得的生存技巧，能避免引发那些随时都有可能降临的莫名愤怒。家庭环境令人恐惧或不愉快，其直接的结果是增加了孩子们的焦虑负担。控制、缺乏尊重、不断地批评、过高的期望，以及在父母的纠纷中不得不站队，这些都会导致自我意识的弱化和焦虑感。对很多孩子来说，在父母之间充满了压抑的敌意的环境中长大是非常令人困惑和焦虑的，他们感觉到了危险，但是无法完全确定危险的来源。他们只是感觉到焦虑。

过度保护的养育方式也会让孩子产生恐惧感，他们会觉得自己没有足够的能力独自生存，需要保护。在温暖的环境中长大的孩子，他们的恐惧会被注意到，会得到帮助和鼓励以说出自己的感受，也会采取行动来应对自己的恐惧，因此，他们的恐惧水平将会降低。没有人能够预防所有的恐惧，但在一个安全的情绪训练环境中长大的孩子在以后的生活中不太可能饱受焦虑的折磨。

没有人能完全克服对能力不足的恐惧，这种恐惧在儿童时期就开始了，因为他们变得更加自主，不得不独自面对这个世界。这种恐惧在青少年中最为严重，他们比大多数人更需要归属感或融入社会。他们害怕被批评、嘲笑或取笑。他们形成了理想的"我",却往往发现自己很难做到。毫无疑问,过度自信不利于青少年的最佳适应,一定程度的不自信是健康的。

一个孩子在夜里跑来跑去,害怕房间里的黑暗。外面的噪声吓到了他,他想象着门外、衣橱里或者床底下有各种各样的怪物。如果这些恐惧不是长期的,也不过于沉重,在这种情况下,潜在的问题可能会显露出来,那么父母应该怎样应对孩子的恐惧呢?以下步骤将有所帮助:

1. 对自己和孩子的恐惧,即使强度很低也能觉察

这里的问题是实事求是。如果你过度关注自己或孩子的恐惧,你会产生过度的焦虑,但如果你忽视孩子的恐惧,这些恐惧就不会消失。对恐惧的回应,如"做个大男孩或者大女孩",只会让人对恐惧感到羞愧。当你把孩子放到床上的时候,注意孩子是否害怕,或者是否急迫地要喝水,又或者匆匆忙忙找借口要离开房间。

2. 把孩子的恐惧看作亲近或教育的机会

不要简单地安抚孩子或用"没什么好担心的"来减少孩子的恐惧,而是要认真对待孩子的恐惧。认识到还需要更多的东西。尝试给孩子其所需,而不是更多其他的东西。

3. 认同孩子的恐惧

出于某种原因,也许是成人非常害怕自己的恐惧,所以成人往往会因为害怕而羞辱孩子。即使是出于好意,无论是认为孩子很可爱,还是想起了自己的恐惧,成人往往会被孩子的恐惧逗乐,嘲笑他们,并说"别傻了"之类的话。这对孩子是非常羞辱的。孩子的恐惧和焦虑是有根据的,并不是愚蠢的。一旦孩子被认可,至少他现在就不再因为没有人理解自己的恐惧而孤独了。孩子的恐惧可能是成人最需要共情的情绪,因为与一个安全的成人建立联结有助于平息孩子的恐惧。没有什么比因为恐惧而被人嘲笑更糟糕的了。我至今仍然记得,在一次家庭假期中,我和我的一大家子人一起野餐,我害怕靠近我们野餐地点边的奶牛。我挣扎着,试图不去表现自己的恐惧。其他人似乎都不害怕,而且我想成为一个大男孩,但是我的恐惧还是压倒了我。虽然我的母亲通常是会保护我的,但她受到了亲戚的影响,尤其是那些说"不要娇惯他,他必须长大",并嘲笑"不要变成胆小鬼"的亲戚,所以我只能独自承受痛苦。在这种明显不理性的恐惧中,我感到如此的孤独。就连其他孩子都不觉得害怕,而

且我的妈妈也没有提供任何保护。我跑回车里，羞愧地在后座的安全环境中吃了我的热狗。我仍然记得胃里那种可怕的感觉，自己因为羞愧而压抑的泪水，以及对亲戚的愤怒。这对我克服恐惧没有帮助。我在其他场合克服了自己的恐惧。当我的母亲没有受到家庭"合唱团"的阻碍和约束时，她帮助我靠近了奶牛，让我放心，不管奶牛有多大，它们都是无害的，并教我怎样给奶牛喂草，甚至触摸它们。能够做这些事令我感到振奋，我为自己感到自豪，就像我为母亲感到自豪一样。

4. 帮助孩子表达出自己的恐惧

答案就在孩子对恐惧的命名之中，或者可以问孩子"你害怕什么？"或者如果你和孩子都不知道答案，抓住机会一起探索。提出有用的评论或猜测，比如"我知道你害怕奶牛"或者"你是害怕黑暗和外面的声音吗？"

5. 与孩子一起解决问题

设定行为限制，讨论恐惧中涉及的需求、目标，以及处理产生恐惧的情节的策略。当孩子害怕黑暗，睡在父母的房间并不是一个好的解决方案，即使这就是孩子想要的，也能解决眼前的问题。明确地设定限制："不行，这不是个好主意。妈妈和爸爸要睡在自己的床上，你也要睡在自己的床上。"解决方案可能包括准备夜灯、检查床下，以及调查声音的来源，让孩子相信实际上并没有危险。安抚也有助于孩子的放松。逐步面对恐惧是正确的解决方法，但这必须始终在认同和理解的背景下进行。

孩子羞耻情绪的处理

羞耻感是童年期最痛苦的经历之一。孩子们需要为自己的渺小感到自豪，才能感到自己的伟大。在孩子们如此渺小的时候，被人轻视将会贬低他们的价值。孩子应该是父母的掌上明珠。他们的兴奋需要被看见和认可，否则他们就会满脸通红，恨不能缩到地下。对孩子来说，这是一种比死亡还可怕的遭遇，尤其是当他们进入青春期时，他们会不惜一切代价避免这种情况。尴尬会随着年龄的增长而增加。当孩子认识到自己是一个独立的人，并能从另一个人的角度评价自己的时候，感到尴尬的能力就开始出现了。如果父母忽视了孩子的自豪感，孩子就会感到羞耻。支持和认同是羞耻感的解毒剂。如果父母让孩子感到羞耻，父母必须立即纠正，重申孩子对父母的重要性。对孩子来说，更强烈的羞耻体验的原型是膀胱或肠道失控，以及在公共场所弄脏自己。这是最严重的羞辱。让孩子相信他没有因为犯了错而有缺陷，或者他只是这次无法控制自己，把事件变为暂时的情况，不让事件成为孩子的基本自我缺陷。以下步骤有助于父母应对孩子的羞耻感：

1. 对自己和孩子的羞耻感或尴尬，即使强度很低也能觉察

为羞耻感或尴尬命名。认同孩子，帮助孩子认识到错误是可以接受的；不要贬低在你或他人眼中的孩子的自我。

2. 将孩子的羞耻视为亲近或教育的机会

教导孩子，每个人都会犯错，犯错不会让孩子成为不可接受的人。

3. 认同孩子的羞耻感

承认并正常化孩子的经历："想到别人会取笑你，确实会感觉很糟糕""你不是唯一一个会发生这种事的人"，以及"我记得在什么时候……"这些都会有所帮助。

4. 帮助孩子表达出自己的羞耻感

给这种想要缩成一团、躲避别人眼光（如果肠道失控，则想要躲避别人的鼻子）的感觉起个名字。

5. 与孩子一起解决问题

设定行为限制，讨论羞耻感中涉及的目标，以及处理产生羞耻感的情境的策略。与孩子讨论怎样避免这种情况的出现。教育孩子要告诉接送自己回家的家长，自己需要先上厕所，这总比自己憋到回家好。告诉孩子，你明白这可能很难说出口，但这是最好的方式。

父母自身情绪的处理

如果有人曾告诉我，我将在养育孩子的过程中感受到的情绪的强烈程度，尤其是那些难以应对的情绪的强烈程度，我将会觉得这个人非常可能在夸大其词。当然，我希望能感受到爱、快乐、幸福、担忧和挫败，但我不希望自己的

体验强度被推到最高限度。除了我所期望的感受，我还感受到了从未有过的极度的无助、愤怒、骄傲、恐惧、焦虑和担忧。我还感受到了悲伤，一种比我想象的更深刻、更强烈的悲伤：当我无法疗愈的孩子的伤痛时，当我无法阻止的孩子的失望和失败时，当我无法阻止，也不想阻止孩子的离开时，我所感受到的悲伤。我需要运用所有的情绪智力来应对人生中最具挑战的任务：养育孩子。

在这段情感旅程中，最引人注目的部分之一是，我不得不面对自己的感受，并在情感上成长。我的孩子们是我自己情绪的一面镜子，让孩子们清楚自己的真实感受，不把它们与我自己的感受混淆，我觉得这非常具有挑战性。养育孩子让我认识到了自己的很多面。有时——我经常希望——我能看着孩子们，倾听他们，理解他们的感受，但是有时我自己的感受会变得非常强烈，以至于模糊了我和孩子们之间的距离。如果孩子们难过，我也会觉得难过。我会过度认同他们的悲伤，并被自己的悲伤压倒。在其他情况下，我会想象他们受到了伤害，而实际上他们并没有，我通过他们感受到了自己的受伤。这不是什么奇怪的疯狂，所有的父母都会这样。围绕育儿产生的情感体验，这是一种沉默的阴谋，需要父母去打破。问题不在于父母们是否在某种程度上把自己的感受投射到了孩子身上，并深陷其中，以至于失去了自己的边界。在这些状态中，孩子的受伤就是父母的受伤，孩子的丧失就是父母的丧失，孩子的胜利就是父母的胜利。相反，问题在于父母能否区分幻想和现实。父母能够识别并找出自己的感受，而不是相信他们的想象——他们的感受其实是孩子的感受吗？即使父母的感受和孩子的感受是一样的，成人作为父母去倾听和回应孩子的感受，与被孩子的感受或环境激活的自己未解决的感受所压垮是非常不同的。

另一个明显困难的领域是父母对孩子的过度反应：因为孩子的愤怒而感到威胁，因为孩子的批评而感到被冒犯，因为和孩子分离而感到受伤，以及因为孩子不感兴趣而感到被拒绝，这些都会唤起父母自己的非适应性反应。这些会损伤父母作为指导者或情绪教练的能力。在养育孩子的过程中，经常感到愤怒、悲伤或者恐惧的父母过于强烈地体验了这些情绪，他们很难平静下来，还会失去自控。教练需要指导这些父母，帮助他们处理这些非适应性状态。愤怒的感受通常是父母必须处理的最棘手的问题。他们需要承认自己的愤怒，但要学会控制愤怒，这样他们才不会在发泄愤怒后感到内疚。然而，如果父母的愤怒处理得不好，孩子们也总是欢迎父母道歉的，他们需要父母的爱，可以变得非常宽容。当父母对孩子抓狂的时候，能够表达愤怒是非常重要的，但是为了能够建设性地表达愤怒，父母还需要帮助。这意味着用"我"语句来表达愤怒，而不是谴责或批评孩子。例如，说"我生气了"而不是"你很糟糕"。父母需要能够理智地谈论自己的愤怒，把愤怒作为需要处理的信息而不是攻击。在表达愤怒的过程中，父母需要持续表达自己对孩子的关心和尊重，并表示对他们来说，孩子的所作所为非常重要。有时候，如果父母能像看待其他成年人一样看待自己的孩子，把他们看成敏感、有感觉的人，并把同样的互动规则应用在他们身上，那就更好了。由于某些原因，父母往往忽视了孩子也有感受这一事实，而且即使他们对孩子有最好的用意，也试图教育或控制孩子，最后却以唠叨和争吵告终。父母很容易忘记孩子也是活生生的人。这在一定程度上是因为孩子还没有用父母能理解的方式说话，所以父母看不到孩子的内心世界。父母需要记住，孩子在任何时候都是有感觉的。

对父母，孩子是最宽容的人，也是最责备的人。婴儿对父母的忽视不会怀恨在心，而孩子容忍父母偶尔的愤怒和不耐烦的方式是其他任何人都做不到的。但如果没有持久的爱，尤其是如果没有发展出理解，这种珍贵的联结就会被愤怒、受伤和相互指责所破坏。尽管孩子们看起来越来越独立，但他们和父母一样，始终是彼此依赖的存在。人们总是需要某种人际联结，并从中受益。家庭纽带就是所有情感联结中最牢固的。因此，父母需要特别关注自己的孩子，并学习成为优秀的情绪教练。

◎ 第十五章

领导的情绪智力训练

> 情绪能力是最重要的个人品质，我们每个人都必须培养并获得突破。
> ——戴夫·伦尼克（Dave Lennick），美国运通财务顾问
>
> 情绪和理性的本质区别在于情绪导致行动，而理性导致结论。
> ——唐纳德·卡恩（Donald Calne）

有情绪能力的领导者会获得更好的结果[212]。例如，两位领导A和C进行裁员。他们都对不得不告知员工而感到害怕，并对不得不伤害员工而感到内疚和焦虑。他们都担心员工的愤怒，担忧公司的未来。A以实际和理性的方式处理这一切，选择给员工们"冷酷无情的事实"，并向团队发表演讲，列出了解雇的人数。他强调这样做是不可避免的，然后回到了自己的办公室。

C首先聚焦于自己的感受，然后区分感受的不同成分，并逐一处理。她还把员工召集在一起，一开始时就说，对事情发展到这种地步感到非常抱歉，同时告知，裁员是不可避免的，并提供了裁员人数。她说自己对裁员感觉很糟糕（解决她的内疚），并且已经尽一切可能避免裁员。她也非常理解裁员增加了每个人的焦虑。她承诺，一旦知道谁会受到裁员的影响，她就会立即通知他（解决别人的焦虑）。她说自己理解大家会对她感到愤怒，她害怕大家的愤怒，但公司的未来危在旦夕，她更担心公司的未来（解决她的恐惧）。她解释说，因此她需要这样做来拯救公司，并且补充说："现在是所有人尽可能相互支持的时候了。"

在另一个例子中，最近刚晋升的经理简一直在抱怨团队的表现。在教练的帮助下，她认识到自己对失败和拒绝的担忧，以及团队对当前项目的担忧。现在，她能够理解这些感受是怎样导致双方回避一些关键的业务问题的。她能够注意到自己内心对团队行为的批评有多强烈。她承认，团队之前一直保持着团结、合作和开放，但她预测，如果目前的情况继续下去，她将变得越来越愤怒和防御，而团队成员也可能变得越来越愤怒和防御，并怀疑她的领导能力。在这种新视角下，她开始积极规划如何管理自己和团队的情绪，以提高取得好结

果的可能性。

在刚才的例子中，C和简都表现了情绪智力的一些技巧。在本章中，我将解释情绪智力可以怎样应用于工作中。本章是为组织领导者而写的，以帮助他们处理自己和他人的情绪。本章列出了一个框架，可以帮助领导者提高自己的情绪智力，创造情绪友好型的工作环境。情绪教练可以使用这里提供的观点，结合本书其他章节，来指导管理者们提高情绪智力，并为领导者提供心理教育小组，教他们如何处理自己和他人的情绪。除心理教育外，团体和个体训练中也需要融入这些技巧。

接下来概述的手册是在布伦宁格（Breuninger）基金会的资助下开发的，经费来自基金会的海尔加·布伦宁格（Helga Breuninger）和阿尔穆特·谢尔硕普（Almuth Schellshop）以及约克大学的艾伯塔·珀斯（Alberta Pos）。该项目由一组德国女性领导者进行了成功的试点和评估，她们对项目及其影响提供了非常有用的反馈。下面提供的模型，以及情绪场景问卷，对于情绪教练分析真实的团队工作情况非常有帮助。

参与者会得到一份表格，他们在结构化的问卷上分析日常的职业挑战和冲突。以下是问题、示例答案，以及教练的书面回应。

情绪场景问卷

1.情况简介（约4句）

我们在商店里有很多事要做，因为我们必须把前一天的所有商品打包走。我的主要销售员，戴安娜，她是商店负责人和第一响应者，必须第一个照顾顾客，而且她早上的第一个工作是清空洗碗机。两位顾客走进了商店，我接待了第一位顾客，然后另一个销售员走了过来，戴安娜则是最后一个走过来的，因为她接了个电话。然后，她接手了一位顾客，为他提供了很好的服务，直到购买结束。

2.在这种情况下，我的感觉如何？（原发适应性情绪，继发情绪，原发非适应性情绪）
我的身体/生理反应是什么？
我的第一个行为冲动/行为倾向是什么？
我的想法/认知是什么？

销售结束后，我像笼中的动物一样又愤怒又激动。我紧张地跑来跑去，想要"发泄"我的愤怒，让愤怒消失。我问自己，为什么她没有按照正确的优先顺序工作（清理商店，待在商店里，而不是在后台）。她的"逃避"是因为她今天不想工作，还是因为她感觉不舒服？为什么她没有按照我一直告诉她的那样去做，"请待在店里"。

3.我是否在追求一个目标？我达到了哪个目标？我是如何实现这个目标的？（0~10分）

我想再次告诉她，她的首要任务永远是商店。我想明确这一点，但我没有成功

(1/10)。

4. 我如何反应?

我严厉地告诉她，我一点也不喜欢这种情况。我说，我总是这样告诉她（说了100次），她应该试着一天只待在店里，不要去其他地方。她回答说，她永远不知道应该做什么，认为自己总是做错事。她觉得我不公平，于是立刻哭了起来。然后她走开了，吃了一片药让自己平静下来（她的男朋友一年前去世了，她的继母刚刚告诉她自己得了癌症），她告诉我她现在不想讨论这件事，也许以后再说吧，但她不想在顾客面前哭。我更生气了，说我厌倦了总是表现得很友好。

教练的书面回应：据我所知，你的困难在于如何与更加愤怒作斗争，而不是帮助你专业地处理这种情况。因此，调节你的愤怒，让愤怒在正确的时间表现出正确的强度，是一件很难的事情。我明白这种情况令人沮丧，而且这也让你觉得自己无力让她做出回应或改变。

5. 情况发生了什么变化? 对于我? 对于在场的其他人?

我对她很生气，因为她说我不清楚我想要什么，但我一直告诉她要待在店里。我说得很清楚！这一天被我们的关系毁了，我们再也不提这件事了。

6. 我对自己的行为和结果满意吗?

我对结果不满意。我的声音太过严厉了，因为我早就已经对她错误的优先顺序感到生气了。

教练的书面回应：是的，所以这里的困难在于，这是一场没有解决的持续冲突。在某些方面，你的愤怒是原发愤怒，它告诉你，你感到委屈，你的目标受到了阻碍，你想要克服阻碍，实现你的目标。但愤怒的强度是对自己感到无力和受阻的继发反应。所以，你的情绪清楚地表明有问题需要解决，但发脾气是没用的。

7. 如果我的愿望实现了，对我和在场的其他人来说，情况会是怎样的?

我本想以这次事件为例，说明她的优先顺序有问题。可是，我已经和她谈了很多次她的工作方法，我真的不知道该怎样处理她。她把商品卖得很好，但其他的工作，她委托给别人。所以他们不指望她帮忙；相反，他们期望我能帮忙。因为她有这些家庭问题，每个人都想原谅她，她其实"利用"了这些家庭问题。她一个人什么事也做不了，什么事都需要人帮忙。

8. 我担任的是领导者吗? 如果是，在这种情况下，作为一个领导，我需要什么?

是的，但要从头开始。我不冷静，没有反思，也不专业。而且后来她反而成了主导者，告诉我她不想再谈这件事了。我对这句话也很生气。

教练的书面回应：是的，我可以想象这是如何点燃你的愤怒的，但可能再次说明了你感到无力和沮丧。

9. 我对自己的行为和结果满意吗?

不，我以前不满意，现在也不满意。情况仍然"悬而未决"，没有结束或解决。我想积极改变一下她，但我不知道该怎么做，因为她不听我的指示。

教练的书面回应：你们是否有向员工提供反馈的年度绩效评估? 听起来开一次会

议可能有助于避免当前的情况，在会议中，你可以在不生气的情况下给她反馈。然而，你的情绪问题是如何处理这些潜在的无力感，这些无力感导致你产生强烈的愤怒反应，而这种愤怒在某种程度上是继发愤怒。

10.在这种情况下，我有机会练习什么？

在这种情况下，我无法练习任何东西。我看不出什么是"正确的"。

教练基于ARRIVE AT模型的分析

你是否觉察到（AWARE）：愤怒，有的，但没有觉察到潜在的无力感。

调节（REGULATE）：对愤怒的调节不足。首先需要的是让自己深呼吸，使自己平静下来。对潜在情绪的觉察也有助于情绪调节。

反思（REFLECT）：当时没有。

知情行动（INFORMED ACTION）：你的愤怒在通知你设定边界，但愤怒太强烈了。

认同（VALIDATE）：没有。

评估（EVALUATE）：有，这样做没有用。

转化（TRANSFROM）：没有。当你感到无力或受阻时，转化可能需要一些努力，也许需要一个教练来帮助处理情绪。

情绪模式：

继发愤怒隐藏了无力感，因此情绪将会有点难以调节，也无法采取有效的行动。

情绪聚焦型领导

随着人们认识到情绪在工作场合作为信息和动机的主要来源的重要性，领导者需要更加关注情绪，并学会如何处理员工和客户的情绪。此外，由于情绪智力已被证明在工作和领导中发挥着重要的作用，因此，领导者自身能够有效地处理自己的情绪也非常重要。

工作场合经常出现不必要的不愉快情绪。这些情绪提供的信息需要被倾听，然后加以转化，这样它们就不会成为合作和解决问题的障碍。领导者的主要工作并不是让组织里的人快乐，但如果领导者肯定员工最核心的感受和需求，员工就会更有动力和创造力。一般来说，组织中的人们都希望获得愉快的情绪（如自豪、快乐），因为这些情绪有助于他们在工作场合有效率地工作。他们还试图避免消极情绪（如羞愧、恐惧）。然而，人们有时的确会寻求不愉快的情绪，比如焦虑，以促进未来的表现，或愤怒，以调动他们纠正自己或组织的错误。情绪聚焦型领导是指具有以下特征的领导者：

☐ 他们能够觉察到自己的情绪，尤其是脆弱的情绪（如恐惧、羞耻），而这些情绪会阻碍他们发展和做出正确的决策。这种能力包括认识到个体的情绪对其关于自我、他人和世界的看法的影响。

☐ 他们能够在组织的价值框架内，以适当的方式利用自己的情绪来促进思考、规划和回应他人。

☐ 他们意识到，并非所有的情绪都是人们原发或最重要的情绪反应。有些情绪是继发的，会模糊个体的原发情绪，比如，愤怒掩盖了最初的受伤感。此外，他们意识到一些原发情绪是适应性反应，而其他情绪则是非适应性反应，比如，对真实威胁的恐惧是适应性反应，而在无害情况下的恐惧或对想象中的危险的恐惧则不是。

☐ 他们意识到人类的核心动机是情绪调节。所以一个情绪聚焦型领导者会帮助人们调节情绪，并认识到人们做或不做的动机是试图获得他们想要的情绪，而非他们不想要的情绪。

接下来，我们将介绍由我们开发并测试的一个模型，该模型可用于促进情绪素养，以帮助提升领导者的情绪能力。该模型首字母的缩写为ARRIVE AT PEACE（到达平和）。模型包括七种聚焦自我的、内在的情绪技巧，这些技巧是成为一名优秀的情绪聚焦型领导者所必需的。这些技巧如下：

○ Awareness觉察

○ Regulation调节

○ Reflection反思

○ Informed action知情行动

○ Validation认同

○ Evaluation评估

○ And和

○ Transformation转化

可以通过缩写词ARRIVE AT来记住它们，下面将描述这些内在的（intrapersonal）技巧。

除了这些基本的内在技巧是聚焦于他人，一个良好的沟通者和关系管理者还需要具备人际（interpersonal）技巧。这些人际的技巧如下：

- Presence在场
- Empathy共情
- And和
- Compassion怜悯
- Effective communication有效沟通

这些人际技巧可以被缩写为PEACE。所以我们最终决定采用ARRIVE AT PEACE的首字母缩写。下面将给出一个例子来演示这些技巧，并强调在任何特定时间可以使用的技巧。

詹妮弗是一家广告公司的CEO。她想改变公司组织结构的决定在一次会议上遭到了部门主管盖瑞的质疑。盖瑞恼怒地暗示，如果执行CEO的建议，他将辞职。CEO感到自己的身体绷紧了，胃收缩了，呼吸变得越来越浅。她将这种情况归类为"我感到紧张"（觉察），然后将其区分为"我因在他人面前受到挑战而感到愤怒"。她通过呼吸和关注身体的感觉来平息愤怒，而不是让愤怒助长愤怒的想法（调节）。然后，她理解了自己的情绪，"这是我对感到威胁和不得不去处理不想要的冲突的反应"（反思）。她明白这个威胁是她害怕项目会失败，并且由于自己的部门主管在他人面前挑战自己，她觉得自己被背叛了。她还需要区分这种被背叛的情绪是适合当前的情况，还是由她过去未完成的事件所造成的（评估），需要她去处理（转化）。她的觉察、调节和对情绪的反思，帮助她开始专注于她的部门主管必须要做的事，她感觉到了他在分歧背后隐藏的威胁（共情）。再次呼吸后，她回应他的威胁说，这个决定似乎需要进一步的商讨，在处理了议程上的其他事项后，她结束了会议。然后，她安排了与盖瑞的单独会面（通过行动趋势了解情况），并说："我没有预料到我提出的这个方向在某种程度上会引起混乱。你能告诉我你是怎么看的吗？为什么会让你这么困扰？"（怜悯和有效沟通）。结果发现，盖瑞觉得新的组织结构会削弱他在公司的权力和作用，而在这方面，她能够从口头上和结构上都让他安心。

如果CEO在会议中以愤怒的方式做出反应，双方的立场就会变得强硬起来，双方的威胁也会以愤怒的方式表达出来，从而引发一场重大的冲突。相反，通过尝试理解部门主管的反应，这位CEO发现，他认为这个计划是在排挤他，而在他能够处理自己的焦虑之后，他们一起努力，想出了一个不会威胁到他的职位的计划。

下面将介绍ARRIVE AT PEACE的技巧,以及一系列促进这些技巧进步的关键问题。

ARRIVE AT PEACE的关键问题

觉察到相关各方的情绪——自己的和他人的。
- 我/他们的情绪反应是什么?
- 我/他们的感受如何?
- 我/他们现在的感受是怎样?
- 这是我/他们的原发情绪吗?
- 我的需求/目标/关注是什么?
- 当我/他们明天这样表现时,我/他们可能会有什么感受?
- 我认为团队可能会有什么感受?

调节情绪。检查呼吸,深呼吸。
- 观察和描述感受。
- 通过收紧和放松来放松肌肉。
- 通过对自我的怜悯来自我安抚。

通过**反思**来理解情绪的原因、结果和可能的发展,以及情绪对思想、决定和行为的影响。
- 关于我/他们为什么会有这种感受,我有什么线索吗?
- 我/他们以前有过这种感受吗?
- 这次是什么触动了我?
- 我希望他们在会议期间有什么感受?一开始的感受是?会议中间的感受是?会议结束的感受是?
- 在他身上发生了什么让他有这样的感受?
- 我/他们的情绪是怎样影响我/他们对这个问题的想法的?这种影响是有益的还是有害的?
- 是否我/他们的焦虑导致了过于谨慎,我/他们的快乐导致了更多的创造力,我/他们的愤怒导致了求全责备,我/他们的兴奋导致了对风险更大的容忍度,我/他们的羞愧导致了退缩,我/他们的厌恶导致了对机会的拒绝?
- 情绪如何影响团队的态度?

知情行动:用情绪来推动行动。我/他们的情绪推动了什么行动?
- 我/他们的需求/目标/关注是什么?
- 用愤怒来激励直面挑战。
- 用恐惧来建立保护策略。
- 用悲伤来哀悼,放下丧失。
- 用羞愧来退缩,并寻求支持。
- 用厌恶来拒绝。

用兴奋来激发参与。

用快乐来庆祝成功。

认同自己的情绪。 接受我的情绪是可以理解的反应。

接受自己的情绪，并认为它们是可以理解的。

理解并肯定我为什么会有这种感受。

找出我的感受中有意义的东西。

评估一个人根据情绪做出的决定、行动和管理的有效性，并评估其依赖的情绪是否是适应性的，或者情绪是否需要转化。

我的行为有什么影响？

我做对了吗？

我/他们现在对此有什么感觉？

我相信自己的情绪反应是适应性的，还是认为情绪更多是基于过去的创伤？

转化。 这包括改变非适应性情绪。

我能信任和依赖这种情绪吗？

我需要被这种情绪改变，还是我需要改变它？

这种情绪是否与我生命中的另一个时间或地点更相关？

在场、共情和怜悯。 活在当下，倾听他人的感受，关心他们的福祉和利益。

我沉浸在当下吗？

我是否开放和接纳？

·共情。理解他人的感受。

他人有什么感受？

他们说的话中隐含了什么？

·对他人的怜悯和关心。

他们最痛苦的是什么？

我该怎么做才能减轻他们的痛苦情绪？

有效沟通。 计划如何沟通以实现情绪目标。

我的情绪目标是什么？

我怎样才能最好地实现这个目标？

我希望自己和他人有什么感受？

我能做些什么来达到这个结果？调节，计划，坦白，还是不说？

我怎样才能帮助自己或他人创造一种有益的情绪？

我可以用什么策略来提高兴奋感以激励大家的参与，保持冷静的情绪以便在会议前集中注意力，营造包容开放的氛围？

如果别人感到愤怒，我该如何通过沟通来克服障碍/边界？

如果别人感到羞愧（不被尊重），我该如何通过沟通来重新赢得我的地位？

如果别人感到难过，我该如何通过沟通来获得安慰/联结？

如果别人感到害怕，我该如何沟通来消除威胁？

觉察

领导需要了解各参与方的原发情绪，包括领导自身的情绪和他人的情绪。日复一日，对事件的反应构成了领导的生活。他们的反应方式融入了他们对自己、他人和世界的感受。当他们对外部事件做出反应时，他们通常不会注意到自己内心世界的复杂。相反，对于那些促使领导做出某种反应的内心体验，他们往往缺乏主导感，甚至并不熟悉。然而，对每个人来说，通过一些观察，我们可以了解自己如何以及为什么会做出这样的反应。领导需要努力觉察自己的感受，并说出这些感受。没有语言的帮助，他们无法反思已经发生或可能发生的事情。如果每种情绪状态缺乏不同的标签，领导们就很难反思这些情绪，并思考自己对未来情绪事件的反应。例如，一位年轻的CEO只有在召开重要会议时注意到自己内心深处的情绪，并用言语捕捉这种情绪，他才能够知道自己是愤怒、兴奋还是焦虑。只有当他知道这种情绪是什么，他才能找到有效的方法来处理这种情绪背后的需求。识别一个人的原发情绪是解决问题过程中的第一步。情绪揭示了问题所在，因为情绪会告诉我们，事情并不如我们所愿。

调节

领导需要调节情绪。情绪调节是一种能力，它能影响情绪的类型、产生情绪的时间，以及情绪的体验方式。培养情绪应对技巧的一种方式是不加判断地接受并保持对当前情绪的觉察。这包括让情绪达到有助于实现情绪目标的强度水平。由于情绪为我们提供了关于幸福的重要信息，所以我们不能回避或忽视自己的情绪；这是极其重要的，但总是根据自己的情绪行事并不一定是好事。不过，重要的是，要学会调节不愉快的情绪，这样这些情绪才能被容忍和接纳。一个人的感受已经存在，不能简单地关闭他的情绪。同样重要的是，要注意，情绪并不是现实。消极情绪来了又走，遵循自然的顺序，不会永远停留。

反思

对情绪进行反思有助于人们理解情绪的原因、后果和可能的发展，以及情绪对思想和决定的影响。反思是指从具象化的情绪体验中创造意义的能力。情绪提供了快速的生存导向反应。它们是即时的反应。然而，反思可以让人深思熟虑，减缓即时反应，并帮助个体更全面地考虑行动的后果。反思是一项重要的技能，有助于人们①发展叙事来解释自己的经历，并理解自己的情绪，②反思由情绪引发的行动的后果。另一项重要的技能是，意识到自己和他人的情绪对自己决策的影响。进一步的反思包括，理解事件怎样引发情绪，并能够将其整合到个体对当前事件的解释中。

例如，一位女性领导最近听说，她曾经拒绝过的一位追求者正在与她竞标，而他一直在诋毁她的公司及产品的可靠性。她感到①因受到冤枉而生气，甚至愤怒，并且想要除掉他；②害怕失去一个重要客户，并对她的公司造成损害；以及③为与这种人有过交往而感到羞愧。这些情绪促使她采取不同的行动。愤怒促使她采取行动进行反击；恐惧促使她要么担心，要么进行适应性的规划；羞愧使她想退缩。她需要了解所有这些情绪，了解它们的触发因素，了解它们如何影响她可能做出的决定①正视他，②制作一份后续文件，或者③与公司其他董事沟通，告诉他们她是被冤枉的。此外，她需要反思这些行为的后果。

知情行动

情绪让我们随时准备行动。领导需要了解情绪的行为倾向，并利用情绪如何影响我们的身体来付诸行动。情绪的行为倾向不代表一种已经完成的行为，而是一种行为趋势。因此，恐惧会促使我们逃跑，愤怒会促使我们向前冲以保护边界。但我们需要理解情绪信号，情绪信号的价值取决于如何使用它们。所以领导需要注意自己的身体倾向，并能够将其作为信息和能量来促进行动。正如本章开头的引言所强调的那样，情绪导致行动，而理性只会引出结论。没有情绪上的行动倾向，我们就不会行动。

认同

一个人必须肯定自己的情绪，接纳自己的情绪，认可情绪是可以理解的反应。认同意味着接纳情绪是合理的，不认为情绪是坏事，而且允许情绪本身的状态。接纳情绪并不意味着必须喜欢这种情绪，也不意味着必须总是接纳关于它的一切。接纳情绪意味着成为你自己，而不是成为别人。这就是允许情绪的存在（因为个体不能改变情绪）。对情绪的认同和接纳也有助于使自己的情绪处理系统平和下来，并有效地改变情绪。因此，接纳是改变情绪的第一步。矛盾的是，接纳本身就是改变。

评估

领导需要评估他们对情境的情绪反应是值得信任和依赖的，因此可以遵循情绪的指导；还是无法提供良好的信息和倾向，需要改变。领导需要识别哪些情绪反应是非适应性的。非适应性情绪是指那些阻碍一个人发挥其最大能力的情绪，这些情绪通常来自消极的学习史，也就是来自过去的困难、损失或其他痛苦的事件。在领导中，最常见的两种非适应性情绪也许是恐惧和羞愧。这些情绪在领导力课程中很少被谈论或关注，但它们是许多领导者做出错误决策的核心，它们可以扰乱团队或组织的运作。对失败的恐惧，对失去控制的恐惧，对犯错的羞耻感，对自己的能力感到不足或无能，都会使管理者们隐藏、冻结、封闭、保护自己，并采取许多不太理想的其他行动。与不受欢迎、孤独、对危险感到不安和独自行动有关的恐惧和悲伤也会影响领导的决策。

领导还需要评估他们基于情绪的决策、行动和管理的有效性。我们需要根据行动的积极和消极方面，替代性想法的长期和短期影响，以及与决策相关的数据的重要性来评估决策。

转化

最后，领导需要努力转化自己的非适应性情绪。转化是个体通过获取和改变核心非适应性情绪的能力而实现的。情绪体验往往令人困惑，而且有很多面。克服非适应性情绪体验是实现转化的一个重要环节。这些通常发生在两个主要问题上：与依恋关系有关的未完成事件和自我批评。情绪聚焦治疗中，转化的一个主要变化过程是用情绪改变情绪，这是基于这样的理念，即用一种对立的、可能更强烈的情绪来改变某种情绪是改变情绪最好的方式。

例如，一家大型销售公司的领导从专横的父亲手中接过了领导权，而这位父亲之所以让她经营这家公司，只是因为他突发心脏病而不得不退出。虽然父亲没有直接干预，但他仍然在幕后，女儿对父亲对她能力的可能评判非常敏感。她常常在脑海中为父亲批评自己的决定而担心和辩护。这种内心戏占用了相当程度的情感能量，并且没有益处。她认识到，虽然她对自己的决定很有信心,但她对反对或批评有一种非适应性恐惧,她需要努力改变。让父亲置身于空椅子中,联结自己因为父亲强大的存在而产生的恐惧和软弱感,触及自己想要被尊重和重视的需求,这令她对于彷徨不去的父亲形象产生了一种具有力量感的愤怒,她开始坚持自己,而不是感到害怕。这让她的体验发生了改变,她认为自己更强大了,而她的父亲则更加脆弱并且准备放手。

现在我们来看看PEACE模式的其他重点技巧,描述在场、共情和怜悯的作用。"在场"指的是活在当下,从他人的角度看世界,用关心的行动去尝试改变人们的痛苦。有效的沟通包括与他人协作和合作以达成目标,以及决定自己是否应该为了真实而冒险揭露自我、变得坦率和脆弱。

在场

尽管有很多关于沟通技巧的文章,但我们建议,领导需要少关注该做什么,多关注如何与他人相处,以及如何促进员工发挥出最佳水平。成功的领导既取决于领导者在某种情况下的"存在方式",也取决于领导者的所作所为。在场指的是全身心地与另一个人处于同一时刻的能力和体验,不带判断或期望,促进信任和沟通,让对方感到安全,敞开心扉并探索问题,以一种不设防的方式表达自己。在场也能指引领导者在口头和非口头上深入倾听他人的情绪世界,并做出直觉性的回应,而且这种回应是领导者结合对他人的理解与自身经验而产生的。在场促进了新视野的出现和新可能性的创造[213]。

关于在场的一个例子是,一名女性最近担任一家制造公司的CEO,这家公司的车间偶尔会发生受伤的情况,而她必须要应对一名身受重伤并截肢的机械师。受伤男子的同事们普遍抱着一种男性应独立的态度,通过沉默和否认来"克服困难"。然而,这位新任CEO知道,每个人都在忍受痛苦。她改变了组织的文化,先是带着共情和怜悯接触了工人和他的家人,然后公开宣布工人的损失,之后,她与全体员工开会,并在会上透露了自己对发生的事故感到多么悲伤和难过。她对许多人的感受共情,并召开了一个会议,为事故造成的损失和牺牲默哀,这感动了所有人。在会上,她还强调了安全预防措施的重要性,以及员工工作的价值。这是一个情绪聚焦过程——命名情绪,表达情绪,与之共情,通过反思来理解情绪并创造意义。

共情

共情无疑是一种重要的领导能力。它能让你了解别人的情绪或想法。共情可以让人理解他人的意图，甚至预测他们的行为。那些能从别人的角度看世界，并能感受到自己的情绪反应的人更有可能与他人合作。共情需要与尊重和积极关注相结合，否则它可能会被用于操纵和自私自利。

要了解别人的感受，你不需要了解对方的真实处境。你需要注意倾诉者此时此地的情绪，以及他彼时彼地所报告的情绪。关于共情的文章有很多，请读者参考关于这个话题的其他文章[164,165]。

怜悯

怜悯可以被认为是比共情更深层次地参与他人的痛苦。怜悯涉及共情，但它意味着与受难者更全面的联系。怜悯提高了共情，因为怜悯还包括被感动后去回应他人的痛苦。组织性的怜悯是指组织成员共同注意、感受和回应组织内的痛苦的过程。

怜悯是通过注意到别人的痛苦，体验对痛苦的情绪反应，并对痛苦做出行为反应而产生的。在组织的各个层面上都可以发现富有怜悯的行为，比如缓解和转化员工痛苦的领导者，以及倾听并共情地回应同事的麻烦的办公室职员。在组织中，怜悯让人们感到被关注和被了解，也让他们感觉不那么孤独。怜悯改变了工作中人们之间"感受到的联结"，并与组织中一系列的积极态度、行为和情绪相关。

考虑到人们花在工作上的时间，工作组织里充满了痛苦和苦难也就不足为奇了。人们经常带着个人生活中的痛苦去工作。例如，一位员工的家人被诊断出癌症，一位作为单亲母亲的职业女性将生病的孩子交给别人照顾，或者一段人际关系失败，这些都会影响人们在工作中的感受。同样，大量与工作相关的因素，如充满敌意的同事互动，苛待员工的老板，或不得不应付苛刻的客户，都可能导致人们经历痛苦。痛苦情绪也可能来自组织的行为，例如产生严重冲突的合并，处理不当的变动，或不加区分的重组和裁员。来自其他组织的敌意或不道德的行为也会进一步加剧组织内员工的痛苦。例如，大型公司可能把规模较小或不那么富有的竞争对手挤出市场，给许多在竞争中处于劣势的人带来痛苦和苦难。最后，情绪上的痛苦还源于不可避免的灾难，无论是环境方面的，政治方面的，还是经济方面的（当经济不景气，人们的生计受到影响时所感受到的冲击）。无论组织本身是否直接造成痛苦和苦难，组织都是容纳成员生活各个方面的情感胁迫和痛苦的场所。

有效沟通

沟通需要以实现目标为导向。众所周知，在冲突的情况下表达自己的情绪会让事情变得更糟，特别是遇到情绪失调、非适应性情绪或者继发情绪的时候。当一个人情绪爆发时，其他人会被迫先处理这个人的行为，而不是手头的问题。人际愤怒尤其难以控制。正如亚里士多德所说，情绪智力包括能够在正确的时间、以正确的方式、正确的理由，对正确的人发怒。一个人的情绪并不总是可以向另一个人表达。在某种程度上，在领导位置表达自己的情绪需要更有策略。

沟通是一项复杂的技能。我们需要通过情绪来传达信息，但沟通并不仅是透露个体的所有感受。相反，情绪能力强的领导者会了解自己情绪中的信息，还会根据情况进行明智的沟通。每种情绪都有一个目标。愤怒是为了克服障碍或设定边界，恐惧是为了避免危险，羞耻是为了保持自己在群体中的地位，而悲伤是为了重新联结或找回失去的东西。情绪设定了目标，但我们需要思考和计划如何实现这些目标。因此，一旦人觉察到自己的感受，他就不会立即采取行动，而是会制定策略以决定如何采取行动来实现自己的情绪目标。为了取得良好的效果，需要进行战术规划。最好的表达可能是不表达。然而，觉察到情绪是至关重要的，如果管理者组织理念中的价值观是合作，那么可以通过情绪来提升这种价值观。

当处于权力（领导）地位时，沟通的困难在于权力和开放之间的冲突。领导者进行领导，但同时，他必须明白，合作是让人们接受组织目标的最佳方式，组织中的人们都在努力获得他们想要的情绪，而不是他们不想要的情绪。为了有效地沟通，人们需要觉察到自己的情绪，并调节自己反应的强度。然后，人们需要计划如何最好地实现情绪目标，并有策略地表明自己的情绪。

总而言之，领导力中的情绪能力模型包含了领导者需要做到 ARRIVE AT PEACE。在领导者工作的组织价值观框架中，领导需要恰当看待并应用这个模型。显然，这种情绪智力模型更适合以合作和关心他人福祉及利益为重要目标的组织。如果一个组织以权力和成就为主要目标，这将影响人们处理情绪交流的方式。该模型的个体内技巧方面，即ARRIVE AT的步骤，无论组织文化如何，在组织中都是相同的，因为它的目标是帮助领导者进行自我定位。人际技巧（如何与他人相处和交流情绪）需要根据环境的不同而有所改变。例如，在重视并要求服从的军队中，一名陆军中士不会表达出他的潜在感受，比如，对失去宠物感到悲伤，以及在比赛中输给实习部队而感到羞愧。

在下一节中，我们将进一步讨论价值观对领导处理情绪方面的作用，以及将刚才描述的模型置于具体背景中。

符合组织价值观

价值观超越了具体的行动和情境，是抽象的目标，可以作为判断行动的标准或条件。在组织情境中处理情绪时，人们需要考虑价值观的作用，特别是当它们与领导情绪能力的人际方面相关的时候，如共情和沟通。价值观可以按照两个正交的维度来分类：自我提升（提高自己的地位）和自我超越（关注超越自己的事物，如他人和组织的幸福）。一个人在组织中如何管理情绪，受到组织文化和价值观的巨大影响。价值观不可避免地与情绪密切相连，它们涉及人们努力去实现的充满情感的期待的目标。

正如我们所说的，情绪聚焦型领导需要理解自己和组织的价值观，明确管理组织的目标。情绪管理总是要在组织的价值观和目标框架内来进行考虑。因此，领导需要明确价值观及其与情绪观的相互作用，并且可能需要在组织中澄清价值观，以便让价值观作为组织内成员处理情绪的开场白，以及提供处理情绪的动机。

施瓦茨（Schwartz）根据经验确定了动机上截然不同的、基本的和广泛的十个价值观，它们源自人类环境的三个普遍需求：生物有机体的需求、协调社会互动的需求，以及群体生存和福利的需求[214]。十个基本价值观如下：

1. 自我导向：创造力，自由，独立，好奇心，选择自己的目标。
2. 激励：渴望参与创造性、智力的和体能的挑战；丰富多彩的、激动人心的生活。

3. 享乐主义：自己获得享受、愉悦和感官上的满足。

4. 成就：根据社会标准、才能、抱负、影响力、才智和自尊展示自己的能力而获得个人的成功。

5. 权力：社会地位和威望，对人和资源的控制或支配，权威，支配地位。

6. 安全感：社会、人际关系和自我的安全、和谐和稳定；家庭安全，社会秩序稳定，互利互惠，健康，归属感。

7. 从众：对可能使他人不安或伤害他人并违反社会期望或规范的行为、倾向和冲动的约束；对自己的人民、长者和习俗的服从和尊重。

8. 传统：尊重传统、承诺，并接纳传统文化或宗教所提倡的习俗和思想。

9. 仁慈：维护和提高那些与你经常接触的人的福利，乐于助人，诚实，宽恕，忠诚，负责，友好，善意，善良，慈善，诚实和真实。对自己为他人或代表他人的行为有主人翁意识。

10. 普世主义：理解，欣赏，包容，保护人类福祉，保护自然，心胸开阔，明智，社会正义，平等，世界和平，世界美丽，与自然和谐相处，保护环境，内心和谐，促进与他人合一的全局观。珍视和平和信任。

在四种不同的情境中，不同的情绪会被不同地看待，即激励和自我导向的核心组织或个人价值观、成就和权力、安全性和合规性，以及仁爱和普世主义。例如，在以成就和权力为价值观的背景下，愤怒显得更积极；而在仁慈和普世主义的背景下，怜悯更受重视。兴奋和喜悦情绪在激励和自我导向价值观背景下更受重视，而在安全感和从众的价值观背景下，平静会更受重视。情绪聚焦型领导力的关键是要认识到，在21世纪，组织的目标是怜悯他人，重视相互依存和创造力，这些将是组织成功的核心。因此，情绪聚焦型的领导者需要认识到，人类是相互依存的，是彼此需要、相互依赖的，还要重视合作和怜悯，而不是用竞争和侵略性的方式来处理事务。此外，他们需要重视的是人们激励和自我导向的需求的重要性，而不是为了追求最大程度的参与、创造力和生产力而重视从众或控制。

因为人际关系和情绪管理都会受到所在组织核心价值观的影响，因此，领导需要从前面列出的价值观中，确定指导自己和组织的核心价值观。人们也会用积极的眼光看待那些促进组织价值观的情绪管理。

适应情境

一个人的领导风格，除了要符合组织的价值观，还要符合具体情境。情境背景可以根据需要多少指导和支持来分类。通过高、低指导和高、低支持这两个维度的交叉，产生了四种类型的领导风格，以及以下四种类型的领导行为，如图15-1所示：

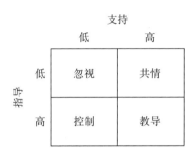

图15-1 基于情境的领导力

- 在需要高支持和低指导的情境中，适合共情。
- 在需要高指导和高支持的情境中，适合教导。
- 在需要高指导和低支持的情境中，适合控制。
- 在需要低支持和低指导的情境中，适合忽视。

每一种情境都会涉及不同的情绪聚焦技巧，并且往往会产生不同的情绪。领导风格的类型将影响员工和领导者可能感受到的具体情绪，以及将被表达、避免或隐藏的情绪。因此，领导者需要决定不同的情绪聚焦技巧适用于何种情境。个体内的技巧适用于不同的组织价值观文化中。同样在领导风格上，ARRIVE AT的技巧适用于所有的情境和风格，但人际的PEACE技巧取决于第一象限的风格。在需要高支持和低指导的情境中，情绪聚焦的人际交往技巧是最适用的。在这里，采用怜悯和鼓励自我导向将带来最好的结果。

本章小结

一般来说，领导需要帮助他们的员工感受到愉快的情绪，这种情绪表明他们的需求/目标/关注正在被满足。愉快的情绪有助于拓展和培养员工的能力（他们会更有创造力，对组织投入更多，思考更多，也更健康）。领导还需要帮助员工不感受到过多不愉快的情绪（如愤怒、羞耻和恐惧），它们会导致各种防御性的行为，而这些行为不利于工作氛围，也不利于组织的生产力，通常还会妨碍合作。

领导需要关注员工的感受，而不仅是他们做了什么。领导还需要能够和员工谈论感受，特别是员工的消极感受。领导者还需要认识到，人们表达或展示的很多东西可能不是他们内心最深处的情绪，而是对他们内心最深处情绪的一种防御性反应。领导必须对人们的原发情绪做出反应，而不是回应他们的继发反应，因为继发反应会导致人们之间恶性互动循环的升级。最后，领导需要对人们的原发情绪和需求具有怜悯和共情。

我们开发的ARRIVE AT PEACE模型，旨在帮助领导者成为高效的情绪聚焦型领导者。在领导工作的组织价值观框架中，领导需要适当看待并进行情绪表达。显然，我们的情绪能力模型更适合那些以合作和关心他人福祉及利益为重要目标的组织。正如我们在模型的个体内技巧方面所看到的，无论组织价值和文化如何，ARRIVE AT的步骤都是适用的，因为它们帮助领导者确定自己的方向。然而，人际方面的沟通和情绪管理策略，需要根据不同的情境而有所不同。

参 考 文 献

[1] Mayer, J. D., & Salovey, P. (1997). What is emotional intelligence? In P. Salovey & D. Sluyter (Eds.), *Emotional development and emotional intelligence* (pp.3–31). New York, NY: Basic Books.

[2] Greenberg, L. S. (2002). *Emotion-focused therapy: Coaching clients to work through their feelings.* Washington, DC: American Psychological Association.

[3] Greenberg, L. S. (2011). *Emotion-focused therapy.* Washington, DC: American Psychological Association.

[4] Greenberg, L. S., Rice, L. N., & Elliott, R. (1993). *Facilitating emotional change: The moment-by-moment process.* New York, NY: Guilford Press.

[5] Dolhanty, J., & Greenberg, L. S. (2008). Emotion-focused therapy in the treatment of eating disorders. *European Psychotherapy*, 7, 97–118.

[6] Elliott, R. (2013). Person-centered/experiential psychotherapy for anxiety difficulties: Theory, research and practice. *Person-Centered and Experiential Psychotherapies*, 12, 16–32.

[7] Paivio, S. C., & Pascual-Leone, A. (2010). *Emotion-focused therapy for complex trauma: An integrative approach.* Washington, DC: American Psychological Association.

[8] Shaḥar, B. (2014). Emotion-focused therapy for the treatment of social anxiety: An overview of the model and a case description. *Clinical Psychology & Psychotherapy*, 21, 536–547.

[9] Wnuk, S., Greenberg, L., & Dolhanty, J. (2015). Emotion-focused group therapy for women with symptoms of bulimia nervosa. *Eating Disorders: The Journal of Treatment and Prevention.*

[10] Greenberg, L. S., Warwar, S. H., & Malcolm, W. M. (2008). Differential effects of emotion-focused therapy and psychoeducation in facilitating forgiveness and letting go of emotional injuries. *Journal of Counseling Psychology*, 55, 185–196.

[11] Greenberg, L. S., Warwar, S. H., & Malcolm, W. M. (2010). Emotion-focused couples therapy and the facilitation of forgiveness. *Journal of Marital and Family Therapy*, 36, 28–42.

[12] Greenberg, L. S., & Auszra, L. (2010). *The basic emotions processes in leadership: An overview* (Manual). Toronto, Ontario, Canada: York University.

[13] Herrmann, I. R., Greenberg, L. S., & Auszra, L. (2014). Emotion categories and patterns of change in experiential therapy for depression. *Psychotherapy Research.*

[14] Pascual-Leone, A., & Greenberg, L. S. (2007). Emotional processing in experiential therapy: Why "the only way out is through." *Journal of Consulting and Clinical Psychology*, 75, 875–887.

[15] Auszra, L., Greenberg, L. S., & Herrmann, I. (2013). Client emotional productivity — Optimal client in-session emotional processing in experiential therapy. *Psychotherapy Research*, 23, 732–746.

[16] Angus, L. E., & Greenberg, L. S. (2011). *Working with narrative in emotion-focused therapy: Changing stories, healing lives.* Washington, DC: American Psychological Association.

[17] Geller, S. M., & Greenberg, L. S. (2012). *Therapeutic presence: A mindful approach to effective therapy.* Washington, DC: American Psychological Association.

[18] Goldman, R. N., & Greenberg, L. S. (2015). *Case formulation in emotion-focused therapy: Cocreating clinical maps for change.* Washington, DC: American Psychological Association.

[19] American Psychological Association. (Producer). (2007a). *Emotionally focused therapy with couples*[DVD]. Available from http://www.apa.org/pubs/videos/index.aspx

[20] American Psychological Association. (Producer). (2007b). *Emotion-focused therapy for depression* [DVD]. Available from http://www.apa.org/pubs/videos/index.aspx

[21] American Psychological Association. (Producer). (2007c). *Emotion-focused therapy overtime* [DVD]. Available from http://www.apa.org/pubs/videos/index.aspx

[22] American Psychological Association. (Producer). (2012a). *Three approaches to psychotherapy with a female client: The next generation* [DVD]. Available from http://www.apa.org/pubs/videos/index.aspx

[23] American Psychological Association. (Producer). (2012b). *Three approaches to psychotherapy with a male client: The next generation* [DVD]. Available from http://www.apa.org/pubs/videos/index.aspx

[24] Frijda, N. H. (1986). *The emotions*. Cambridge, England: Cambridge University Press.

[25] Izard, C. E. (1991). *The psychology of emotions*. New York, NY: Plenum.

[26] Tomkins, S. S. (1963). *Affect, imagery, and consciousness: The negative affects* (Vol.1). New York, NY: Springer.

[27] Tomkins, S. S. (1983). Affect theory. In P. Ekman (Ed.), *Emotion in the human face* (pp.137–154). New York, NY: Cambridge University Press.

[28] Oatley, K. (1992). *Best laid schemes: The psychology of emotions*. New York, NY: Cambridge University Press.

[29] Damasio, A. (1994). *Descartes' error: Emotion, reason, and the human brain*. New York, NY: Putnam.

[30] Flack, W. F., Jr., Laird, J. D., & Cavallaro, L. A. (1999). Emotional expression and feeling in schizophrenia: Effects of specific expressive behaviors on emotional experiences. *Journal of Clinical Psychology*, 55, 1–20. http://dx.doi.org/10.1002/(SICI)1097-4679(199901)55:1<1::AID-JCLP1>3.0.CO;2-K

[31] Griffiths, P. E. (1997). *What emotions really are: The problem of psychological categories*. Chicago, IL: University of Chicago Press.

[32] Kottler, J. (1996). *The language of tears*. San Francisco, CA: Jossey–Bass.

[33] Gross, J. J. (1999). Emotion and emotion regulation. In L. A. Pervin & O. P. John (Eds.), *Handbook of personality theory and research* (pp.525–552). New York, NY: Guilford Press.

[34] Yerkes, R. M., & Dodson, J. D. (1908). The relation of strength of stimulus to rapidity of habit-formation. *Journal of Comparative Neurology and Psychology*, 18, 459–482.

[35] Gross, J. J. (2002). Emotion regulation: Affective, cognitive and social consequences. *Psychophysiology*, 39, 281–291.

[36] Campos, J. J., Frankel, C. B., & Camras, L. (2004). On the nature of emotion regulation. *Child Development*, 75, 377–394.

[37] Cozolino, L. (2002). *The neuroscience of psychotherapy: Building and rebuilding the human brain*. New York NY: W. W. Norton.

[38] Stern, D. (1985). *The interpersonal world of the infant*. New York, NY: Basic Books.

[39] Bohart, A. C., & Greenberg, L. S. (Eds.). (1997). *Empathy reconsidered: New directions in psychotherapy*. Washington, DC: American Psychological Association. http://dx.doi.org/10.1037/10226-000

[40] Perls, F. (1969). *Gestalt therapy verbatim*. Lafayette, CA: Real People Press.

[41] Polster, I., & Polster, M. (1973). *Gestalt therapy integrated*. San Francisco, CA: Jossey–Bass.

[42] Cushman, P. (1995). *Constructing the self, constructing America*. Reading, MA: Addison–Wesley.

[43] Lasch, C. (1979). *The culture of narcissism: American life in an age of diminishing expectations.* New York, NY: Warner Books.

[44] Lasch, C. (1984). *The minimal self: Psychic survival in troubled times.* New York, NY: Norton.

[45] Kabat-Zinn, J. (1993). *Full catastrophe living.* New York, NY: Delta.

[46] Damasio, A. (1999). *The feeling of what happens.* New York, NY: Harcourt Brace.

[47] Luborsky, L., & Crits-Christoph, P. (1990). *Understanding transference: The core conflictual relationship theme method.* New York, NY: Basic Books.

[48] Singer, J., & Salovey, P. (1993). *The remembered self.* New York, NY: Free Press.

[49] Borkovec, T. (1994). The nature, functions, and origins of worry. In G. Davey & E. Tallis (Eds.), *Worrying: Perspectives on theory, assessment, and treatment* (pp. 131–162). New York, NY: Wiley.

[50] Gergen, K. (1985). The social constructionist movement in modern psychology. *American Psychologist*, 40; 266–275. http://dx.doi.org/10.1037/0003-066X.40.3.266

[51] Neimeyer, R. A., & Mahoney, M. J. (1995). *Constructivism in psychotherapy.* Washington, DC: American Psychological Association.

[52] Pennebaker, J. W. (1990). *Opening up: The healing power of confiding in others.* New York, NY: Morrow.

[53] Greenberg, L. S., & Angus, L. E. (2004). The contributions of emotion processes to narrative change in psychotherapy: A dialectical constructivist approach. In L. E. Angus & J. McLeod (Eds.), *The handbook of narrative and psychotherapy: Practice, theory, and research* (pp.331–349). London, England: Sage.

[54] Bruner, J. (1986). *Actual minds, possible worlds.* Cambridge, MA: Harvard University Press.

[55] Angus, L. E., & McLeod, J. (Eds.). (2004). *The handbook of narrative and psychotherapy: Practice, theory and research.* London, England: Sage.

[56] Sarbin, T. R. (1986). *Narrative psychology: The storied nature of human conduct.* Westport, CT: Praeger.

[57] Augustine, Saint. (2006). *Confessions* (2nd ed., F. J. Sheed, Trans.). Indianapolis, IN:Hackett.

[58] Spinoza, B. (1967). *Ethics (Part IV).* New York, NY: Hafner. (Original work published 1677)

[59] Ekman, P., & Friesen, W. (1975). *Unmasking the face.* Englewood Cliffs, NJ: Prentice Hall.

[60] Ekman, P., Levenson, R. W., & Friesen, W. V. (1983). Autonomic nervous system activity distinguishes among emotions. *Science*, 221, 1208–1210.

[61] Harmon-Jones, E., Vaughn-Scott, K., Mohr, S., Sigelman, J., & Harmon-Jones, C. (2004). The effect of manipulated sympathy and anger on left and right frontal cortical activity. *Emotion*, 4, 95–101.

[62] Darwin, C. (1872). *The expression of emotions in man and animals.* New York, NY: Philosophical Library. http://dx.doi.org/10.1037/10001-000

[63] Barrett, L. F., & Russell, J. A. (Eds.). (2015). *The psychological construction of emotion.* New York, NY: Guilford Press.

[64] Russell, J. A. (2015). My psychological constructionist perspective, with a focus on conscious affective experience. In L. F. Barrett & J. A. Russell (Eds.), *The psychological construction of emotion* (pp.183–208). New York, NY: Guilford Press.

[65] Barrett, L. F. (2014). The Conceptual Act Theory: A précis. *Emotion Review*, 6, 292–297.

[66] LeDoux, J. E. (2012). Rethinking the emotional brain. *Neuron*, 73, 653–676.

[67] LeDoux, J. E. (1996). *The emotional brain: The mysterious underpinnings of emotional life.* New York,

NY: Simon and Schuster.

[68] Pennebaker, J. W. (1995). Emotion, disclosure, and health: An overview. In J. W. Pennebaker (Ed.) *Emotion, disclosure, and health* (pp.3–10). Washington, DC: American Psychological Association.

[69] James, W. (1950). *The principles of psychology.* New York, NY: Dover. (Original work published 1890).

[70] Porges, S. W. (2011). *The polyvagal theory: Neurophysiological foundations of emotions, attachment, communication, and self-regulation.* New York, NY: Norton.

[71] Ellsworth, P. C. (1994). William James and emotion: Is a century of fame worth a century of misunderstanding? *Psychological Review*, 101, 222–229. http://dx.doi.org/10.1037/0033-295X.101.2.222

[72] Scherer, K. R. (1984b). On the nature and function of emotion: A component process approach. In K. R. Scherer & P. Ekman (Eds.), *Approaches to emotion* (pp.293–317). Hillsdale, NJ: Erlbaum.

[73] LeDoux, J. E. (1993). Emotional networks in the brain. In M. Lewis & J. M. Haviland (Eds.), *Handbook of emotions* (pp.109–118). New York, NY: Guilford Press.

[74] Greenberg, L. S., & van Balen, R. (1998). Theory of experience centered therapy. In L. Greenberg, J. Watson, & G. Lietaer (Eds.), *Handbook of experiential psychotherapy: Foundations and differential treatment* (pp.28–57). New York, NY: Guilford Press.

[75] Guidano, V. F. (1991). *The self in process.* New York, NY: Guilford Press.

[76] Mahoney, M. (1991). *Human change processes.* New York, NY: Basic Books.

[77] Thelen, E., & Smith, L. B. (1994). *A dynamic systems approach to the development of cognition and action.* Cambridge, MA: MIT Press.

[78] Forgas, J. (2000). *Feeling and thinking.* Cambridge, England: Cambridge University Press.

[79] Greenberg, L. S., & Pascual-Leone, J. (2001). A dialectical constructivist view of the creation of personal meaning. *Journal of Constructivist Psychology*, 14, 165–186. http://dx.doi.org/10.1080/10720530151143539

[80] Beck, A. (1976). *Cognitive therapies and the emotional disorders.* NewYork, NY: International Universities Press.

[81] Bargh, J. A., & Chartrand, T. L. (1999). The unbearable automaticity of being. *American Psychologist*, 54, 462–479. http://dx.doi.org/10.1037/0003-066X.54.7.462

[82] Vingerhoets, A. (2013). *Why only humans weep. Unravelling the mysteries of tears.* Oxford, England: Oxford University Press.

[83] Haidt, J. (2007). The new synthesis in moral psychology. *Science*, 316, 998–1002.

[84] Greenberg, L. S., & Pascual-Leone, J. (1995). A dialectical constructivist approach to experiential change. In R. A. Neimeyer & M. J. Mahoney (Eds.), *Constructivism in psychotherapy* (pp.169–191). Washington, DC: American Psychological Association. http://dx.doi.org/10.1037/10170-008

[85] Guidano, V. F. (1995). Self-observation in constructivist therapy. In R. A. Neimeyer & M. J. Mahoney (Eds.), *Constructivism in psychotherapy* (pp.155–168). Washington, DC: American Psychological Association.

[86] Rennie, D. (2001). *Reflexivity in person-centered counseling.* Manuscript submitted for publication.

[87] Watson, J. C., & Greenberg, L. S. (1996). Emotion and cognition in experiential therapy: A dialectical-constructivist position. In H. Rosen & K. T. Kuehlwein (Eds.), *Constructing realities: Meaning-making perspectives for psychotherapists* (pp.253–274). San Francisco, CA: Jossey-Bass.

[88] Taylor , C. (1989). *Sources of the self: The making of modern identity.* Cambridge, England: Cambridge University Press.

[89] Greenberg, L. S., & Paivio, S. C. (1997). *Working with emotions in psychotherapy.* New York, NY: Guilford Press.

[90] Greenberg, L. S., & Safran, J. D. (1986). *Emotion in psychotherapy: Affect, cognition and the process of change.* New York, NY: Guilford Press.

[91] Titchener, E. B. (1909). *Experimental psychology of the thought-processes.* New York, NY: MacMillan. http://dx.doi.org/10.1037/10877-000

[92] Wundt, W. (1912). *An introduction to psychology.* London, England: George Allen.

[93] Lang, P. J. (1994). The varieties of emotional experience: A meditation on James Lange theory. *Psychological Review*, 101, 211-221.

[94] Frankl, V. (1959). *Man's search for meaning.* Boston, MA: Beacon Press.

[95] Gilbert, P. (1992). *Depression: The evolution of powerlessness.* Hove, England: Erlbaum.

[96] Bowlby, J. (1969). *Attachment.* New York, NY: Basic Books.

[97] White, R. W. (1959). Motivation reconsidered: The concept of competence. *Psychological Review*, 66, 297-333. http://dx.doi.org/10.1037/h0040934

[98] Buber, M. (1958). *I and thou* (2nd ed.). New York, NY: Scribners.

[99] Stein, R. (1991). *Psychoanalytic theories of affect.* New York, NY: Praeger.

[100] Lane, R. D. (2008). Neural substrates of implicit and explicit emotional processes: A unifying framework for psychosomatic medicine. *Psychosomatic Medicine*, 70, 214-231.

[101] Whalen, P. J., Rauch, S. L., Etcoff, N. L., McInerney, S. C., Lee, M. B., & Jenike, M. A. (1998). Masked presentations of emotional facial expressions modulate amygdala activity without explicit knowledge. *Journal of Neuroscience*, 18, 411-418.

[102] Winkielman, P., & Berridge, K. (2004). Unconscious emotion. *Current Directions in Psychological Science*, 13, 120-123.

[103] Lieberman, M. D., Eisenberger, N. I., Crockett, M. J., Tom, S. M., Pfeifer, J. H, & Way, M. (2007). Putting feelings into words: Affect labeling disrupts amygdala activity in response to affective stimuli. *Psychological Science*, 18, 421-428.

[104] Kircanski, K., Lieberman, M. D., & Craske, M. G. (2012). Feelings into words: Contributions of language to exposure therapy. *Psychological Science*, 23, 1086-1091.

[105] Stanton, A. L., Danoff-Burg, S., Cameron, C. L., Bishop, M., Collins, C. A., Kirk, S. B., . . . Twillman, R. (2000). Emotionally expressive coping predicts psychological and physical adjustment to breast cancer. *Journal of Consulting and Clinical Psychology*, 68, 875-882. http://dx.doi.org/10.1037/0022-006X.68.5.875

[106] Aristotle. (1941). Rhetoric. In R. McKeon (Ed.), *The basic works of Aristotle* (pp. 1325-1454). New York, NY: Random House.

[107] Bohart, A. (1977). Role playing and interpersonal conflict reduction. *Journal of Counseling Psychology*, 24, 15-24. http://dx.doi.org/10.1037/0022-0167.24.1.15

[108] Coan, J. A., Schaefer, H. S., & Davidson, R. J. (2006). Lending a hand: Social regulation of the neural response to threat. *Psychological Science*, 17, 1032-1039.

[109] Eisenberger, N. I., Master, S. L., Inagaki, T. K., Taylor, S. E., Shirinyan, D., Lieberman, M. D., &

Naliboff, B. (2011). Attachment figures activate a safety signal-related neural region and reduce pain experience. *Proceedings of the National Academy of Sciences*, USA, 108, 11721–11726.

[110] Porges, S. W. (1998). Love: An emergent property of the mammalian autonomic nervous system. *Psychneuroendocrinology*, 23, 837–861.

[111] Fredrickson, B. L. (2001). The role of positive emotions in positive psychology: The broaden-and-build theory of positive emotions. *American Psychologist,* 56, 218–226.

[112] Fredrickson, B. L., Mancuso, R. A., Branigan, C., & Tugade, M. M. (2000). The undoing effect of positive emotions. *Motivation and Emotion*, 24, 237–258.

[113] Bonanno, G. A., & Keltner, D. (1997). Facial expressions of emotion and the course of conjugal bereavement. *Journal of Abnormal Psychology*, 106, 126–137. http://dx.doi.org/10.1037/0021-843X.106.1.126

[114] Isen, A. (1999). Positive affect. In T. Dagleish & M. Power (Eds.), *Handbook of cognition and emotion* (pp.520–542). London, England: Wiley.

[115] Davidson, R. J. (2000). Affective style, mood, and anxiety disorders: An affective neuroscience approach. In R. Davidson (Ed.), *Anxiety, depression, and emotion* (pp.88–102). Oxford, England: Oxford University Press. http://dx.doi.org/10.1093/acprof:oso/9780195133585.003.0005

[116] Lane, R. D., Ryan, L., Nadel, L., & Greenberg, L. S. (2015). Memory reconsolidation, emotional arousal and the process of change in psychotherapy: New insights from brain science. *Behavioral and Brain Sciences*.

[117] Nader, K., Schafe, G. E., & LeDoux, J. E. (2000). The labile nature of consolidation theory. *Nature Reviews Neuroscience*, 1, 216–219.

[118] Brunet, A., Orr, S. P., Tremblay, J., Robertson, K., Nader, K., & Pitman, R. K. (2008). Effect of post-retrieval propranolol on psychophysiologic responding during subsequent script-driven traumatic imagery in post-traumatic stress disorder. *Journal of Psychiatric Research*, 42, 503–506.

[119] Soeter, M., & Kindt, M. (2010). Dissociating response systems: Erasing fear from memory. *Neurobiology Learning & Memory*, 94, 30–41.

[120] Elliott, R., Greenberg, L. S., & Lietaer, G. (2004). Research on experiential psychotherapy. In M. J. Lambert (Ed.), *Bergin and Garfield's hand book of psychotherapy and behavior change* (pp.493–539). New York, NY: Wiley.

[121] Johnson, S. M., Hunsley, J., Greenberg, L., & Schindler, D. (1999). Emotionally focused couples therapy: Status and challenges. *Clinical Psychology: Science and Practice*, 6, 67–79.

[122] Goldman, R. N., Greenberg, L. S., & Angus, L. (2006). The effects of adding emotion-focused interventions to the client-centered relationship conditions in the treatment of depression. *Psychotherapy research*, 16, 536–546.

[123] Greenberg, L. S., & Watson, J. (1998). Experiential therapy of depression: Differential effects of client-centered relationship conditions and active experiential interventions. *Psychotherapy Research*, 8, 210–224. http://dx.doi.org/10.1080/10503309812331332317

[124] Watson, J., Gordon, L. B., Stermac, L., Kalogerakos, F., & Steckley, P. (2003). Comparing the effectiveness of process-experiential cognitive-behavioral psychotherapy in the treatment of depression. *Journal of Consulting and Clinical Psychology*, 71, 773–781.

[125] Ellison, J. A., Greenberg, L. S., Goldman, R. N., & Angus, L. (2009). Maintenance of gains following

experiential therapies for depression. *Journal of Consulting and Clinical Psychology, 77,* 103–112.

[126] Greenberg, L. S., & Foerster, F. S. (1996). Task analysis exemplified: The process of resolving unfinished business. *Journal of Consulting and Clinical Psychology, 64,* 438–446.

[127] Paivio, S. C., & Greenberg, L. S. (1995). Resolving "unfinished business": Efficacy of experiential therapy using empty-chair dialogue. *Journal of Consulting and Clinical Psychology, 63,* 419–425.

[128] Paivio, S. C., Hall, I., Holowaty, K., Jellis, J., & Tran, N. (2001). Imaginal confrontation for resolving child abuse issues. *Psychotherapy Research, 11,* 433–453.

[129] Paivio, S. C., & Nieuwenhuis, J. A. (2001). Efficacy of emotion focused therapy for adult survivors of child abuse: A preliminary study. *Journal of Traumatic Stress, 14,* 115–133.

[130] Tweed, S. (2013). *Group-based emotion focused therapy (EFT) for women with binge spectrum eating disorders in an outpatient setting: A preliminary comparison* (Unpublished doctoral dissertation). York University, Toronto, Canada.

[131] O'Brien, K., Timulak, L., McElvaney, J., & Greenberg, L. S. (2012). *Emotion-focused case conceptualization of generalized anxiety disorder: Underlying core emotional pain in clients with generalized anxiety disorder.* Paper presented at the 43rd annual conference of the International Society for Psychotherapy Research, Virginia Beach, VA.

[132] Greenberg, L. S., & Goldman, R. N. (2008). *Emotion-focused couples therapy: The dynamics of emotion, love, and power.* Washington, DC: American Psychological Association.

[133] Greenberg, L. S., & Johnson, S. M. (1988). *Emotionally focused therapy for couples.* New York, NY: Guilford Press.

[134] Johnson, S. M. (2004). Attachment theory: A guide for healing couple relationships. In W. S. Rholes & J. A. Simpson (Eds.), *Adult attachment: Theory, research and clinical implications* (pp.367–387). New York, NY: Guilford Press.

[135] Johnson, S. M., & Greenberg, L. S. (1985). Differential effects of experiential and problem-solving interventions in resolving marital conflict. *Journal of Consulting and Clinical Psychology, 53,* 175–184. http://dx.doi.org/10.1037/0022-006X.53.2.175

[136] McKinnon, J. M., & Greenberg, L. S. (2013). Revealing underlying vulnerable emotion in couple therapy: Impact on session and final outcome. *Journal of Family Therapy, 35,* 303–319.

[137] Alexander, J. F., Holtzworth-Munroe, A., & Jameson, P. B. (1994). The process and outcome of marital and family therapy: Research review and evaluation. In A. E. Bergin & S. L. Garfield (Eds.), *Handbook of psychotherapy and behavior change* (4th ed., pp. 585–630). Oxford, England: Wiley.

[138] Baucom, D. H., Shoham, V., Mueser, K. T., Daiuto, A. D., & Stickle, T. R. (1998). Empirically supported couple and family interventions for marital distress and adult mental health problems. *Journal of Consulting and Clinical Psychology, 66,* 53–88.

[139] Warwar, N., & Greenberg, L. (2000, June). *Emotional processing and therapeutic change.* Paper presented at the annual meeting of the International Society for Psychotherapy Research, Indian Hills, IL.

[140] Pos, A. E., Greenberg, L. S., Goldman, R. N., & Korman, L. M. (2003). Emotional processing during experiential treatment of depression. *Journal of Consulting and Clinical Psychology, 71,* 1007–1016.

[141] Missirlian, T. M., Toukmanian, S. G., Warwar, S. H., & Greenberg, L. S. (2005). Emotional arousal, client perceptual processing, and the working alliance in experiential psychotherapy for depression.

Journal of Consulting and Clinical Psychology, 37, 861–871.

[142] Warwar, S. H. (2005). Relating emotional processing to outcome in experiential psychotherapy of depression. *Dissertation Abstracts International: Section B. The Sciences and Engineering, 66,* 581.

[143] Pascual–Leone, J. (1991). Emotions, development and psychotherapy: A dialectical constructivist perspective. In J. Safran & L. Greenberg (Eds.), *Emotion, psychotherapy and change* (pp.302–335). New York, NY: Guilford Press.

[144] Greenberg, L. S., & Pascual–Leone, J. (1997). Emotion in the creation of personal meaning. In M. Power & C. Brewin (Eds.), *The transformation of meaning in psychological therapies* (pp.157–174). Chichester, England: Wiley.

[145] Greenberg, L. S., & Pascual–Leone, A. (2006). Emotion in psychotherapy: A practice–friendly research review. *Journal of Clinical Psychology, 62,* 611–630.

[146] Toukmanian, S. G. (1992). Studying the client's perceptual processes and their outcomes in psychotherapy. In D. L. Rennie & S. G. Toukmanian (Eds.), *Psychotherapy process research: Paradigmatic and narrative approaches* (pp.77–107). Thousand Oaks, CA: Sage.

[147] Carryer, J. R., & Greenberg, L. S. (2010). Optimal levels of emotional arousal in experiential therapy of depression. *Journal of Consulting and Clinical Psychology, 78,* 190–199.

[148] Pos, A. E., Greenberg, L. S., & Warwar, S. H. (2009). Testing a model of change in the experiential treatment of depression. *Journal of Consulting and Clinical Psychology, 77,* 1055–1066.

[149] Pascual–Leone, A. (2009). Dynamic emotional processing in experiential therapy: Two steps forward, one step back. *Journal of Consulting and Clinical Psychology, 77,* 113–126.

[150] Greenberg, L. S., & Watson, J. C. (2006). *Emotion-focused therapy for depression.* Washington DC: American Psychological Association.

[151] Paivio, S. C., & Greenberg, L. S. (2001). Introduction to special issue on treating emotion regulation problems in psychotherapy. *Journal of Clinical Psychology: In Session, 57,* 153–155.

[152] Bushman, B. J., Baumeister, R. F., & Stack, A. D. (1999). Catharsis, aggression, and persuasive influence: Self–fulfilling or self–defeating prophecies? *Journal of Personality and Social Psychology, 76,* 367–376. http://dx.doi.org/10.1037/0022–3514.76.3.367

[153] Kennedy–Moore, E., & Watson, J. C. (1999). *Expressing emotion: Myths, realities, and therapeutic strategies.* New York, NY: Guilford Press.

[154] Wiser, S., & Arnow, B. (2001). Emotional experiencing: To facilitate or regulate? *Journal of Clinical Psychology, 57,* 157–168. http://dx.doi.org/10.1002/1097–4679(200102)57:2<157::AIDJCLP3>3.0.CO;2-8

[155] Linehan, M. M. (1993). *Cognitive-behavioral treatment of borderline personality disorder.* New York, NY: Guilford Press.

[156] Schore, A. N. (2003). *Affect dysregulation and disorders of the self.* New York, NY: Norton.

[157] Dahl, H. (1991). The key to understanding change: Emotions as appetitive wishes and beliefs about their fulfillment. In J. Safran & L. Greenberg (Eds.), *Emotion, psychotherapy, and change* (pp.130–165). New York, NY: Guilford Press.

[158] Greenberg, L. S., Auszra, L., & Herrmann, I. R. (2007). The relationship among emotional productivity, emotional arousal and outcome in experiential therapy of depression. *Psychotherapy Research, 17,* 482–493.

[159] Gendlin, E. T. (1996). *Focusing-oriented psychotherapy: A manual of the experiential method.* New York, NY: Guilford Press.

[160] Lane, R. D., & Schwartz, G. E. (1992). Levels of emotional awareness: Implications for psychotherapeutic integration. *Journal of Psychotherapy Integration, 2*, 1–18.

[161] Rogers, C. R. (1957). The necessary and sufficient conditions of therapeutic personality change. *Journal of Consulting Psychology,* 21, 95–103.

[162] Gendlin, E. T. (1969). Focusing. *Psychotherapy: Theory, Research and Practice,* 6, 4–15.

[163] Perls, F., Hefferline, R. F., & Goodman, P. (1951). *Gestalt therapy.* New York, NY: Dell.

[164] Elliott, R., Watson, J. C., Goldman, R. N., & Greenberg, L. S. (2003). *Learning emotion-focused therapy: The process-experiential approach to change.* Washington, DC: American Psychological Association.

[165] Greenberg, L. S., & Elliott, R. (1997). Varieties of empathic responding. In Bohart & L. Greenberg (Eds.), *Empathy reconsidered: New directions in psychotherapy* (pp.167–186). Washington, DC: American Psychological Association. http://dx.doi.org/10.1037/10226-007

[166] Shaver, P., Schwartz, J., Kirson, D., & O'Connor, C. (1987). Emotion knowledge: Further exploration of a prototype approach. *Journal of Personality and Social Psychology,* 52, 1061–1086. http://dx.doi.org/10.1037/0022-3514.52.6.1061

[167] van der Kolk, B. A. (1994). The body keeps the score: Memory and the evolving psychobiology of posttraumatic stress. *Harvard Review of Psychiatry,* 1, 253–265. http://dx.doi.org/10.3109/10673229409017088

[168] Polanyi, M. (1966). *The tacit dimension.* Garden City, NY: Double day.

[169] Whelton, W., & Greenberg, L. (2000). The self as a singular multiplicity: A process experiential perspective. In C. J. Muran (Ed.), *Self-relations in the psychotherapy process* (pp.87–106). Washington, DC: American Psychological Association.

[170] Fosha, D. (2008). Transformance, recognition of self by self, and effective action. In K. J. Schneider (Ed.), *Existential-integrative psychotherapy: Guide posts to the core of practice* (290–320). New York, NY: Routledge.

[171] Greenberg, L. S., & Geller, S. M. (2001). Congruence and therapeutic presence. In G. Wyatt (Ed.), *Roger's therapeutic conditions: Evolution, Theory and Practice: Vol.1. Congruence* (pp.131–149). Rosson-Wye, Herefordshire, England: PCCS Books.

[172] Lietaer, G. (1993). Authenticity, congruence and transparency. In D. Brazier (Ed.), *Beyond Carl Rogers* (pp.17–46). London, England: Constable.

[173] Rogers, C. R. (1959). A theory of therapy, personality and interpersonal relationships, as developed in the client centered framework. In S. Koch (Ed.), *Psychology: A study of a science* (Vol.3, pp.184–256). New York, NY: McGraw-Hill.

[174] Greenberg, L. S., & Goldman, R. (2007). Case formulation in emotion-focused therapy. In T. D. Eells (Ed.), *Handbook of psychotherapy case formulation* (pp.379–412). New York, NY: Guilford Press.

[175] Greenberg, L. S., & Bolger, E. (2001). An emotion-focused approach to the over-regulation of emotion and emotional pain. *Journal of Clinical Psychology: In Session,* 57, 197–211.

[176] Rice, L. N., & Kerr, G. P. (1986). Measures of client and therapist vocal quality. In S. Greenberg & W. M. Pinsof (Eds.), *The psychotherapeutic process: A research handbook* (pp.73–105). New York, NY:

Guilford.

[177] Warwar, S. H., & Greenberg, L. S. (1999). *Client Emotional Arousal Scale—III*. Unpublished manuscript, York University, Toronto, Ontario, Canada.

[178] Klein, M. H., Mathieu-Coughlan, P., & Kiesler, D. J. (1986). The experiencing scales. In L. Greenberg & W. Pinsof (Eds.), *The psychotherapeutic process* (pp.21–71). New York, NY: Guilford Press.

[179] Greenberg, L. S. (1979). Resolving splits: The use of the two-chair technique. *Psychotherapy: Theory, Research and Practice*, 16, 310–318.

[180] Greenberg, L. S., & Clarke, K. M. (1979). The differential effects of the two-chair experiment and empathic reflections at a conflict marker. *Journal of Counseling Psychology*, 26, 79–85.

[181] Whelton, W., & Greenberg, L. (2005). Emotion in self-criticism. *Personality and Individual Differences*, 38, 1583–1595.

[182] Greenberg, L. S. (1984). Task analysis of intrapersonal conflict resolution. In L. N. Rice & L. S. Greenberg (Eds.), *Patterns of change: Intensive analysis of psychotherapy process* (pp.124–149). New York, NY: Guilford Press.

[183] Greenberg, L. S., & Malcolm, W. (2002). Resolving unfinished business: Relating process to outcome. *Journal of Consulting and Clinical Psychology*, 70, 406–416.

[184] Weston, J., & Greenberg, L. (2000, June). *Interrupting emotion in psychotherapy*. Paper presented at the annual meeting of the International Society for Psychotherapy Research, Indian Hills, IL.

[185] Weiser Cornell, A. (1996). *The power of focusing: A practical guide to emotional self-healing*. Oakland, CA: New Harbinger.

[186] Gendlin, E. T. (1962). *Experiencing and the creation of meaning*. New York, NY: Free Press.

[187] Sicoli, L., & Greenberg, L. S. (2000, June). *A task analysis of hopelessness events in therapy*. Paper presented at the International Society for Psychotherapy Research, Indian Hills, IL.

[188] van Gogh, V. (1889, July 6). Letter from Vincent van Gogh to Theo van Gogh. Retrieved from http://www.vggallery.com/letters/to_theo_saintremy.htm

[189] Bolger, E. (1999). Grounded theory analysis of emotional pain. *Psychotherapy Research*, 9, 342–362. http://dx.doi.org/10.1080/10503309912331332801

[190] Scherer, K. R. (1984a). Emotion as a multicomponent process: A model and some cross cultural data. In P. Shaver (Ed.), *Review of personality and social psychology* (Vol.5, pp.37–63). Beverly Hills, CA: Sage.

[191] Kant, I. (1953). *Critique of pure reason* (N. K. Smith, Trans.). London, England: MacMillan.

[192] Young, J. (1990). *Cognitive therapy for personality disorders: A schema-focused approach*. Sarasota, FL: Professional Resources Exchange.

[193] Ekman, P., & Davidson, R. (1994). *The nature of emotion: Fund a mental questions*. New York, NY: Oxford University Press.

[194] Levine, S. (1989). *A gradual awakening*. New York, NY: Anchor Books.

[195] Nadel, L., & Moscovitch, M. (1997). Memory consolidation, retrograde amnesia and the hippocampal complex. *Current Opinion in Neurobiology*, 7, 217–227.

[196] Worthington, E.L., Jr., & Wade, N. G. (1999). The psychology of unforgiveness and forgiveness and implications for clinical practice. *Journal of Social and Clinical Psychology*, 18, 385–418.

[197] McCullough, M. E., Pargament, K. I., & Thoresen, C. E. (2000). The psychology of forgiveness:

History, conceptual issues, and overview. In M. E. McCullough, I. Pargament, & C. E. Thoresen (Eds.), *Forgiveness: Theory, research and practice* (pp.1–14). New York, NY: Guilford Press.

[198] Johnson, S. M., & Greenberg, L. S. (1994). *The heart of the matter.* New York, NY: Guilford Press.

[199] Greenberg, L. S., & Mateu Marques, C. (1998). Emotions in couples systems. *Journal of Systemic Therapies*, 17, 93–107.

[200] Gottman, J. M., Katz, L. F., & Hooven, C. (1996). Parental meta-emotion philosophy and the emotional life of families: Theoretical models and preliminary data. *Journal of Family Psychology*, 10, 243–268. http://dx.doi.org/10.1037/0893-3200.10.3.243

[201] Greenberg, L. S., Ford, C. L., Alden, L. S., & Johnson, S. M. (1993). In-session change in emotionally focused therapy. *Journal of Consulting and Clinical Psychology*, 61, 78–84. http://dx.doi.org/10.1037/0022-006X.61.1.78

[202] Greenberg, L. S., James, P. S., & Conry, R. F. (1988). Perceived change processes in emotionally focused couples therapy. *Journal of Family Psychology*, 2, 5–23. http://dx.doi.org/10.1037/h0080484

[203] Gottman, J. (1997). *The heart of parenting: How to raise an emotionally intelligent child.* New York, NY: Simon and Schuster.

[204] Gottman, J. (1998). *Raising an emotionally intelligent child.* New York, NY: Simon and Schuster.

[205] Stern, D. (1995). *The motherhood constellation.* New York, NY: Basic Books.

[206] van den Boom, D. C. (1994). The influence of temperament and mothering on attachment and exploration: An experimental manipulation of sensitive responsiveness among lower class mothers with irritable infants. *Child Development*, 65, 1457–1477. http://dx.doi.org/10.2307/1131511

[207] Field, T. (1995). Psychologically depressed parents. In M. Bornstein (Ed.), *Handbook of parenting* (Vol.4, pp.85–99). Hillsdale, NJ: Erlbaum.

[208] Legerstee, M., & Varghese, J. (2001). The role of maternal mirroring on social expectancies in 3-month-old infants. *Child Development*, 72, 1301–1313. http://dx.doi.org/10.1111/1467-8624.00349

[209] Sroufe, L. A. (1996). *Emotional development: The organization of emotional life in the early years.* New York, NY: Cambridge University Press. http://dx.doi.org/10.1017/CBO9780511527661

[210] Chance, C., & Fiese, B. H. (1999). Gender-stereotyped lessons about emotions in family narratives. *Narrative Inquiry*, 9, 243–255. http://dx.doi.org/10.1075/ni.9.2.03cha

[211] Magai, C., & McFadden, S. (1995). *The role of emotions in social and personality development.* New York, NY: Plenum.

[212] Goleman, D. (1995). *Emotional intelligence: Why it can matter more than IQ.* New York, NY: Bantam Books.

[213] Scharmer, C. O. (2009). *Theory U: Leading from the future as it emerges.* San Francisco, CA: Berrett Koehler.

[214] Schwartz, S. H. (1992). Universals in the content and structure of values: Theoretical advances and empirical tests in 20 countries. In M. P. Zanna (Ed.), *Advances in experimental social psychology* (Vol.25, pp.1–65). New York, NY: Academic Press.

[215] Rilke, R. M. (1934). *Letters to a young poet* (M. D. Harter, Trans.). New York, NY: Norton.

附录：实践练习

以下的练习可以提高来访者的情绪智力。练习大致可以分为两类：一类是帮助来访者觉察自己的情绪（阶段1，抵达），另一类是帮助来访者处理和/或转化自己的情绪（阶段2，离开）。下面还包括能够同时处理情绪的抵达和离开的练习，以及一系列特别适用于亲密伴侣的练习。

抵达情绪的练习

练习1：了解你的情绪

帮助你提高对自己情绪的觉察的首要任务是写情绪日记。每天三次，写下你最近一次的情绪体验，并描述你的体验。厘清以下要点：

1.你会怎样命名这种情绪？
- 如果你发现自己只会重复使用一些词语，例如沮丧和高兴，试着找到更多情绪词语。
- 在第4章中，词语是根据它们所表达的情绪进行分类的。

2.它是一种更突然的情绪还是一种更持久的情绪？
- 持续的时间有多长？

3.你的情绪有身体上的感觉吗？
- 身体、下巴、拳头都绷紧了。
- 发抖。
- 感到冒汗或发热。
- 感到寒冷。
- 心跳明显。
- 其他感觉。它们是什么？

4.有想法进入脑海吗？
- 是什么样的想法？

- 它们是关于过去、未来,还是现在?

5.你是否想要做什么或者表达什么?
- 靠近或远离它。
- 向它迈出积极的一步。
- 做一个面部表情。

6.是什么引起了这种情绪或心情?
- 描述情境。
- 它是一个内心事件吗?

7.你的情绪给你带来了什么信息?
- 它是在告诉你关于自我的事吗?
- 它是在告诉你关于某一段关系的事吗?
- 它是在告诉你关于你朝着目标前进的进展吗?

反思你对情境的情绪反应,尝试理解你的感受。另外,识别出情绪正在告诉你的决定。

- 你应该跟着感觉走吗?
- 你应该了解感受的背后是什么吗?
- 你应该尝试拓宽视野以改变感受吗?

练习2:情绪日志

在一天结束或睡觉前记录下你的情绪(见附表1)。检查你那天是否有这种感受。

附表1　情绪日志

说明:每天花几分钟(早上或一天结束的时候)注意一下你的感受,即使这可能会很痛苦。不要评判这种感受。相反,要怜悯、关心、接纳和好奇你的情绪。它们包含了与你的需求和目标相关的有价值的信息。下次治疗时,带着这份记录去和你的治疗师讨论。

日期	身体感觉和感觉的位置	情绪 (找到合适的词语)	如果你找不到合适的情绪词语,那就集中精力描述身体上的感受
例如: 周一晚上	脖子憋闷	压力?挫败? 焦虑!	跳痛

续表

日期	身体感觉和感觉的位置	情绪（找到合适的词语）	如果你找不到合适的情绪词语，那就集中精力描述身体上的感受

练习3：体验适应性情绪

通过遵循前面讨论过的关注阶段的步骤，可以克服对情绪的过度控制，以便接近你的情绪。这是处理自己情绪的最基本过程。这很简单，但至关重要。让我们以在关注阶段体验悲伤为例：

1. 非常柔和地保持感受。
2. 用语言具象化感受。
3. 充分接纳感受。

以下是一些建议，有助于你将悲伤当成一种感受：

■ 当你进入悲伤状态，如果你打断了自己的体验或者回避悲伤，你需要意识到自己是怎样做的。或许你想到了别的事情，感到害怕，或者对自己说"我处理不了这种感受"。觉察到自己正在打断，然后选择别的方法来关注自己的悲伤。你需要聚焦自己的内心体验、感觉以及身体感觉。当你的注意从内心体验转移的时候，或者当你的注意缓慢移走的时候，你要重新聚焦，关注并停留在悲伤上，让悲伤能够到来，鼓励这种感受的出现。聚焦并保持当下的体验，询问和描述感受里到底有什么。关注任何当下非言语的悲伤表达，尤其是面部表情、颤抖的嘴唇和下垂的脸颊，以及你的整体姿势，让体验更加充分。

■ 注意叹气。一次叹气就是核心重点的表达，往往提示了悲伤的压抑和在触碰到悲伤后的解脱感。再次叹气来帮助你调节呼吸，吸入更多空气；如果是想要增强感受，这样做也能允许感受的增强。用语言说出叹气，有助于具象化叹气背后的感受。唤起性的语言和隐喻，比如"好像要哭出来，但又害怕没有人会听到"，有助于唤起感受。通过采用意象来尽可能具体化、生动化，可以唤起你对这种悲伤的情境记忆。你可能会想象自己在做着什么事，对人说着话。因此，在悲伤中，你可能会对一个已经失去的人说话，说出你有多么想念，或者你从那个人那里得到了什么。你可能会想象自己是一个孩子，再次独自待在家里，感觉害怕和被抛弃，大声呼唤着留你独自一人的妈妈，或者你可能会重温被一个冷酷、严厉的父亲打屁股的体验。这么做的目的，既是促进你对感受的允许和表达，让眼泪流下来，也是帮助你体验到充分表达后的释怀和放松。这还有助于你具象化悲伤的独特方面，以及其特殊的意义。

■ 在处理适应性的悲伤时（比如，目睹了所爱的人受到伤害），你首先需要认识到自己的悲伤和同情，并动容地伸出手来安慰对方。一定要深呼吸，接受悲伤的洗礼。通过身体接触来安慰他人和得到他人的安慰。现在这种感受一直持续着，由于感受总是渲染着情境，而且很明显，因为你所爱的人感到被打败了、受伤了或者觉得自己是个失败者，你的感受是悲伤的。你要怎样对悲伤释怀，继续前进呢？除了允许情绪的技巧，还有不再抓住情绪不放的技巧。在这里，你所思考的和对自己说的话也非常重要。在这个阶段，悲伤的想法和痛苦的记忆将会保持并延长悲伤，产生类似沉湎其中的情况，而当你用语言描述的时候，你会发现自己对这种悲伤非常厌恶。

■ 一个感同身受的助人者可能会帮你符号化体验的意义，捕捉到你核心的需求和目标，但除去那些非常痛苦的人生时刻，你都可以自己做到这些事。例如，在失去亲人的时候，你可能会符号化体验，说出"你对我太重要了。没有你，我很难感受到任何意义"。然后，你需要有一个打算、需求或目标。因此，你可能会说："我永远都不想忘记你。我打算利用你给我的一切，继续走下去。"同时，你也可能会符号化体验，说出"我感觉我的心碎了，就像我的内心在流血"，并且会陈述自己的需求："我需要这样日复一日地活下去，直到我痊愈。"

■ 不要沉湎在你的悲伤中，不要让悲伤与其他对你有帮助的重要事情纠缠在一起。悲伤只会卷起波浪。叹气和深呼吸非常重要，因为叹气需要你暂时记住你在悲伤什么。不要紧绷着不去感受悲伤，相反，让悲伤来吧，但不要抓着它，也让它走吧。理解悲伤，与他人讨论悲伤，正确看待悲伤，在艰辛的生活中得到支持和同情，这些都会对你有所帮助。继续前进，重新投入生活是关键的一步。假如把睡觉作为重新上路的加油站，去床上躺一会儿或睡一会儿可以创造奇迹。当悲伤成为一个永久的停止，你的悲伤显然已经开始达到抑郁的程度，你肯定需要社会支持来帮助你重新站起来。所以，你的悲伤来了又走，而你因它变得更加丰富、深刻，更欣赏美好的时光，对生活有更多反思——更悲伤，但是更明智了。当你陷入其中时，你可能正在经历非适应性悲伤。

- 要进入一种与思考或行动截然不同的感受状态，你需要能够放慢脚步。感受是一个缓慢的过程。当你说话很迅速，专注于内容中，或者试图与他人交流的时候，你是无法去感受的。当然，当你感到愤怒和身体发热的时候，你可以咆哮，也可以在绝望和无望中哭泣。然而，你不能在与你的复杂感受保持联结时，同时获得你在愤怒或绝望背后真正想要的东西。在这个过程中，你需要让想法和画面流逝，专注于缓慢的感受过程，直到你受到影响，并能够接收到感受中蕴含的信息。

练习4：工具性情绪

为了更清楚地觉察到自己的工具性情绪，问问自己，与他人相比，你最常表达的态度是什么。扪心自问："我是否经常感到委屈和愤怒，并试图得到道歉？我是否抱怨事情有多么不公平或困难，并试图寻求帮助？"扪心自问："表达这种感受能让我获益吗？它能让我得到控制，获得同情，或者让我从我的责任中解脱出来吗？"如果是这样的话，这可能更像是一种"敲诈"，一种过去给你带来了一些好处的表达方式，尽管它看起来像是痛苦。

练习5：获得信息

1. 想象一下你生命中的一次艰难经历。

2. 聚焦于它在你身体里的感受。不要与它抗争，接纳你的感受。深呼吸，并接受这样的信息：这是多么痛苦或羞耻。接纳它：这就是它的感受。

3. 接收它的信息：允许自己承认这就是你的感受，除了接收信息，你现在不需要做其他任何的事情。

4. 如果你觉得无法承受这种感受，那也没关系。你不必去感受它或重新进入情境中，只要让自己确认，在那种情况下你的紧急系统发送给关于你的感受的信息。

5. 在接收信息之后，用任何你能做到的方式安抚自己。与自己对话；想象一个你可以去的安全地带；深呼吸；做一些对自己好的事情。

首先，聚焦自我和自己的感受，而不是你在想什么或别人对你做了什么。

1. 识别并直接关注你花费了很多时间的困难状态，而且通常你没有意识到你是这样的（如愤怒、受伤）。

2. 允许这种情绪，并对它感兴趣。允许自己在身体中感受这种情绪。

3. 识别你对这种情绪的感受。是接纳还是拒绝？

4. 热情地接纳这种情绪。

5. 探索这种状态下的感受。

6. 识别这种状态伴随着的声音和想法。

7. 识别是什么触发了这种状态。

8. 探索这种状态与过去任何事物的关联。

9. 识别这种状态现在是在说什么。

10. 识别这种状态下的需求。

11. 接纳这种状态，与这种状态合作，而不是试图控制它。

练习6：聚焦

1. 清理空间。花一点时间，只和自己在一起，用一种舒服的姿势，闭上眼睛。深呼吸，放松。

2. 聚焦身体感受。现在，注意你身体有感觉的地方，看看你在那里感受到了什么，注意现在正在那里出现的感觉。

注意，如果你的来访者报告说他没有任何感受，建议你这样做：想一个阻碍你自我感觉良好的主要问题。当你思考这个问题的时候，注意你身体上的生理感觉。

如果你的来访者想要关注某个特定的问题，建议他注意：在聚焦这个问题时，他身体上的感觉。

这种感受作为一种躯体感觉发生在身体上。它通常在胸部、喉咙或身体中的某个特定位置被感觉到。这是一种内在的感觉，重要的是要区分这种感觉和外部的身体感觉，比如肌肉紧张或鼻子上的痒感。

3. 用语言描述这种感受。现在，试着描述这种感受，或者正在发生的感受在身体上的特点。它产生于你身体的哪个部位？把你的手放在身体正产生感受的地方，描述正在发生的事情。

描述身体的感觉，如紧绷、纠结、空虚、沉重或痛苦。如果你的来访者描述"我感到恐惧"或"我感到愤怒"这样的事情，问问他身体里恐惧或愤怒的感觉：这种身体感觉的特点是什么？一个人的身体有什么感觉会被称为恐惧？你现在能接受这种感受吗？

有所帮助的问题是：

- 这种感受具有情绪特点吗？如果是胸口发紧，是害怕得发紧、兴奋得发紧，还是开心得发紧？
- 是什么让这种感受这么（紧张、热）……？
- 这种感受中最糟糕的是什么？

注意：一开始，感受通常并不清晰。这也就是为什么谈论身体感觉很重要。感觉不同于情绪。

从来访者那里得到允许去聚焦感觉是很好的。询问、鼓励你的来访者温和地接纳感受。即使感受可能不舒服，也要关心感受，对感受感兴趣，通过建议来访者这样做，帮助来访者接纳他们的感受，对感受感到舒适。你可以建议来访者接纳身体感觉，将其作为自我的重要部分，而且这种感受的存在是因为它正在告诉他们一些事情。

4. 检查词语是否合适。看看描述感觉的词语是否合适。如果来访者很难描述自己的感受，那么重要的是，通过共情的方式帮助他说清楚自己的感受。

5. 询问和接收。继续聚焦在感觉（紧绷、疼痛）发生的地方，接收来自感觉的所有图片、文字或画面。无论你现在遇到什么，让它来吧，它不必有意义，只要分享出现的一切。接收任何来自感觉的文字或图片，它们在向你展示这一切。

有所帮助的问题是：

- 这种感觉的需求是什么？这种感觉想要什么？什么能让它感觉好一点？
- 你的身体感觉如何？

6. 向前推进并结束。现在是否可以暂停？或者你现在还有什么想说的？

注意：帮助来访者在咨询中继续他们的体验，并讨论他们希望如何将他们的新理解发扬光大。确保来访者在结束的时候是没有问题的。如果你不得不在某件事完成之前结束，你可以让来访者记录下他们抵达的位置，并在他们可以的时候再回去。

练习7：情绪片段觉察训练表

附表2可以用来帮助人们识别不同类型的情绪。对于最近让你有感受的生活事件，你可以按照表格上的说明来识别你的原发情绪。

附表2　情绪片段觉察训练表

步骤	内容
第1步	你的情绪或行为倾向是什么？最合适用来描述的是： ・一种情绪或感受的词语 ・一种行为倾向
第2步	你在对什么情境做出反应？ ・一个事件 ・一种内心体验 ・另一个人
第3步	这种情绪伴随着什么想法？
第4步	在情绪/情境中，有什么需求/目标/关注得到或未得到满足？
第5步	找出你的原发情绪。 ・第1步中的情绪是原发的吗？如果不是，是继发的或工具性的吗？ 你的原发情绪应该与你未被满足的需求相匹配。例如： ・如果你需要的是亲近，那么悲伤是你的原发情绪，愤怒不是。 ・如果你的需求是不被侵犯，那么愤怒是你的原发情绪，悲伤不是。 ・如果你的需求是安全感，那么恐惧是你的原发情绪，愤怒不是。

练习8：识别你对不同情绪的体验

描述最近一次你感到下列情绪中的一种：愤怒、悲伤、羞耻和痛苦。可能的话，对一个真实的或虚构的对象描述这种感受，让你理解你的处境，你的应激点，你的身体反应，你的感觉，以及你采取的行动。

现在细想每一种情绪，根据你通常如何体验这些情绪，回答以下问题：

■ 这种情绪会持续多长时间？

■ 在1~10的范围内，这种感受有多强烈，10代表非常强烈？

■ 这种情绪需要多长时间才能出现？你是否很容易感到愤怒、悲伤、恐惧和羞耻？

- 这种情绪需要多长时间才能消失？
- 你体验到这种情绪的频率是怎样的？
- 对你来说，这种情绪通常是有所帮助，还是一个问题？

练习9：处理丧失带来的原发悲伤

保持情绪，直到你明白它试图告诉你的信息，这一点非常重要。对于丧失的悲伤来说尤其如此。通过这个练习，允许自己有意识地进入悲伤。

1. 慢下来，集中注意力在腹部，深呼吸。聚焦你的悲伤。确定你所失去的。

2. 感受与悲伤相关的丧失带来的困难。感受它对你意味着什么。把你思念的东西说出来。

3. 这种感受想要告诉你什么？感受并等待，不要分析，只是停留在感受里。

4. 保持悲伤，直到你感到放松或者眼泪流下来。当信息出现的时候，保持流泪和悲伤。允许用眼泪让自己放松。

5a. 告诉自己一些让你感受好一点的事。对自己温柔和关心。给自己一些具体的东西来鼓励自己。

5b. 敞开心扉，让别人来帮助你，或者让你自己接受别人的影响。

5c. 伸出手。请求爱、一个拥抱，或者其他的关注。表达你的困境，并有意识地向朋友、专业人士或者能够给予你爱和关注的人寻求帮助。

5d. 通过常规生活或者一场仪式来帮助你处理悲伤。去做你喜欢做的事情，这样不会给你带来压力，或者参加一个个人仪式来具象和表达你的丧失。

5e. 从你内心的记忆中找到那些充满爱、能力、力量或满足的时刻。尽情享受它。

- 在处理悲伤的时候，你可以聚焦关于丧失的想法，让其延长悲伤的感觉，或者你可以聚焦对失去的人或情景的爱，直到内心生出一种温暖的爱。
- 你可以聚焦感受，承认自己对失去的人的爱，或者他人对你的爱，直到内心对生活生出更多的激励。
- 你可以把注意力集中在想要回失去的东西所带来的感受上，直到内心生出欲望，产生努力行动的冲动。

练习10：探索治愈性的悲伤

1. 审视你的生活，找到一个巨大的失去。

2. 聚焦这个失去。允许自己再次想象整个情景。感受失去。

3. 想象所爱之人或者关于爱的情景的任何方面。感受那种爱。

4. 体验失去和爱之间的区别：回到失去的感觉中，体验失去的感受。然后再次感受爱，体验爱的感觉。

5. 想想你收到的任何礼物。只要你想，随时都可以感受爱。继续爱，继续被爱影响。

6. 在爱的感觉中，根据你的个人经历，记住那个人的积极特征。

7. 找到一些方法来具象化那些令人羡慕的地方，并把这些印象放进记忆中。

8. 当你陷入迷茫的时候，要意识到你是可以转向爱的。

练习11：表达愤怒

独自表达你的愤怒。这可以在一个安全的地方完成，比如在你的房间、你的车里，或者任何你单独一人的地方。想象一下你在愤怒什么。表达出来。你可能想踢东西或者拍打枕头。做任何安全而且感觉正确的事情。这样做的目的是：

1. 找出你的愤怒中可能隐藏了什么，或者它是如何掩盖了你真正想要的东西。独自表达愤怒有助于你寻找自己真正想要的东西。

2. 识别是什么触发了你的愤怒。学习你的愤怒模式和表达方式。

3. 去看、去听、去感受、去发现任何你能做的积极的事情。要知道，愤怒是在"我可以"和"我不行"之间的挣扎。你需要仔细寻找一个"我可以"，它将采取对你有益的积极行动帮助你走出困境。表达自我，直到你想要平静地进入内心或者对愤怒释怀。

当你知道自己真正想要的是什么，而不仅是触发愤怒的原因，你可能就会准备好向别人表达你的受挫。当你知道如何控制自己的愤怒时，你就不再是一个受害者，你也不再依赖他人的行动。现在你不仅可以表达自己的感受，还可以进入谈判的过程。

练习12：带着谈判的意图向他人表达愤怒

确定你想要表达愤怒。这对你可能有利，也可能没有。正如你不需要表达你所有的想法，你也不需要表达你所有的感受。一定要确认你想和对方谈判。如果不是，你也可以私下对自己发泄你的愤怒。没有人希望听到你的不满，除非你至少愿意寻找替代方案。用"我"开始你的表达，而不是用"你"。一个"我"的陈述表明我为自己对愤怒负责，而不是为了其他人。一个"你"的陈述则会火上浇油，让对方产生防御，让战斗继续下去，并导致争论和联结断开。你要知道自己想要怎样的开始。训练自己从用"我"开始。可以用的几种句式是"我觉得很抱歉""我不是故意对你发火的""我生气的是……""我过得很艰难……""我知道这不是你的错……"或者"我只是无法忍受……"

为了表达你的感受：

- 说出你的感受。
- 说出你看到对方在做什么。
- 说出你想要什么。
- 说出别人做什么可以帮助到你。

表达出想要谈判的意愿。你可以说，"我想解决这个问题""我不想生气"或者"我愿意听你的意见"。说一些表明你愿意倾听和谈判的话。

练习13：识别愤怒中的力量

一般来说，愤怒是你对失去力量的情绪反应。它是一个信号，提醒你在特定的情境或者与特定的人在一起时，你在乎自己是否强大。愤怒会准确地告诉你，你的力量在哪里受到了阻碍。它会定位出你在受到阻碍之前，觉得或相信自己很强大的地方。

1. 问问你自己，当你愤怒的时候，你在做什么。

2. 尽管此刻你可能会感到无力，但请记住，正是目标被打断让你感到受挫和愤怒。明确在被打断之前，你感觉自己很有力量的事是什么。完成下面的句子可能会有所帮助："我所关心的被打断的是……""我觉得……"或者"我想要……"这就是你的目标、需求或者关注点。

3. 明确你现在可以做些什么来靠近你所关心的目标。

练习14：直面痛苦

你要确保自己感到安全。在室内或室外确定一个安全的地方，在你感到太痛苦，需要躲避一段时间的时候，你可以去那个地方。想象痛苦的事件或经历。深呼吸。用语言描述画面和身体感觉。把你关于事件的感觉、画面和元素联系起来，形成一个连贯的叙事。首先，用语言清晰地说出你的感受，例如，"我感到恐惧"或者"我感到心碎"。深呼吸。让你的情绪高涨，体验并表达情绪。如果你觉得有必要的话，去你内心的安全地点躲避一会儿。然后，回到你的感受上。请注意，尽管你认为你不能直面痛苦，因为痛苦会将你摧毁，但是你其实仍然在痛苦中。感受你靠在椅子上的状态。感受你的脚踏在地面上。让自己允许痛苦，与需求建立联结。感受由于体验和表达痛苦所带来的解脱。现在用一种新的方式来理解所发生的一切。你学到了什么？你能放下什么？对所发生的一切，编一个对自己或他人更有同情心的新故事。

离开情绪的练习

练习15：识别非适应性情绪的触发器和主题

找到一种你经常会后悔其出现的感觉。你是否有时候会生气，然后又希望自己没有生气？你是否会感到悲伤、绝望或丢脸，并为自己说过或做过的事后悔？请回答下列问题，并将回答作为日志保存。

1. 什么情绪是你不想要的？
2. 你是自己意识到了这种情绪，还是别人告诉你的？
3. 在你感受到这种情绪之前，发生了什么？尽可能详细地描述出来。
4. 引起这种感觉的情境有什么特点？如果你要把故事的经过讲出来，主题会是什么？谁是主要的参与者？情境、情节和结论是什么？主题是被抛弃、被控制、被轻视、被剥夺，还是被依赖？你会如何描述让你产生这种感受的主题？
5. 这个故事的起源是什么？它在你生活中的主题是什么？你是从哪里把这些迁移过来的？它让你想起了什么？

6. 给这个触发器贴上你的标签。"我有一种情绪反应，当 x 发生的时候，我会后悔。"给 x 填入以下感受之一：

- 我感到被剥夺。
- 我被人取笑了。
- 我觉得被忽视了。
- 我觉得被批评了。
- 我觉得被控制了。
- 我觉得自己不重要。
- 我觉得充满竞争。
- 我觉得孤独。
- 其他。

7. 你要意识到，这种情境会触发你的愤怒、悲伤、恐惧、羞耻或其他一些你后悔拥有的情绪。下次你体验这种感受的时候，问问自己："我是在对一个触发器做出反应吗？"

练习16：体验情绪，然后摆脱情绪

给自己至少20分钟的时间来做这个练习。

1. 选择让你放松的音乐。保持舒适状态，开始听音乐。最好选择慢节奏的音乐，给自己时间去了解自己的感受。

2. 想象会影响到你的情况。

3. 允许自己去感受最初的情绪反应。

4. 你可以说，"这个第一反应（或第一感觉）让我觉得……"用语言把感受表达出来。

5. 如果有想法进入大脑，把你的意识聚焦在它们带给你的感受上。

6. 深呼吸。继续深入，从一种感受到另一种感受，直到你发现重要的信息。当你到达一个核心体验并收到一个有价值的信息时，你将能够感觉到。你会很高兴收到这个信息，因为它会让人感到深刻和真实。这种形式的会意，会产生一种会意后的满足感，无论信息本身是令人愉快还是不愉快的。

7. 将你的焦点转移到外部世界。将注意力和想法转移到你正在进行的活动上。

为了更深入地了解自己的感受，你必须愿意拒绝来自思维和行动导向型大脑的干扰。如果你想在一种感觉中停留足够长的时间，以便接收它带来的信息，那么你需要让自己摆脱任何基于感受得出结论或决定行动的需求。

练习17：处理消极情绪

有时，与其简单地体验一种感受，不如与这种感受保持一些客观的距离。对于难以承受的、不健康的感受尤其如此。在下面的练习中，你可以通过关注过程而不是内容来做到这一点。然后，你可以尝试获得另一种平衡的情绪。

1. 想象一个情景或人际互动会产生这种消极的情绪。这可能是一次与父母或伴侣的谈话，让你感到愤怒、无价值感或者不受欢迎的消极情绪。

2. 当情绪出现的时候，将注意力转移到感知过程上。描述感觉。描述感觉的性质、强度和位置，以及变化。深呼吸。

3. 注意伴随的想法。描述你的心理过程，无论是思考、记忆还是评判。深呼吸。

4. 在痛苦情绪中关注你的情绪需求，认可你的需求。说出"是的，我需要安慰、支持和认可"。

5. 把注意力集中在另一种更柔和、更美好的感受上，这会抚慰你的需求，比如爱、快乐或怜悯。想象一个让你有这种感受的情景或人际互动。现在，感受它，让这种感受充满你。

6. 带着新的、更健康的感受来谈谈旧的、消极的感受。对于这种糟糕的感受，你能说些什么来帮助它转变成更好的感受吗？说出来吧。

练习18：意象转化

这个练习最适用于儿童期虐待和侵害领域。创伤不能太过严重，可以是一种更普遍的感受，即感觉被忽视、被否定，或者被批评。

1. 重新进入场景。闭上你的眼睛，回忆一段充满创伤的童年经历。如果情境不清楚，那么回忆与痛苦经历相关的核心感受。想象一段具体的回忆。描述发生什么。在这个情景中，你看到、闻到和听到了什么？你在想些什么？

2. 现在以成年人的视角观看这个场景。你会怎么看待、感受和思考？你看到孩子脸上的表情了吗？你想要做什么？去做吧。你可以怎样干预？试着在想象中进行干预。

3. 这个孩子需要什么？成为这个孩子。作为一个孩子，你有什么感受和想法？你想从成人那里得到什么？提出你的要求或希望。成人会做什么？做得足够吗？你还需要什么？提出你的需要。你还想要其他人的帮忙吗？接受他人提供的关心和保护。

4. 回顾。现在检查你的感受。这一切对你来说意味着什么？这对你的需求来说意味着什么？回到当下，回到成年后的自己。你感觉怎么样？现在和那个孩子说再见吧。

练习19：自我悲悯

这个练习的目标是：帮助你重新将想法和感受聚焦在接纳、支持和关心自我上。

■ 描述今天发生的一个事件或场景，以及最近发生的一件让你感到痛苦或不安的事情或情况。

■ 现在，给自己写一段关于这些令人痛苦的事件或场景的信。你应该从关心的角度给自己写这封信，对自己的情绪痛苦表达同情。在开始写信之前，尝试感受你内心善良和理解他人的部分。想象你会对处在这个处境的朋友说些什么，或者在这种情况下，朋友会对你说什么。尝试理解你的痛苦（例如，"对你的痛苦，我觉得很难过……"），发现痛苦的意义。试着善待自己。你想写什么就写什么，但要确保这封信里有你认为自己需要听到的东西，让你在面对压力的情境或事件时能受到鼓舞和安慰。

练习20：找出需要和欲求

赋权的关键是找到内心深处的需求或想要的东西，并觉得自己有权拥有它。你必须能够说出，"我需要爱、舒适、空间、休息"或者任何能让你再次感到完整的东西。"我可以"对于克服失去效率的无助感也非常重要。

1. 找出那些你认为自己现在不能拥有的、你所需要或想要的东西。补充完整下面的语句：

■ 我所失去的，或者阻碍了我的目标的，是_____，而我想要的是_____。

2. 看看需求没有被满足时产生的是什么感受。

■ 如果是对失去的悲伤，那么就为失去的东西而哀悼。

■ 如果是对被剥夺的愤怒，那就坚持自己。

3. 询问

■ 我现在不能得到的是_____。

■ 我现在能得到或能做的是_____。

■ 感受在"我可以"和"我不行"之间的挣扎。

4. 感受你想要的或需要的是什么。

5. 保持想要的感觉，直到有新的感觉或想法来帮助你得到想要的。等待解决方案的出现。如果你知道自己的目标，对问题有明确的定义，你的大脑就会尝试想出解决方案。

6. 感受想要的感觉，直到这种感觉促使你采取行动。

7. 你采取了什么行动？发生了什么？

练习21：情绪重建

附表3将有助于人们克服一些痛苦的情绪。要让这一训练起作用，人们必须亲身体验所有的感受，而不是仅仅将感受概念化。人们将不得不去体验新的感受和需求，而且他们的新声音将不得不在实际经验中产生。这是一个艰难的过程，经历一种不健康的感受的真正改变是需要时间的。

附表3　情绪转化训练表

步骤	内容
第1步	在你的身体里原发的非适应性情绪是什么？迎接它。 ·它的强度是多少（1~10）？ ·你需要调节或创造与情绪的距离吗？如果需要，应该怎么做？
第2步	你头脑中的破坏性声音、想法和信念是什么？ ·声音的情绪基调是什么（通常是轻蔑或敌意）？ ·这种声音来自哪里？

续表

步骤	内容
第3步	在你的原发适应性情绪中,你的基本需求、目标或关注点是什么?你需要从自己或别人那里得到什么?允许这一切,并认可你的这种需求值得或理应得到满足。让你的需求与非适应性信念对抗。
第4步	对于觉得自己有权利满足自己的需求,你现在还有什么感受?找到一种健康的情绪反应。 ·给它发言权。 ·想象一种有助于你感受这种情绪的感觉或情境。 ·进入这种感觉或情境。
第5步	将你适应性的感受和需求与非适应性状态联系起来。 ·用你的感受和需求来对抗你的破坏性想法。 ·整合你的力量和资源。

练习22:治愈因过去事件产生的非适应性愤怒

在这个练习中,你将带着未解决的情绪与回忆中的重要人物进行一场想象的对话。对话的目标是肯定你自己,或者让对方负起责任,理解和原谅,或者继续前进。

1. 给自己一点时间,让自己感到舒适。尽管你需要治愈的情况可能发生在你很小的时候,但现在你已经是成年人了。你有着不同的身心状态和更丰富的知识。现在把自己想象成一个非常有能力的成年人,即使你即将讨论的是很久之前发生的事情。

2. 想象另一个人的脸庞,想象自己在和他面对面。当你们有联结的时候,注意你的感受。

3. 开始告诉对方你怨恨什么,说得具体一点。

4. 想象对方对你的怨恨做出了反应。

5. 重新成为你自己,并找出你还有什么感受。现在让自己回到之前的场景。在场景中,作为一个孩子,与对方交谈。一定要表达出对你错过的事情的原发悲伤,以及对你觉得不公平的事情的原发愤怒。表达你感受到的核心感受。

6. 告诉对方你需要什么，或者你希望他有不同的行动。

7. 想象对方对你做出回应。当你假装成对方，而不是捍卫或继续保持消极或伤害性的立场时，倾听他在说什么，以及对你内心感受的理解。是什么样的挣扎、困难或理由导致了你的受伤或消极？

8. 继续，直到你找到解决方案。要么让对方为自己的行为负责，然后释怀，要么原谅对方。从对方身上得到一些东西。当你成功做到的时候，你会更加自信，也会更通情达理，并坚持让别人为他对你所做过的事情负责。

9. 回到过去，想象一下最近的情境，这个情境激起了成人状态的你的愤怒。想象你自己在刚刚体验过的新对话的基础上做出的回应。

练习23：处理当前的非适应性愤怒

这个练习的目的是帮助你在当前的感受与过去的感受之间建立联结，并找回自我关心和自我支持。

1. 想象一下让你愤怒的人，以及愤怒事件发生的情况。

2. 从"你是我愤怒的原因"转变为确认在你的内心中是什么导致了你的愤怒。确定这种情况的哪一部分触发了你的情绪史。看看它是否会让你想起以前的情况，在那些情况里，你会因为得不到想要的东西而感到受伤。

3. 询问"什么时候"而不是"为什么"。例如，不要问"我为什么生气？"而是问"我的生命里什么时候发生过这一切？这让我想起……"回顾你的过去。在相符合的情况中停下。通常，最初的与父母相关的场景最令人心酸。由于你需要他们的爱，没有得到你想要的东西的早期记忆中往往包含了最大的伤害或愤怒。无论你选择什么情境，确保它与现在让你抓狂的情境相似。

4. 再次想象和感受之前的情境。看看这个情境，进入情境，并感受情境的影响。找到一种与自己共情的方法。想象你是坐在自己面前的孩子。你可以怎样照顾这个受伤的孩子？记住，这个孩子会继续受伤，直到你对自己产生共情。

5. 当你在这个情境中感受自己的痛苦时，同时寻找你真正需要或想要的东西。

6. 你现在能把这个东西给你自己吗？你现在有能力把这个东西给自己吗？还是你想继续坚持让别人将这个东西给你？你可以继续因为别人没有给予你而生气，也可以决定自己给予自己。要么你结束复仇，给自己别人不能或没有给你的东西，要么你就继续感到怨恨和愤怒。

7. 如果你愿意给自己那些别人没有给你的东西，或者为自己做那些别人没有为你做的事情，问问自己，在接下来的几周或几个月里，我将在什么时候，在什么地方，以及如何给自己这些东西，或为自己做那些事？仔细规划，遵守你的承诺。

8. 想象给自己你所需要的东西。

你越能意识到是你对别人的愤怒让你发现了生活中缺失的东西，你对他的感觉就会越好。

抵达和离开情绪均适用的练习

练习24：情绪训练的整个过程

1. 倾听你的身体。

注意你身体躯干、胃、胸部、手臂和喉咙，以及脸部的基本感觉。问问自己："身体里的感觉是什么样的？我在身体里感觉到了什么？"

2. 让自己感受情绪。

迎接感受。不要对感受有消极评价。接纳感受。

3. 命名感受。

用语言表达你的感受。找到词语来帮助你清晰地形容感受。让语言尽可能多地来自感受。

4. 确定你最基本的感受。问问自己：

- 这就是我跌至低谷的真实感受吗？
- 这是我最核心的感受吗？

为了验证这些，问自己：

- 在这种感受之前，我还感觉到了别的东西吗？
- 除了我最明显觉察到的感觉，我还感受到了别的东西吗？
- 我在试图用这种感受完成某些事吗？

如果你对最后三个问题任意之一的回答是"是"，你的感受就可能不是核心感受。那么你就要再次倾听自己的身体，再做一遍第1步和第2步。除此以外，你可以继续——

5. 确定你的感受是适应性的还是非适应性的？问问自己：
- 这种感受是有帮助的吗？它会增强我的自我或者我与他人的联结吗？
- 这种感受主要是对过去经历的回应，而不是对现在发生的事情的回应吗？
- 这里是不是有一种反复出现的糟糕感受？
- 这是一种熟悉的、难以摆脱的感受吗？

如果你对这些问题的回答是"是"，那么这种感受可能是不健康的，你应该接着进行第6步。如果你对上述问题的回答表明，你的感受是一种对当前情境的新鲜的、鲜活的、健康的感受，那么你应该接着进行第7步。

6. 识别消极的声音和破坏性的想法。
- 首先，充分认识不健康的情绪。感受它，给它命名，"我感到心碎""我感到愤怒"或者"我感到丢脸"。接纳感受。迎接感受。让感受过来。
- 如果这种感受强烈而且可怕，安抚自己说："没关系。我知道你很羞耻，很愤怒。都没关系。我会照顾你的。你会好好的。"
- 当你注意到这种感觉的时候，把与这种糟糕感受相关的想法用语言表达出来。弄清你的核心信念，比如"我感觉自己一文不值""我觉得自己没法独自活下去。没有支持，我觉得我会死"或者"我真没用，真不可爱，也不够好"。这些消极的声音和失调的信念有助于维持这种不健康的情绪状态。
- 把对自己不利的、消极的想法变成"你"的语言。对自己说，"你毫无价值""你无法独自生存"。详细阐述这些批评，并尽可能具体化。这些破坏性的声音引起了很多麻烦。

7. 找出你原发痛苦感受中的需求或目标。确定你最基本的未满足的需求或者你最主要的关注点或目标。把这些清晰地表达出来。例如，如果你觉得焦虑不安，你需要的是安慰或安抚；如果你觉得悲伤和孤独，你需要的是亲密；如果你觉得羞耻，你需要的是别人的认可。这些需求将会为你提供生存的意志和成长的能力。请注意，这不是一个理智的过程，这是一个感受的过程。你必须体验到一种发自内心的需求和一种需求理应得到满足的感觉。确定这些需求：不健康感受中未被满足的需求，或者，如果你正在体验一种原发适应性的情绪，那么需求就在这种情绪里。这两种需求都能帮你重新认识自己，并做出改变。感受在需求被满足后浮现出的一种新的、更健康的感受。例如，你可能会感受到哀痛带来的健康的悲伤，这有助于你接纳并继续前进，或者你可能会感受到对未满足的创伤的同情，或者因为被否定或虐待而产生的有力量的愤怒。

为了帮助你确定自己的需求，你可以问自己下面的问题：

- 我需要的是什么？从你的情绪状态中寻找答案。
- 我在这里的目标是什么？
- 我想要改变或变得不同的是什么？
- 我想要做什么？

关于你的需求或目标，以下是一些参考指导：

- 如果你觉得愤怒，你的需求或目标是对攻击的防御吗？
- 如果你觉得悲伤，你的需求或目标是建立联结和获得安慰吗？
- 如果你觉得害怕，你的需求或目标是安全、逃避或者被安抚吗？
- 如果你觉得羞耻，你的需求或目标是保留隐私或者获得别人的认可吗？
- 如果你觉得厌恶，你的需求或目标是摆脱不好的东西吗？
- 如果你觉得痛苦，你需要滋养和疗愈吗？

现在问自己下面的问题：

- 我要怎样满足自己的需求？
- 我准备怎样满足自己的需求？
- 我的感受和需求是否会促使我做出与价值观相冲突的行为？
- 这个行动的后果、成本和收益是什么？
- 这个行动有助于表达我现在的感受吗？还是我应该暂缓行动？

理解感受和需求正在告诉你的信息。通过问自己以下的问题，你可以厘清信息：

- 是什么情况让我产生了这种感受？
- 真正的问题是什么？
- 谁应该承担什么责任？

如果你在前面的过程卡住了，你可能遇到了一个非常基本的问题，那么就为这个问题命名，是这个问题导致了这些阻碍。

8. 现在，在背景中搜索基于适应性的原发情绪和需求的健康声音。在未满足的需求中，找出你健康的核心情绪。弄清楚健康的情绪在告诉你什么信息。以下是健康情绪的例子：

- 愤怒告诉你，你被侵犯了。
- 悲伤告诉你，你失去了一些东西。
- 恐惧告诉你，你正处于危险中。
- 羞耻告诉你，你过度暴露自我了。
- 厌恶告诉你，你正在经历的事情是对你有害的。
- 痛苦告诉你，你的自我意识正遭受打击。

接纳感受，并将其作为引导你采取行动的指南：

- 因为愤怒而去保护边界。
- 因为悲伤而去哭泣或退缩。
- 因为恐惧而去逃跑。
- 因为羞耻而去隐藏。
- 因为厌恶而去驱赶。
- 因为痛苦而不再重蹈覆辙。

为了进一步明确你想要或需要什么，以及希望做什么，问自己下面的问题：

- "我的感觉在什么时候与不健康的感受是相反的？我在什么时候觉得自己有价值、安全、有能力和更加完整？"聚焦这种状态。感受在这种替代性状态中的情绪。这也是你。然后再次问自己："我需要的是什么？"
- "我可以做什么来帮助我满足自己的需求？"或者，仅仅问自己"我可以做什么来帮助自己？"看看你是否能满足自己的需求。
- "我还能向谁寻求我需要的东西？"

如果你的原发情绪是痛苦，那么面对它，带着痛苦生活，你将学会如何在痛苦中活下来。如果你正在受苦，就在痛苦中回应你的需求。想象你自己是一个正在体验不健康情绪的孩子。你可以为这个孩子付出或做些什么？

亲密伴侣的练习

练习25：识别和改变循环

1. 确定你的角色。

选择你的角色和你伴侣的角色。

■ 亲密关系相关的角色

追求　　　疏远

黏人　　　抗拒

要求/唠叨　退缩

攻击　　　防御

侵入　　　隔离

■ 自我认同相关的角色

控制　　　屈服

对　　　　错

领导　　　跟随

过度行使权责　削弱权责

有用的　　无用的

■ 确定与这些角色相关的继发、"更硬的"情绪。

2. 找到你立场之下"更软的"、与依恋相关的核心情绪。

■ 如果你觉得需要追求你的伴侣，那就寻找潜在的脆弱、孤独和悲伤的感觉。

■ 如果你因为恐惧而感到退缩，那就寻找诸如需要联结、不够好或者未表达的怨恨这些潜在的感受。

■ 如果你感觉自己是想要控制的，那就寻找潜在的焦虑或不安全感，这些情绪可能会导致你出现控制欲。

■ 如果你感到顺从，那就寻找对愤怒和不确定的潜在恐惧感。

3. 识别和表达亲密、联结和认同相关的依恋需求。

■ 说出"我感到悲伤、孤独或者害怕"。

■ 说出"我需要识别出我的需求、边界和爱好"。

■ 不要抱怨；相反，表达出你的核心情绪和需求。

4. 倾听并接纳伴侣的感受和需求。
- 试着理解伴侣的体验。换位思考。从他的视角看事情。
- 表达你对伴侣观点的理解和欣赏。

练习26：打成平局

一旦你弄清楚你和伴侣进入了什么恶性循环，尝试确定你和伴侣的核心感受。你的目标是向你的伴侣表露你与依恋相关的情绪和需求。一旦你能够理解伴侣的核心感受，你就可以有不同的回应，这将改变你们彼此的关系。你需要维护和支持这种新的理解。

1. 识别出这是一次冲突。
- 通常，你们都不觉得你们在相互对抗。

2. 找出你的核心情绪。
- 在你"更硬的"情绪之下，"更软的"情绪是什么？
- 你觉得孤独、被抛弃或焦虑吗？
- 你觉得缺乏自信、自己不够好或者忧虑吗？

3. 明确你与依恋相关的核心关注点和目标。
- 你想要亲近吗？
- 你想要设定边界吗？

你的目标和意图将是你行动的有力决定因素。
- 如果你关心的主要是关系的和谐以及维护关系，那么将要避免攻击或侮辱之类的愤怒升级反应。
- 如果你关心的主要是修复自尊，那么更有可能出现愤怒升级的行为。相应地，你可以尝试去确认你的羞耻感，以及是什么让你感受到了伤害。

4. 直接表达你的核心情绪和关注。
- 你可以说"我觉得痛苦或受伤"或者"我觉得愤怒"，表明你很在意你的自我认同。
- 你可以说"我想要保持和谐"，表明你合作、和解的立场。
- 确认这种感受是否与你的敏感性，你很容易感到被抛弃、被批评或不被欣赏有关。
- 把这种感受当成自己的东西，而不是责备他人。

- 表达你的感受，"我害怕失去你""我觉得我让你失望了""我害怕你生气""我气你一直缠着我"或者"我需要更多空间"。

5. 确定你的基本需求。你现在真正需要或想要的是什么？
- 用不带责备和苛求的方式来进行沟通。
- 无论你觉得你的观点多么合理，也不要试图把你的观点强加给伴侣。伴侣也同样认为他是对的。试图证明伴侣是错的，这是徒劳的。战斗要么是平局，要么是双赢。

6. 找出阻碍你表达需求的障碍。
- 注意是什么阻止了你去倾听伴侣非强迫性的依恋需求。

7. 如果伴侣无法回应，你可以练习自我安抚。
- 记住，现在并不是一切。昨天和明天同样存在，而且你的伴侣在不同时间会有不同的回应。

练习27：处理消极的情绪状态

一旦个体学会了如何在关系中识别出自己进入消极的情绪状态，以下几点会有所帮助：

1. 你需要适应自己脆弱的状态，并将它们带入你和伴侣的关系中。告诉伴侣你的感受。
2. 避免引发彼此的消极状态。
3. 帮助伴侣摆脱攻击和保护的状态。
4. 休息一下，让自己平静或转换状态。
5. 给你的伴侣时间和空间来处理他的消极状态。

后　记

> 任何情绪，凡是真诚的，都是不由自主的。
>
> ——马克·吐温（Mark Twain）

人们的情绪化是有原因的。情绪是人类智力的一部分。感性和理性、内在与外在之间的分裂需要在新的文化进化步骤中愈合。在裂缝愈合的过程中，人们在学校和单位中促进头脑和心灵的融合，但最重要的场所是家庭，个体在家庭中学习主要的情绪课程。因此，人们需要学会关注自己的情绪。情绪是人们最宝贵的资源之一。人们不遗余力地保护情绪；由此可见，情绪一定非常珍贵。

所有人的心理生活都是从情感开始的。所有的人都通过感受来体验这个世界，并被对某种感受的渴望所激励。随着我们的发展，我们的情绪仍然受到大脑的一部分控制，而谈论情绪则受到大脑的另一部分管辖。作为成年人，我们需要不断地理解自己的情绪。由于人们最能理解语言——大脑中更理性的部分，人们通常会认为他们大脑的所有部分都应该服从理性和论据。事实并非如此。我们的大部分大脑都不会对理性的命令做出反应。我们不能用理性来指导我们的感性生活。心情和情绪是人类状态的一部分，它们无法避免。然而，只要我们用和谐的方式处理心情和情绪，并拥有情绪智慧，心情和情绪确实会发生改变。

下面的列表总结了我在本书中所说的关于培养情绪智力的所有内容。人们需要培养：

○ 更强的情绪自我觉察能力。

○ 对自己和他人感受的更强的共情能力。

○ 对自己情绪更强的理解能力，其方式是有意识地具象化和反思自己的情绪。

○ 容忍痛苦情绪的能力。

○ 更强的情绪调节能力。

○ 将情绪状态彼此联系并整合起来，以便用情绪改变情绪的能力。

人们可以从觉察自己的情绪和识别他人的情绪之中获益。对自己感受的觉察有助于人们在自己的世界中定位自己，并以一种整合的方式进行内部运转。如果人们不能觉察到自己的感受，他们将会分裂。在感到悲伤或有威胁的时候，身体向一个方向移动，而思维却向另一个方向飞转。失去对自身情绪的觉察，人们会变得支离破碎，最终莫名其妙地感觉精疲力竭。在情绪出现时，觉察到情绪是健康的生活取向的必要条件。当人们忽视、压抑或害怕自己的情绪时，他们就会自我分裂。

在写这本书的第一版之前，我再次体验了我所写的情绪过程的重要性，就像是第一次体验一样：同时拥有和调节情绪的过程。我发现自己戏剧性地陷入了阻止自己流泪的过程。这件事发生在我母亲墓碑的揭碑仪式上。为了这次活动，我走了2万英里，来到南非，站在墓地边。起初，我自动控制了自己的眼泪。我感觉到眼泪在我的心中涌动。我违背了自己更好的判断，反而去勒紧了自己喉咙，集中注意力，尝试有意地控制眼泪。我挣扎着不在公共场合哭泣，这个挣扎对我尤其艰难，因为我有责任要读一篇祈祷文，因此我是人们关注的中心。直到仪式结束，当我得到了侄女的安慰，并在仪式结束后感受到她的拥抱时，我才能够流下眼泪，而我其实一路走来都想哭。这对我来说是好事，对我们所有人都是。这种被推迟的情绪，由于这样或那样的原因而被压抑，当人们感到它是安全的，才会表达出来。这提醒了我，他人能够为我们提供安全感，以便让我们体验自己的感受是多么的重要。就在刚才，当我写这些的时候，我的眼泪涌了出来，这些眼泪很好。它们告诉我，我依然在悲伤，我依然活着，我关心别人，我感到很温柔。它们洗礼了我，就像一种安抚的香油，辛辣而又令人欣慰。

好吧，就像命运所安排的那样，就在第二版书出版之前，我的妻子死于一场意外。我在悼词中写到，死亡是一个小偷，在穿过马路的一步之间，在一种感受之间，在一念之间，将她从我的身边偷走了。玛丽·奥利弗（Mary Oliver）的话给了我慰藉和指引：

为了活于世间

你必须能

去做三件事：

去爱凡人

去让它

靠着你的骨头

知道你的生命依赖于它

以及，时候到了就放手

在悲伤的帮助下，我让她离开了。现在，当我想象她时，我的爱超过了悲伤，这再次向我展示了情绪是怎样改变情绪的。我想起了里尔克（Rilke）的一句话，他说起悲伤[215]：

在这些时刻，一些新的、未知的东西进入了我们的内心：我们的感受在羞涩的茫然中变得沉默，我们内心的一切都退缩了，一种静止到来了，而新的、谁也不知道的东西站在它的中间，沉默不语。（p.17）

这种悲伤为生活赋予了意义，并以某种独特的方式让我们感到既精力充沛又疲惫不堪。情绪毫无疑问会消耗我们的能量和资源。在体验情绪后，我们需要时间来恢复和补充能量。我注意到，随着年龄的增长，我现在更能感觉到情绪在消耗我的能量。

在我成年早期，我深深地相信，努力过理性的生活，超越生活中的多愁善感和恐惧非常重要，为此，我尝试发展一种冷静的态度。我保持了一种平心静气的立场，并支持这样的观点——痛苦、苦难和失去是不可避免的，所以没有理由为它们而苦恼。控制，或者说对痛苦的免疫，是我真正的目标。随着年龄的增长和生活经验的积累，我逐渐认识到这种观点的错误。我发现，通过放弃控制自己的反应以及认识到自己自然的过程，我的生活质量得到了提高。我开始明白，我需要允许自己有情绪，而不是去控制情绪，所以我逐渐接受了自己本性中感性的一面，并尊重自己的内心想法。我并没有拒绝理性的重要性，而是赋予了理性一个不同的角色：让我理解感受，帮助我反思感受，并使感受有意义。个人叙事的建构对一个人的自我认同至关重要。我们通过形成故事来整理我们的现实，而这些故事告诉我们自己是谁。没有情绪的故事没有意义，没有故事作为背景的情绪也无法存在。因此，在创作自己是谁的过程中，我们整合了头脑和心灵。

通过训练来认同人们情绪的存在，这对于帮助人们获得更满意的生活至关重要。人们需要沉浸在自己的情绪中，也需要沉浸在他人的情绪中，并能够认同这些情绪。教练需要指导人们如何不去回避消极的感受，如何不被这些感受分散注意力，或者不再尝试说服自己摆脱它们。不幸的是，感受并不能完全听从于理智。情绪的某些影响是理智所不能理解的。告诉自己这样焦虑或沮丧是不理性的，这并没有什么用。在治疗中，人们不能仅仅靠理性就轻易被治愈。从大脑的情感中心到理智中心的连接要比相反方向的连接强得多[67]。因此，人们被他们的情绪所触动的程度远远超过他们通过理性控制来触动情绪的程度。这是大脑结构的一个事实。所以，用情绪来改变情绪更容易。用情绪改变情绪比用理性改变情绪更加有效。人们需要与情绪和谐相处，而不是生活在理性控制和自我操纵的代码中。从长远来看，即使是那些生活中明智的"应该"，比如"我应该锻炼"或者"我应该吃更健康的食物"，也必须在情绪上显示出重要性，而不仅是意志力的产物，才能成功。

虽然推迟行动是人类的典型能力特征，但个体自发地切断联结其实是在远离危险。纯粹的理性剥夺了个体获得复杂的情绪性认知来源的机会，这种情绪性认知可以帮助个体采取适应性的行动、解决问题和做出决策[29]。情绪的过度控制往往会导致相反的结果——理性控制的崩溃。当压力太大的时候，情绪控制往往会失败。此外，人们内在的情绪体验如果没有经过确认，也不会成长和分化成适应社会的形式。独自待在混沌的黑暗中，人们的情绪会受到痛苦的折磨和扭曲。例如，当被压抑的、未解决的愤怒转化为复仇的想法时就会发生这种情况。情绪训练可以帮助人们将情绪带到阳光下，并将其发展为适应社会的表达方式。

正如我在本书中所说的那样，情绪教练可以帮助人们实现这个目标，方法是将来访者视为受训者，帮助他们抵达自己的情绪；还可以通过帮助来访者识别自己当下的感受来实现这一目标；通过帮助来访者关注内心的复杂性，以及丰富的意义，让他们理解自己的感受和情绪；通过指导人们使用健康的情绪作为适应性的行为和解决问题的指南。最后，教练还需要帮助人们认识和中断无效的情绪反应模式，并将无效的情绪抛诸脑后。